1st edition

컴퓨터단층영상학 실습

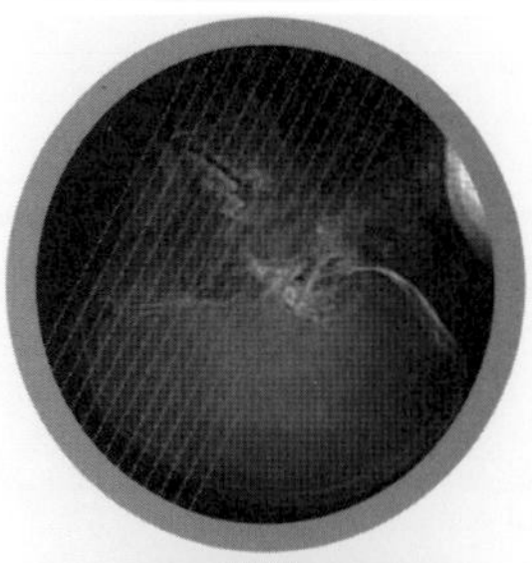

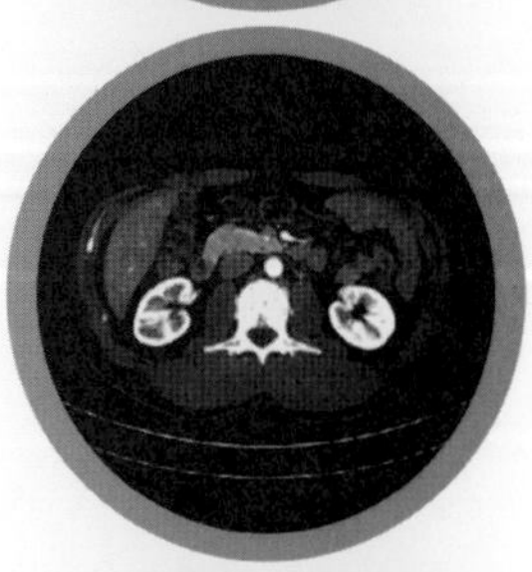

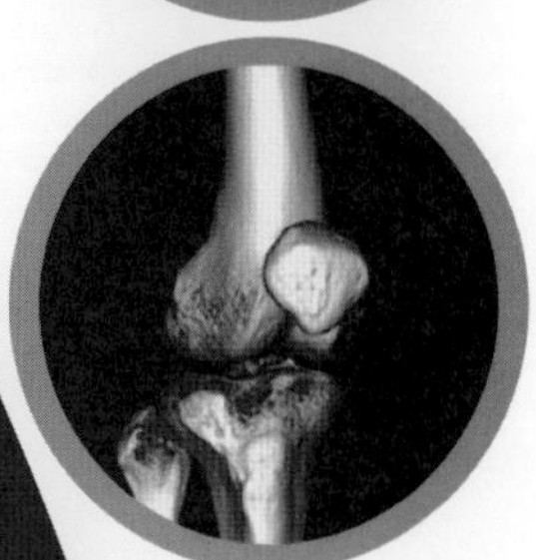

청구문화사

머리말

영상의학 분야 중 컴퓨터단층영상검사(CT)는 임상에서 많이 이용되고 있으며, 각 종 질환에 대한 진단과 함께 치료과정에 중요한 결정적인 역할을 하고 있으므로 컴퓨터단층영상학 실습 교과목은 임상에서 요구하는 필수 교과목이라 할 수 있다. 그러나 방사선학을 전공하는 학생들은 컴퓨터단층영상학 전문성에 대한 기초이론과 함께 CT 영상해부학을 학습해야 되기에 많은 어려움을 호소하고 있다.

이에 본 저자는 임상에서 많이 적용되는 각 파트별 검사를 중심으로 한 검사방법 및 검사영상, 영상 재구성 기법, CT 각 부위별 영상과 함께 해부학 명칭을 수록하여 CT 영상의 이해도를 높일 수 있게 교재를 집필하였다.

현재까지 컴퓨터단층영상학 실습에 대한 교재 출판은 없었기에, 방사선학을 전공하는 학생들에게 도움이 되고자 하는 마음에 교재를 집필하였으며, 본 교재를 통한 CT 실습을 통해 임상에서 실시되는 검사방법에 대한 이해와 함께 컴퓨터단층영상학 국가시험 준비에 있어서도 도움이 될 것으로 생각된다.

최선을 다하였으나 초판 출판이 마지막이 아니라 새로운 정보를 수집하고 보충시켜 나가는 시작점이라 생각하고 지속적으로 수정·보완해 나갈 것이라는 다짐으로 부족한 교재에 대한 위안을 삼아본다.

원고정리에 많은 도움을 주신 분들께 감사를 드리며 출판을 맡아 애써주신 청구문화사 사장님과 임직원분들에게도 깊이 감사드린다.

2022년 새봄

대표저자 장현철

CONTENTS

Chapter

01 CT 기초 이론

배울내용

1. CT Number
2. CT 영상의 표시(Window width & level)
3. CT 영상의 3차원 영상기법

학습목표

1. CT Number에 대한 내용을 이해하고 적용할 수 있다.
2. CT 영상의 표시(Window width & level)에 대한 내용을 이해하고 적용할 수 있다.
3. CT 영상의 3차원 영상기법에 대한 내용을 이해하고 적용할 수 있다.

1. CT Number (Hounsfield Unit)

CT에서의 영상 재구성을 위해 각각 픽셀에 계수형 수치의 급수를 사용하게 되며, 이 계수형 수치들을 CT Number라고 한다. CT Number는 피사체 조직에서의 상대적인 선감약계수를 물을 기준으로 하여 확대상수를 곱한 값이다.

일반적으로 확대상수는 1,000의 값을 가진다. 물의 CT Number는 0이고, 공기는 -1,000, 뼈는 +1,000이다.

CT Number 공식은 다음과 같다.

$$CT\ Nmber = S\frac{\mu - \mu_{water}}{\mu_{water}}$$

S : 확대상수 (1,000)

μ : 조직의 선감약계수

μ_{water} : 물의 선감약계수

인체 각 조직별 CT Number 평균치 값은 표 1-1과 같다.

표 1-1. 인체 각 조직 CT Number 평균치 값(HU)

조직	CT Number
뼈(compact)	250~
뼈(spongy)	130±100
갑상샘(Thyroid)	70±10
간(Liver)	50±10
근육(Muscle)	45±5
지라(Spleen)	45±5
이자(Pancreas)	40±10
콩팥(Kidney)	30±10
지방(fat))	-100±10
혈액(Blood)	40±10
응고된 혈액(Blood)	80±10

실습 Abdomen CT 영상에서 간(Liver), 지라(Spleen), 콩팥(Kidney), 지방(fat), 복부대동맥 등의 측정된 CT Number 값을 적으시오.

2. CT 영상의 표시

1) Window Width (WW)

CT에서의 Window width는 모니터 상에 gray scale로 나타낼 수 있는 CT Number의 범위를 의미한다. Window width는 CT 영상에 있어 대조도에 영향을 미친다. 넓은 width를 설정하면 낮은 대조도의 영상으로 나타나며, 조직의 분해능이 감소된다. 좁은 width를 설정하면 높은 대조도의 영상으로 나타나며, 조직의 분해능이 증가된다.

2) Window Level (WL)

CT에서의 Window level은 Window width의 중앙값을 의미한다. level은 농도, 선감약계수, 흡수치와 관련이 있다. 흡수치가 적은 공기, 지방등을 잘 보고자 할 경우 Window level을 낮게 설정한다. 반대로 흡수치가 높은 뼈 등을 잘 보고자 할 경우 Window level을 높게 설정한다. 진단 목적에 따라 Window level을 잘 설정할 필요가 있다.

3) Window Setting

CT에서 Window level과 Window width의 적절하게 설정하는 것을 Window setting이라 한다. 병원에서 많이 이용되는 검사부위의 Window setting은 표 1-2와 같다.

표 1-2. 병원에서 많이 이용되는 검사부위의 Window setting

검사부위	Window Width	Window Level
뇌(Brain)	80~100	0~30
관자뼈(Temporal bone)	3500~4000	200~300
흉부(Mediastinum)	400~500	0~100
폐(Lung)	1000~1500	-700~-1000
복부(Abdomen)	350±50	40±10
뼈(Bone Setting)	1000~2000	200~300

실습 획득된 Brain CT 영상으로 Window width를 넓게 설정하였을 때와 좁게 설정하였을 때 영상변화에 대해 실습해 봅시다.

MEMO

실습한 영상 붙이는 곳

3. CT 영상의 3차원 영상기법

1) VRT(Volume Rendering Technique)

VRT 기법은 해부학적 구조와 가장 유사하게 입체적이고 사실적으로 표현할 수 있는 3차원 영상기법이다. 인체 각 조직별로 각각 다른 문턱값(HU) 범위를 여러개 동시에 설정할 수 있어 각 조직별로 각각 다른 불투과도(Opacity)와 투과도(transparency)를 조정하여 조직에 맞는 색을 입혀 보다 더 사실적으로 표현할 수 있다.

2) MPR(Multi Planar Reformation)

MPR 기법은 얇은 단면 수백장의 영상을 수직으로 쌓은 후 관찰 하고자 하는 부위를 중심으로 단면두께, 단면간격을 설정하여 Coronal, Sagittal, Oblique plane 등으로 재구성하는 영상기법이다.

주변부위 구조물 및 주위 조직들과의 위치 관계를 잘 관찰할 수 있는 장점이 있기에 진단에 있서 기본적으로 많이 적용되고 있는 기법이다.

3) CPR(Curved Multi Planar Reformation)

CPR 기법은 MPR 기법을 바탕으로 곡선 형태로 영상 재구성을 할 수 있는 기법이다. 굴곡이 있는 장기 및 혈관 부위를 자세하게 표현할 수 있다. 대동맥 활(aortic arch), 이자(pancreas) 등의 부위가 적용되고 있으며, 심장 CT 검사, 치과 CT 검사에서도 활용되고 있다.

4) MIP(Maximum Intensity Projection), MinIP(Minimum Intensity Projection)

MIP 기법은 복셀 중에 가장 높은 HU값만 선택해서 영상 재구성하는 기법이다. 주로 혈관부위를 관찰하고자 할 때 많이 적용하는 기법이다. 혈관 및 혈관부위의 석회화, 스텐트 위치 및 구조 등을 관찰할 때 유용하다.

MinIP 기법은 MIP 기법과는 반대로 복셀 중에 가장 낮은 HU값만 선택해서 영상 재구성하는 기법이다.

5) Editing

MIP 기법은 복셀 중에 가장 높은 HU값만 선택해서 영상 재구성하는 기법이다. 주로 혈관부위를 관찰하고자 할 때 많이 적용하는 기법이다. 혈관 및 혈관부위의 석회화, 스텐트 위치 및 구조 등을 관찰할 때 유용하다.

4. CT 검사 시 적용되는 주요 변수(parameters)

1) 관전압(kV)

관전압은 X선 투과 강도를 나타낸다.

주로 검사 시 120kV 관전압을 기본적으로 많이 선택하여 사용을 한다.

80, 100, 120, 140kV 중 환자의 체형, 검사부위에 따라 적절한 관전압을 선택한다. 소아의 경우에는 80 또는 100kV 관전압 사용을 권장한다.

관전압이 높아질수록 노이즈가 감소된다.

2) 관전류(mA)

관전류는 X선관에서 발생되는 선량을 의미하며, 조사선량을 결정한다.

검사부위 및 환자의 두께에 따라 선택한다.

관전류가 높아질수록 노이즈가 감소되어 대조도분해능이 좋아지나 환자피폭량이 많아진다.

3) 절편두께(Slice thickness) [mm]

Z축 분해능에 있어 중요한 변수이며, 검사부위 및 총 영상수를 고려하여 적절하게 선택한다.

절편두께가 얇을수록 노이즈가 증가하나 공간분해능은 좋아진다.

4) 검사범위(Scan area)

검사 시작부분부터 검사 끝부분 까지의 범위를 의미한다.

5) 회전시간(Rotation time)

X선관이 1회전하는데 걸리는 시간이다. 스캔타임이라고도 말한다.

6) 관심영역(Field of view)

(1) SFOV(Scan Field of view)

스캔 설정 시 적용되는 범위를 의미한다.

환자 검사부위의 크기에 따라 적절하게 조절하여야 한다. 검사부위에 비해 작은 SFOV를 설정하게 되면 정보의 손실이 발생될수 있으며, 너무 크게 SFOV를 설정하게 되면 산란선의 영향으로 인해 영상의 질이 저하될 수 있다.

(2) DFOV(Display Field of view)

모니터에 영상을 나타내는 범위를 의미한다.

피사체 크기가 일정한 상태에서 DFOV를 크게 설정하게 되면 모니터에 영상이 작게 나타나고, DFOV를 작게 설정하게 되면 모니터에 영상이 크게 나타난다.

7) 조영제(Contrast media) [cc]

CT 검사 시 조영제 주입량은 보통 2㎖/kg을 기준으로 한다.
검사부위 및 검사방법에 따라 주입속도를 1 ~ 4cc/sec로 조정하여 검사한다.

8) 재구성 알고리즘(Algorithm)

재구성 알고리즘은 CT 기기 모델 및 CT 기기 회사마다 다르게 표현하고 있으며, 종류가 많다. 재구성 알고리즘은 인체 조직 부위의 목적과 특성에 맞도록 적용하고 있다. 대표적으로 Standard algorithm, Bone(high) algorithm, edge(ultrahigh) algorithm, Soft(smooth) algorithm 등으로 분류하여 적용하고 있다. 검사목적 및 검사부위에 따라 정밀하고 세밀한 알고리즘을 적용하기도 한다.

실습 CT 검사 시 많이 이용되는 3차원 영상기법에 대해 알아보고 기본 개념에 대해 작성해 봅시다.

실습 CT 검사 시 적용되는 주요 변수(parameters)에 대해 알아보고 작성해 봅시다.

Chapter

02 CT 검사 준비사항

배울내용

1. CT 검사 전 준비사항
2. CT 검사 전처치 및 조영제 주의사항
3. CT 검사 시 안전관리
4. CT 검사 시 환자응대법

학습목표

1. CT 검사 전 준비사항에 대한 내용을 이해하고 적용할 수 있다.
2. CT 검사 전처치 및 조영제 주의사항에 대한 내용을 이해하고 적용할 수 있다.
3. CT 검사 시 안전관리에 대한 내용을 이해하고 적용할 수 있다.
4. CT 검사 시 환자응대법에 대해 실습하여 임상에 적용할 수 있다.

1. CT 검사 전 준비사항

1) 장비관리에 대한 준비사항

(1) 청결을 유지하기 위해 매일 청소를 한다.
(2) 검사 전 Warming-up을 한다.
(3) 매일 테이블 이동점검, 항온 항습기 점검, 조영제 주입기 점검 등을 확인한다.
(4) 장비의 이상유무를 확인하고 기록 및 보고한다.
(5) 응급 Kit 및 혈압기, 산소, Suction기의 작동상태를 점검한다.

2) 검사실에 대한 준비사항

(1) 검사실은 항상 청결하여야 하며, 온도와 습도를 안정적으로 유지하여야 한다.
(2) 검사 시 필요한 보조기구 등은 가까운 곳에 있어야 한다.
(3) 응급상황에 대비한 기구 및 준비물이 비치되어야 한다.
(4) 검사실 준비물

- Needle-22G, 20G, 18G
- Apron
- 조영제
- Syringe
- IV pole
- 응급 Kit, 산소
- 청진기
- 혈압계
- 반창고
- 응급처치를 위해 필요한 약품 등

3) 환자에 대한 준비사항

(1) 검사 전 환자가 시행했던 검사에 대해 먼저 확인한 후 검사를 실시한다.
(2) 검사 전 환자 병력에 대한 정보를 확인한 후 검사를 실시한다.
(3) 검사 전 환자의 Allergy 유무 및 조영제 주입 시 발생할 수 있는 부작용 예방을 위해 검사 소견을 확인한다.
(4) 검사 시 보호자가 필요한 환자일 경우 보호자를 동반하여 검사를 실시한다.

4) 검사실 온도와 습도

(1) 검사실(Gantry) 온도 : 22~24℃. 습도 : 40~60 %
(2) 기계실 온도 : 20~22℃. 습도 : 40~60 %

2. CT 검사 전처치 및 조영제 준비사항

1) 전처치 및 조영제 준비사항

CT 검사에 있어 조영제를 사용하는 검사의 경우 전처치는 6시간 정도의 금식과 metfomin 제제의 당뇨약 복용을 금지한다. 당뇨약을 복용하여 검사할 경우 콩팥세포에 이상 증상이 생길 수 있기 때문이다.

조영제를 사용하는 검사를 할 경우 환자는 검사 전 CT 준비실에서 18~22G 정도의 바늘을 사용하여 IV route를 확보한다. 또한, 환자에게 검사 시 사용되는 조영제 사용 이유와 부작용 발생에 대한 내용을 자세히 설명하고 조영제 사용 동의서를 받는다.

2) 조영제 주입 전 Check 사항

(1) CT 조영제 부작용 경험 유무에 대해 확인한다.
(2) 당뇨병 등의 유무에 대해 확인한다.
(3) 천식, Allergy 유무 등에 대해 확인한다.
(4) 신장질환력 등의 유무에 대해 확인한다.
(5) 심장질환력(협심증, 부정맥, 심부전증 등)의 유무에 대해 확인한다.

3) 조영제 혈관 외 유출(Extravasation) 처치 사항

혈관 외 유출(Extravasation)은 CT 검사 중 혈관을 통해 조영제 주입시 기술적인 여러 가지 이유로 조영제가 조직으로 새어나가는 것을 뜻하며, 영향 부위에 통증, 부종 및 홍반이 나타난다. 혈관 외 유출이 발생된 경우는 조영제를 배출시키고, 냉찜질 이나 온찜질을 실시한다.

혈관 외 유츨이 발생한 후 약 3일간 정도 주의 깊게 관찰한다. 대부분 약물이 자연흡수 된다. 3일 동안 부종이 가라앉거나 심해질 경우 필요시 처치 및 수술을 받도록 한다.

혈관 외 유출을 방지하기 위해 검사 중 조영제가 주입되는 초기 단계에 주사 부위를 잘 관찰하는 것이 중요하다.

4) 조영제 부작용 발생 시 대처 사항

(1) 흔한 부작용 발생에 대한 대체

① 구토가 일어날 경우 항구토제 사용을 고려한다.
② 두드러기 및 피부발진이 있을 경우 일정시간 동안 잘 관찰한다.
지속적인 경우에는 항히스타민제(Antihistamines) 투여하는 것이 일반적이며, 매우 심한 경우에는 스테로이드제(Corticosteroids) 투여를 고려해 볼 수 있다.

(2) 경련 및 발작 등의 부작용 발생에 대한 대체

① 기도를 충분히 유지한다.
② 주치의, 영상의학과 의사, CT실 간호사에게 연락을 취한다.
③ 활력징후를 측정한다. (맥박, 혈압, 산소포화도 등)
④ 산소마스크를 이용하여 6~10 L/min의 산소를 공급한다.
⑤ 복부 압박을 풀어준다.
⑥ 다리를 상체보다 높이 유지한다. (저혈압 시 혈액공급을 촉진)
⑦ 필요 시 신경안정제(Valium)를 투여한다.

5) 조영제 신장독성

조영제 정맥주사 후 3일 동안에 별다른 원인 없이 신장독성이 발생하여 신장기능이 저하되는 상태를 말한다(신장기능이 저하된 환자 혹은 고령자에서 발생위험이 높다).

검사 전 Creatinine 수치를 확인하여, 위험 요소가 있는 환자에게는 조영제를 사용하지 않고 다른 방법을 고려한다.

6) 조영제 구비조건

(1) 독성이 없어야 한다.
(2) 점도가 낮아야 한다.
(3) 친수성이 좋아야 한다.
(4) 생화학적으로 안정성이 좋아야 한다.
(5) 삼투압은 혈액의 삼투압과 비슷하거나 낮아야 한다.
(6) 검사 후 배설 및 흡수가 잘 되어야 한다.

7) 조영제 보관사항

조영제는 빛에 약하기 때문에 차광해서 보관하여야 한다.

보통 온장고에 보관하였다가 사용한다(37~40℃).

남은 조영제를 재사용하지 않아야 한다. 또한 개봉 후 4시간 이내 사용을 권장한다.

조영제는 임의로 희석할 경우 균형이 깨어지므로 희석하지 않는 것이 좋다.

3. CT 검사 시 안전관리

(1) 검사를 종료할 때까지 환자에 대한 안전사고가 발생되지 않도록 주의를 기울인다.
(2) 조영제를 사용하는 검사 일 경우 동의서를 반드시 받아야 하며, 조영제 부작용에 대한 주의를 기울인다.
(3) 검사실 문은 항상 닫은 상태에서 검사를 실시한다.
(4) 환자 및 보호자가 있는 장소에서 불필요한 말과 행동은 금한다.

실습 **CT 검사 시 자주 발생될 수 있는 조영제 부작용에 대해 알아보고 작성해 봅시다.**

실습 **CT 검사 시 혈관 외 유출(extravasation)이 발생된 경우 대처요령에 대해 작성해 봅시다.**

4. CT 검사실 환자 응대

1) CT 검사 시작 전 (Position setting)

- OOO님, 들어오십시오.
- 성함이 어떻게 되시죠 ? [성함 확인]
- 오늘은 OO검사를 하시게 됩니다.
- (검사 테이블 안내) 바로 누우세요.
- 마지막 식사는 언제 하셨습니까 ? [금식 확인]
- CT 검사를 해 보신적 있으신지요 ?
- 혹시 조영제 부작용에 대한 경험이 있으신지요 ?
- 검사도중에 혈관주사를 맞으신 부분으로 조영제가 주입되게 됩니다.
- 조영제 주입 시 온몸이 화끈거리는 느낌을 받으실 수 있습니다. 놀라지 마십시오.
- 검사의 정확성을 위해 검사 시 절대로 움직이시면 안됩니다.
- 안내 방송에 따라 검사를 진행하도록 하겠습니다. 편안하게 계시면 됩니다.

2) 조영제 주입 시

- 검사전에 설명드렸던 조영제 주사입니다.
- 조영제 주입 중에는 입을 벌리시고 입으로 호흡을 하십시오.
- 온몸이 화끈거리는 느낌을 받으실 수 있습니다.
- 검사 중에 팔이 아프시거나 몸에 이상을 느끼시면 손으로 표시해 주십시오.

3) CT 검사 종료

- 검사 끝났습니다. 조심히 내려오십시오.
- 주사부위는 5분정도 눌러주시면 되겠습니다.
- 검사 받으시느라 고생하셨습니다.
- 검사결과는 다음 진료 예약 날짜에 진료과에서 결과를 보시면 되겠습니다.
- 안녕히 가십시오.

실습 CT 검사 시 상황별(검사 시작 전, 조영제 주입 시, 검사종료 후)로 적용되는 환자응대법에 대해 알아보고, 2인 1조로 실습해 봅시다.

Chapter

03 Brain & Orbit CT

배울내용

1. Brain CT
2. Orbit CT

학습목표

1. Brain CT 검사에 대한 내용을 이해하고 검사에 적용할 수 있다.
2. Orbit CT 검사에 대한 내용을 이해하고 검사에 적용할 수 있다.

1. Brain CT (pre; non-contrast)

① 전처치

머리부분에 금속물질(머리핀, 귀걸이, 목걸이, 안경 등)의 액세서리(accessory)를 모두 제거하여야 한다.

② 검사목적 및 적용

두통, 외상에 의한 두개부 내의 골절 및 병변, 뇌경색, 뇌출혈 및 뇌혈관 장애, 뇌종양 진단에 주로 적용된다.

- Acute trauma
- Fall down
- Contusion
- Brain hemorrhage : ICH, IVH, EDH, SAH

③ 환자 자세

Supine position & Head first

④ 검사 기준선

Orbitomeatal line(OML)

⑤ 검사범위

Skull base ~ vertex

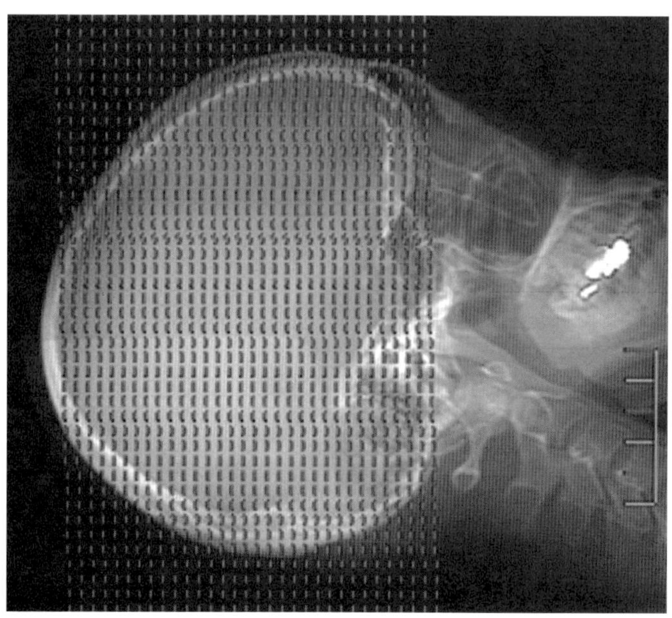

Brain CT Scout 영상과 검사범위

⑥ 절편두께

4mm or 5mm

⑦ 재구성 알고리즘

Standard algorithm

외상(trauma), 넘어짐(Fall down), 타박상(Contusion) 등으로 골절이 의심될 경우 추가로 Bone algorithm 적용

⑧ 영상 재구성

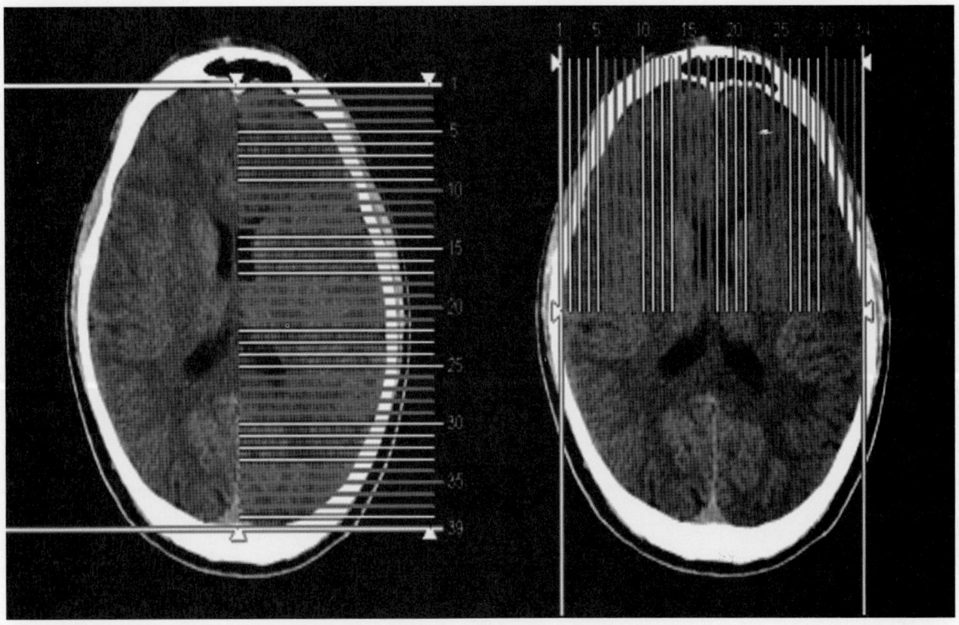

MPR 재구성 영상 (Coronal & Sagittal)

⑨ CT 영상해부학

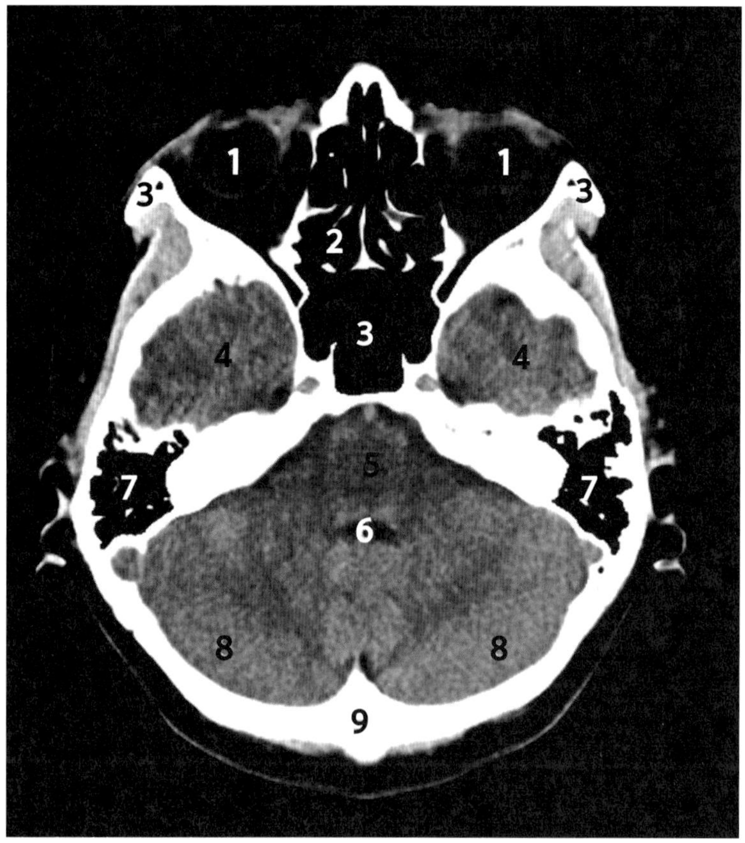

Brain CT Axial 영상

1 : Eyeball (안구)
2 : Ethmoid sinus (벌집굴)
3 : Sphenoid sinus (나비굴)
4 : Temporal lobe (관자엽)
5 : Pons (다리뇌)
6 : Fourth ventricle (넷째뇌실)
7 : Mastoid air cell (꼭지벌집)
8 : Cerebellar hemisphere (소뇌반구)
9 : Occipital bone (뒤통수뼈)

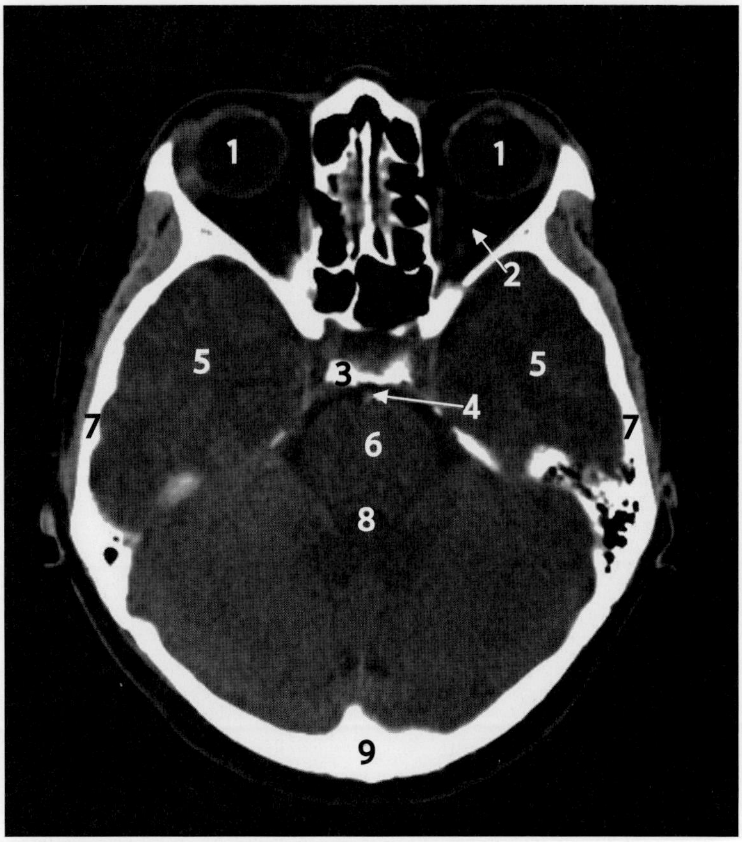

Brain CT Axial 영상

1 : Eyeball (안구)
2 : Optic nerve (시신경)
3 : Dorsum sellae (안장등)
4 : Basilar artery (뇌바닥동맥)
5 : Temporal lobe (관자엽)
6 : Pons (다리뇌)
7 : Temporal bone (관자뼈)
8 : Fourth ventricle (넷째뇌실)
9 : Occipital bone (뒤통수뼈)

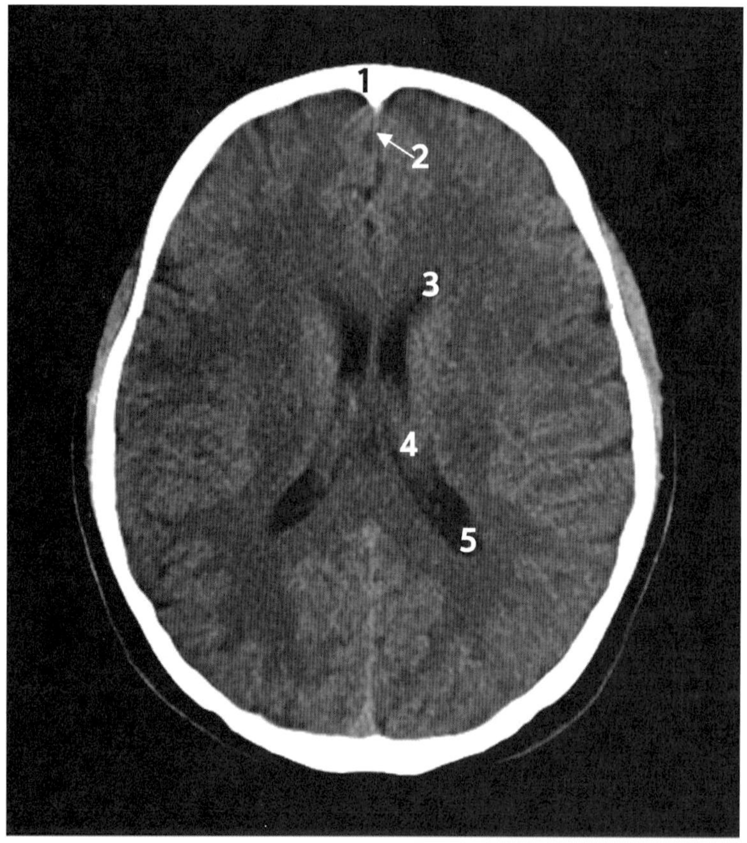

Brain CT Axial 영상

1 : Frontal bone (이마뼈)
2 : Falx cerebri (대뇌낫)
3 : Frontal horn of Lateral ventricle (가쪽뇌실 앞뿔)
4 : Choroid plexus (맥락얼기)
5 : Occipital horn of Lateral ventricle (가쪽뇌실 뒤뿔)

⑩ Brain CT pre(non-contrast) Axial 영상

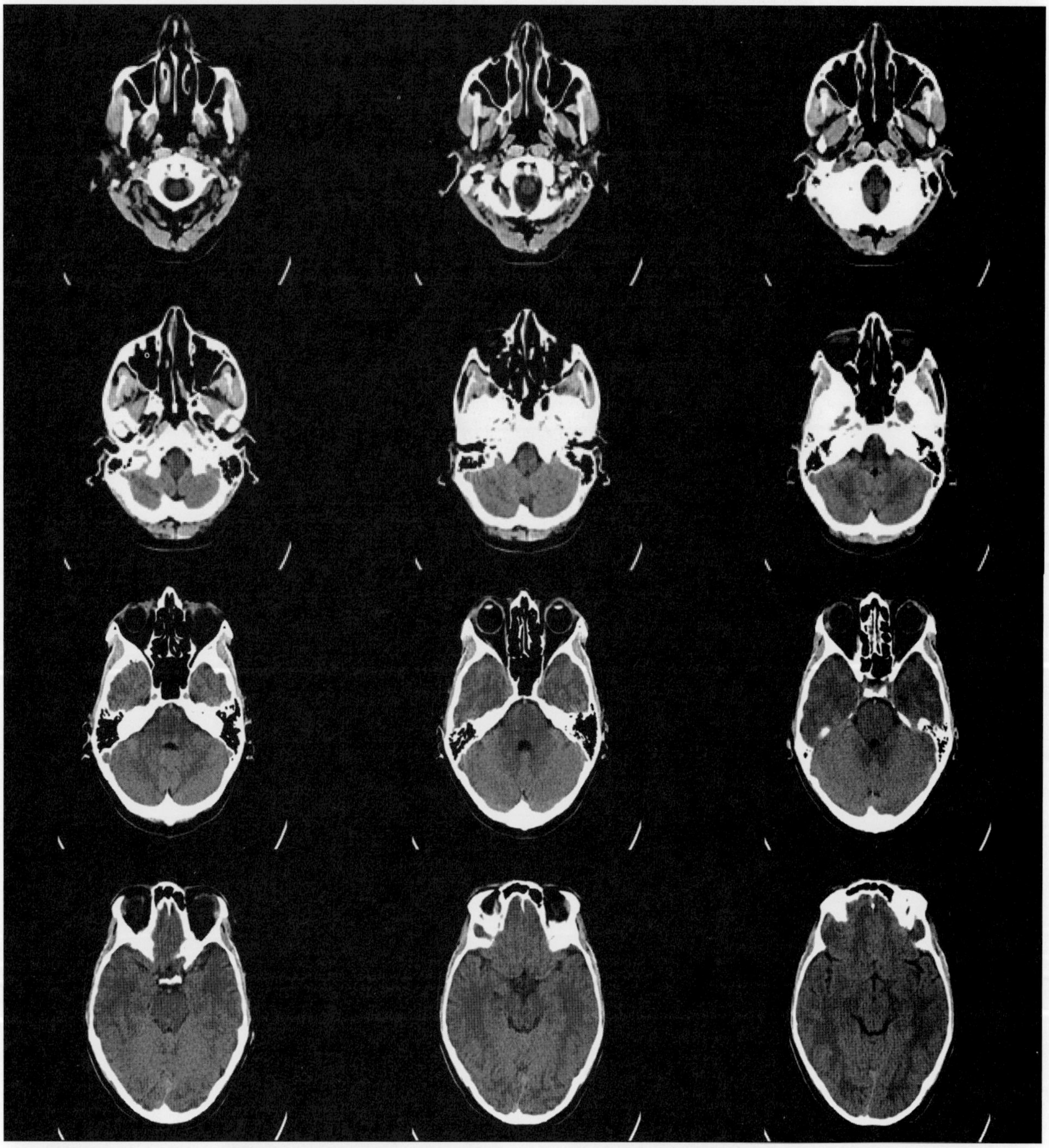

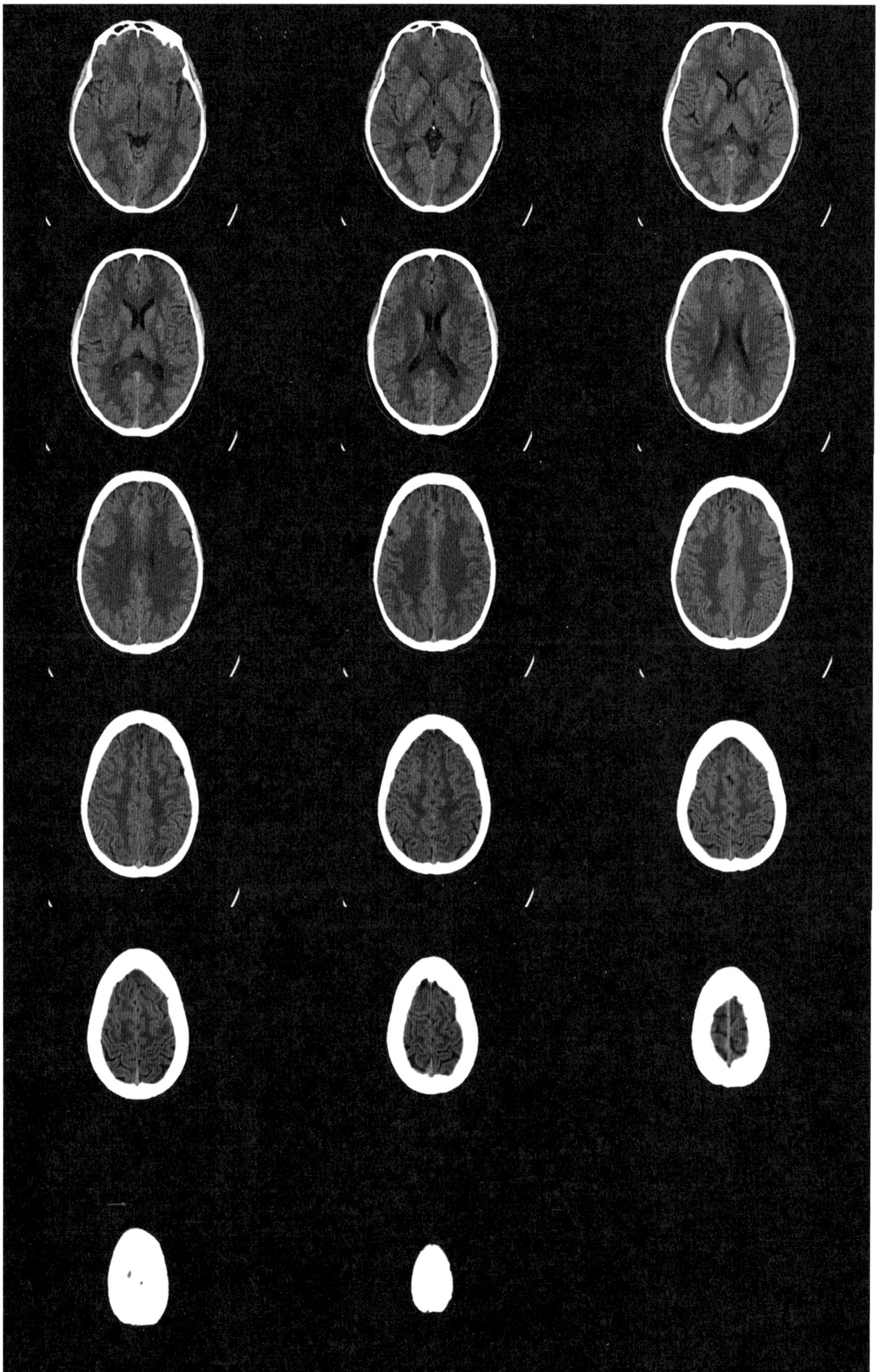

⑪ Brain CT Axial (Bone Setting) 영상

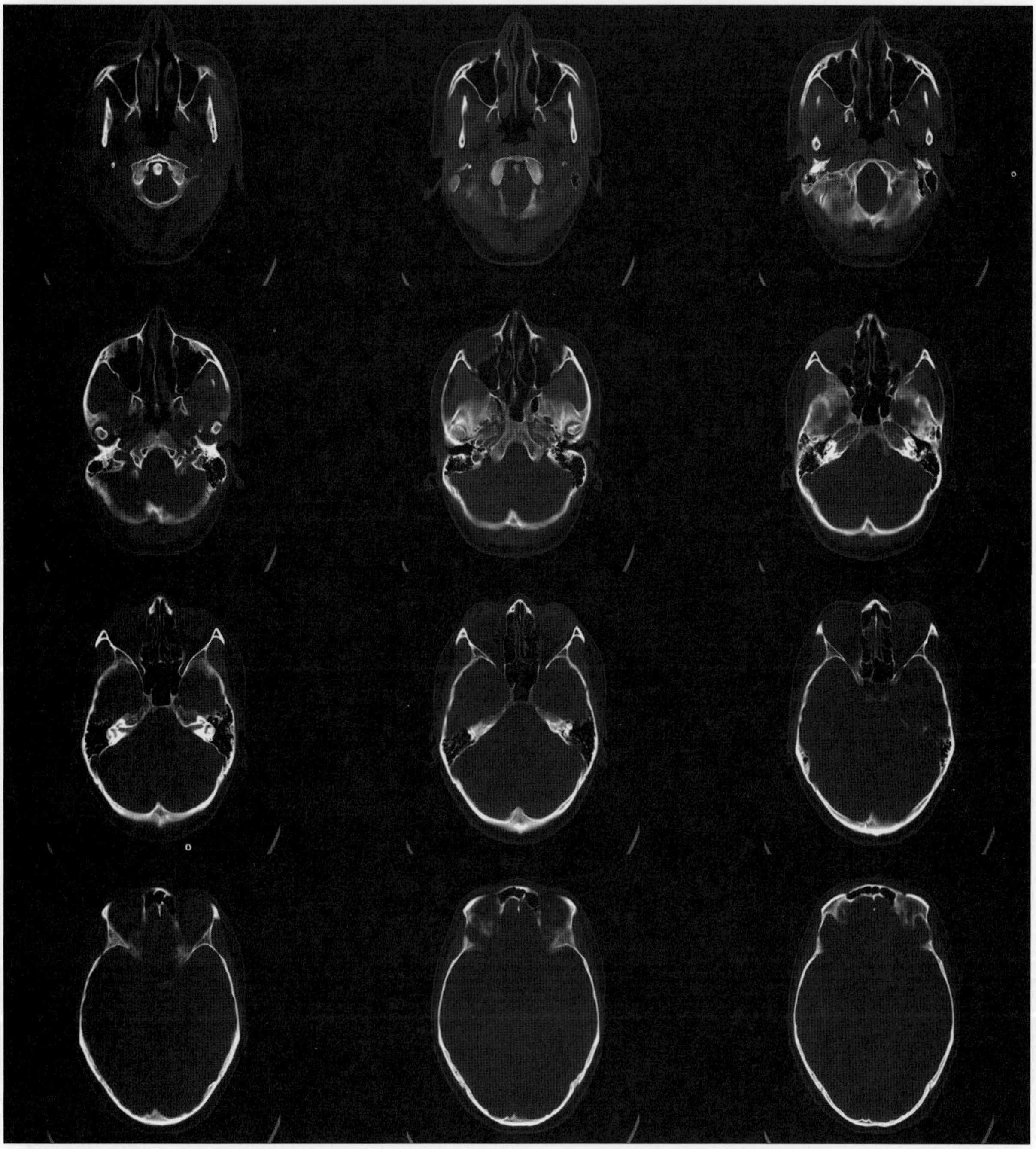

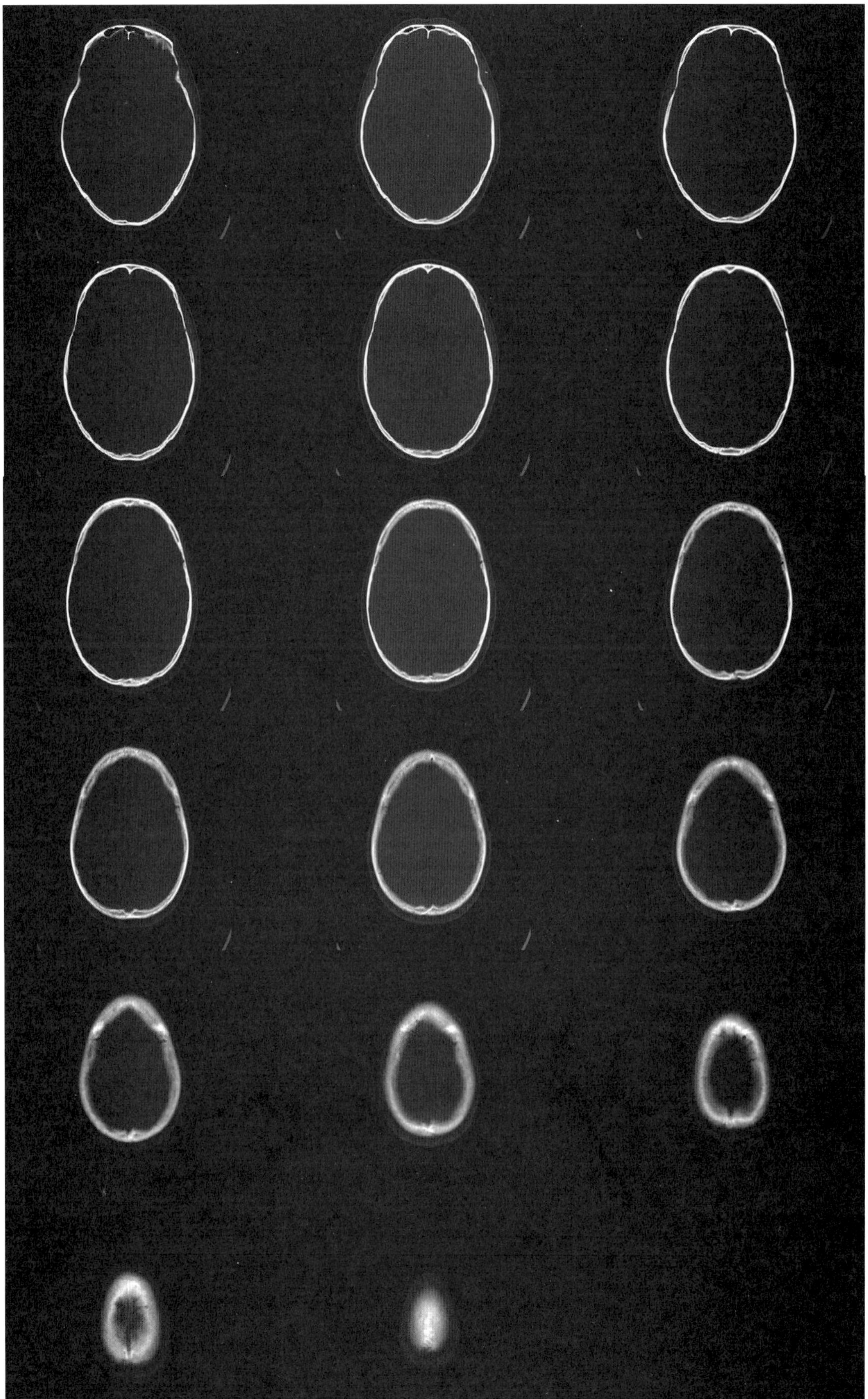

실습 Brain CT(pre) 영상으로 Window setting을 실습해 보시고, 적절한 Window width와 level 값을 작성해 봅시다. 또한, Bone setting에 대한 Window width와 level 값을 작성해 봅시다.

실습 Brain CT 검사의 raw data를 활용하여 Slice thickness 5mm, Interval 5mm로 설정해서 Coronal, Sagittal 영상을 재구성해 봅시다.

MEMO

실습한 영상 붙이는 곳

MEMO

실습한 영상 붙이는 곳

2. Brain CT (Contrast)

① 전처치

머리부분에 금속물질(머리핀, 귀걸이, 목걸이, 안경 등)의 액세서리(accessory)를 모두 제거하여야 한다.

- 4~6시간 이상 금식
- 조영제 동의서 확인
- 임신 여부 확인
- 18G IV Line 확보

② 검사목적 및 적용

두통, 외상에 의한 두개부 내의 골절 및 병변, 뇌경색, 뇌출혈 및 뇌혈관 장애, 뇌종양 진단에 주로 적용된다.

- Acute truma
- Fall down
- Contusion
- Brain hemorrhage : ICH, IVH, EDH, SAH
- Inflammation : Brain abscess, meningitis
- Arteriovenous malformation
- Brain tumor

③ 환자 자세

Supine position & Head first

④ 검사 기준선

Orbitomeatal line(OML)

⑤ 검사방법

1) pre scan (조영 전 검사)
2) post scan (조영 후 검사) : 2~3cc/sec, 80~90cc
 (1) pre scan의 검사조건이 같다.
 (2) 조영제 전체 주입 후 검사를 시작한다.

⑥ 절편두께

4mm or 5mm

⑦ 재구성 알고리즘

Standard algorithm

⑧ 영상 재구성

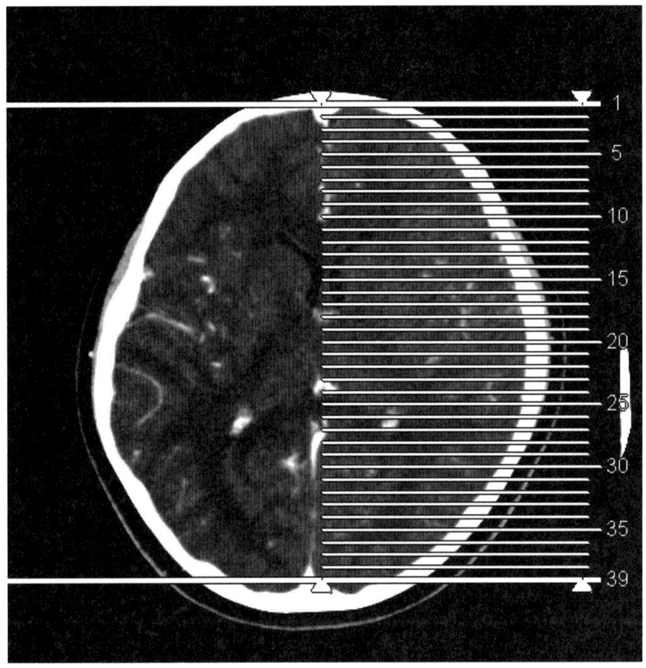

MPR 재구성 영상 (Coronal)

⑨ CT 영상해부학

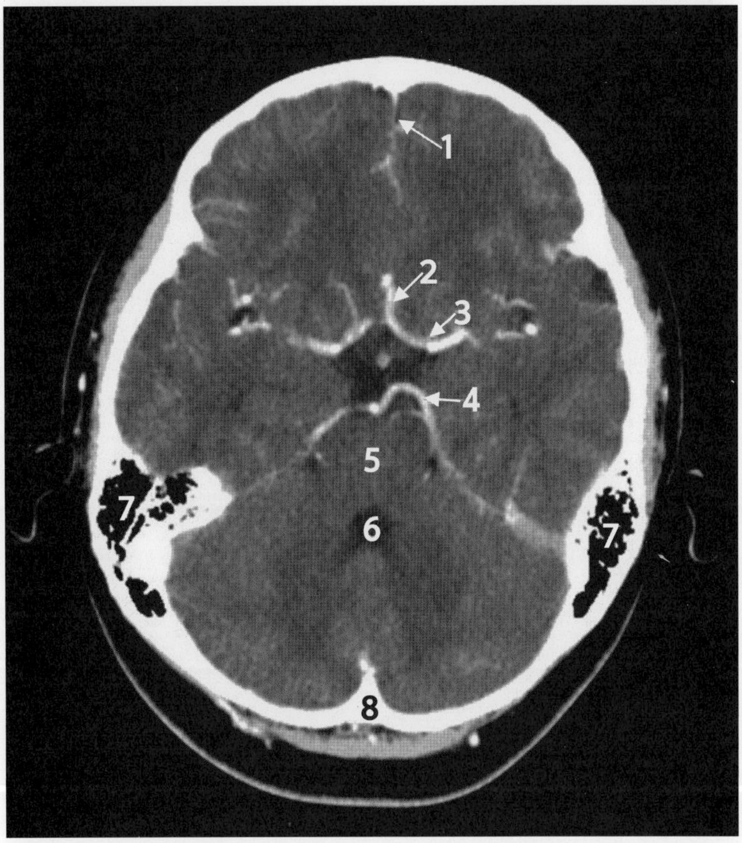

Brain CT(Contrast) Axial 영상

1 : Falx cerebri (대뇌낫)
2 : Anterior cerebral artery (앞대뇌동맥)
3 : Middle cerebral artery (중대뇌동맥)
4 : Posterior cerebral artery (뒤대뇌동맥)
5 : Pons (다리뇌)
6 : Fourth ventricle (넷째뇌실)
7 : Mastoid air cell (꼭지벌집)
8 : Occipital bone (뒤통수뼈)

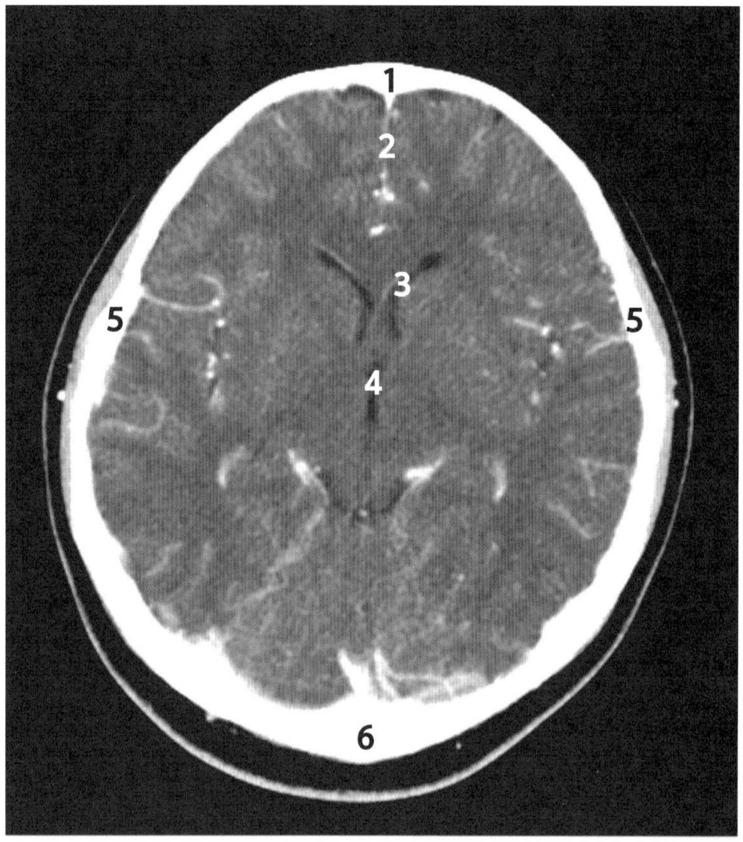

Brain CT(Contrast) Axial 영상

1 : Frontal bone (이마뼈)
2 : Falx cerebri (대뇌낫)
3 : Lateral ventricle (가쪽뇌실)
4 : Third ventricle (셋째뇌실)
5 : Temporal bone (관자뼈)
6 : Occipital bone (뒤통수뼈)

⑩ Brain CT(Contrast) Axial 영상

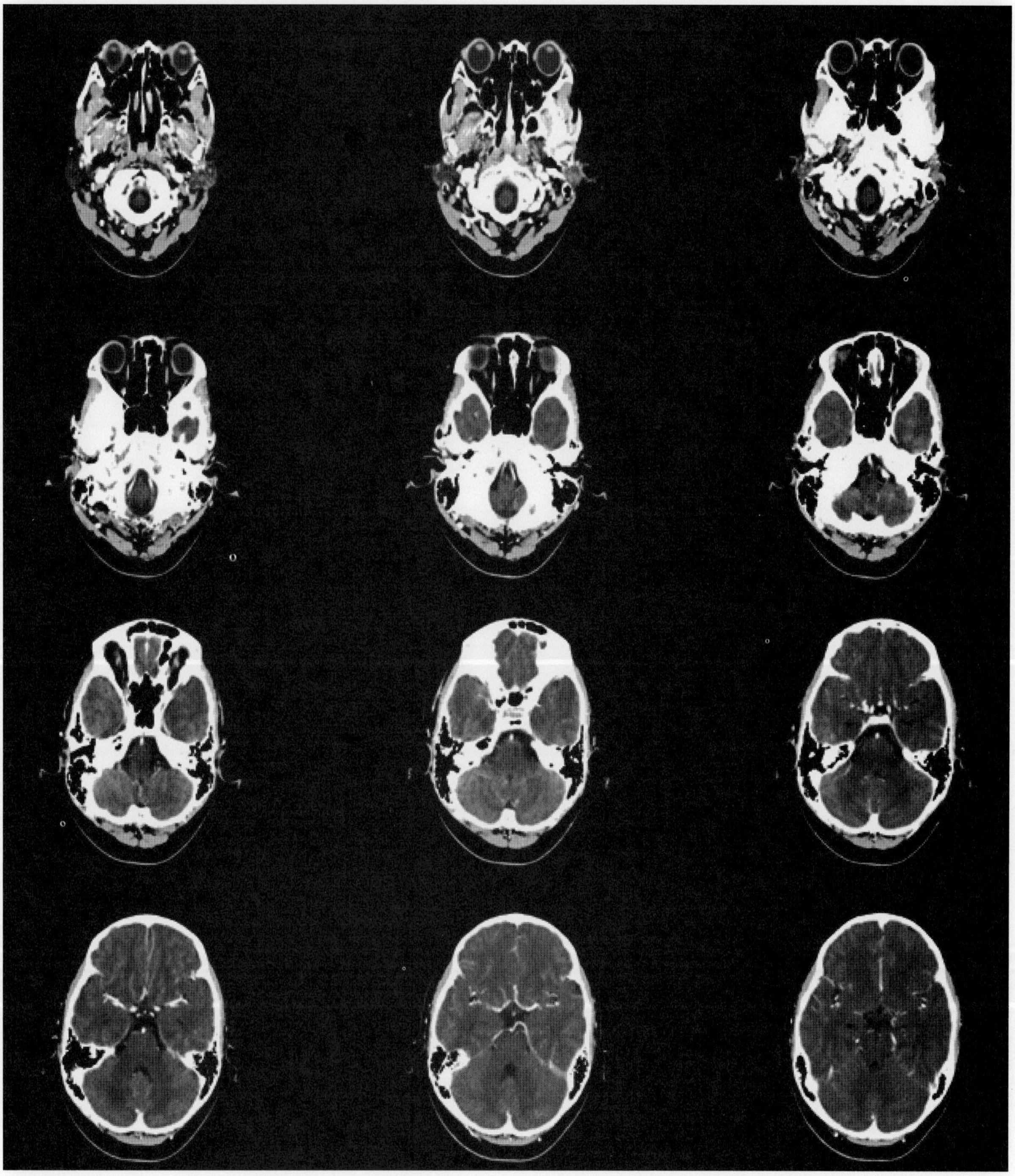

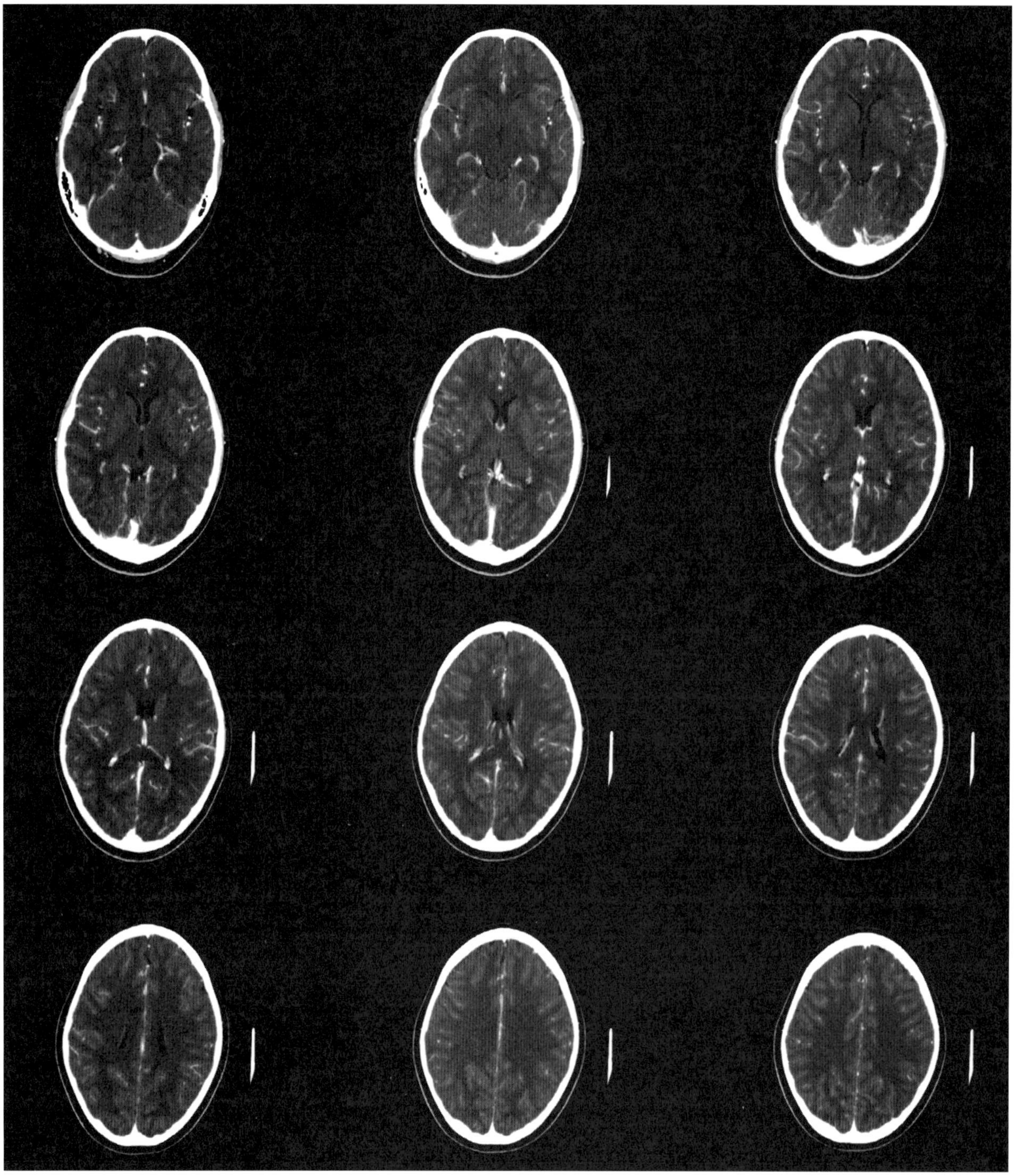

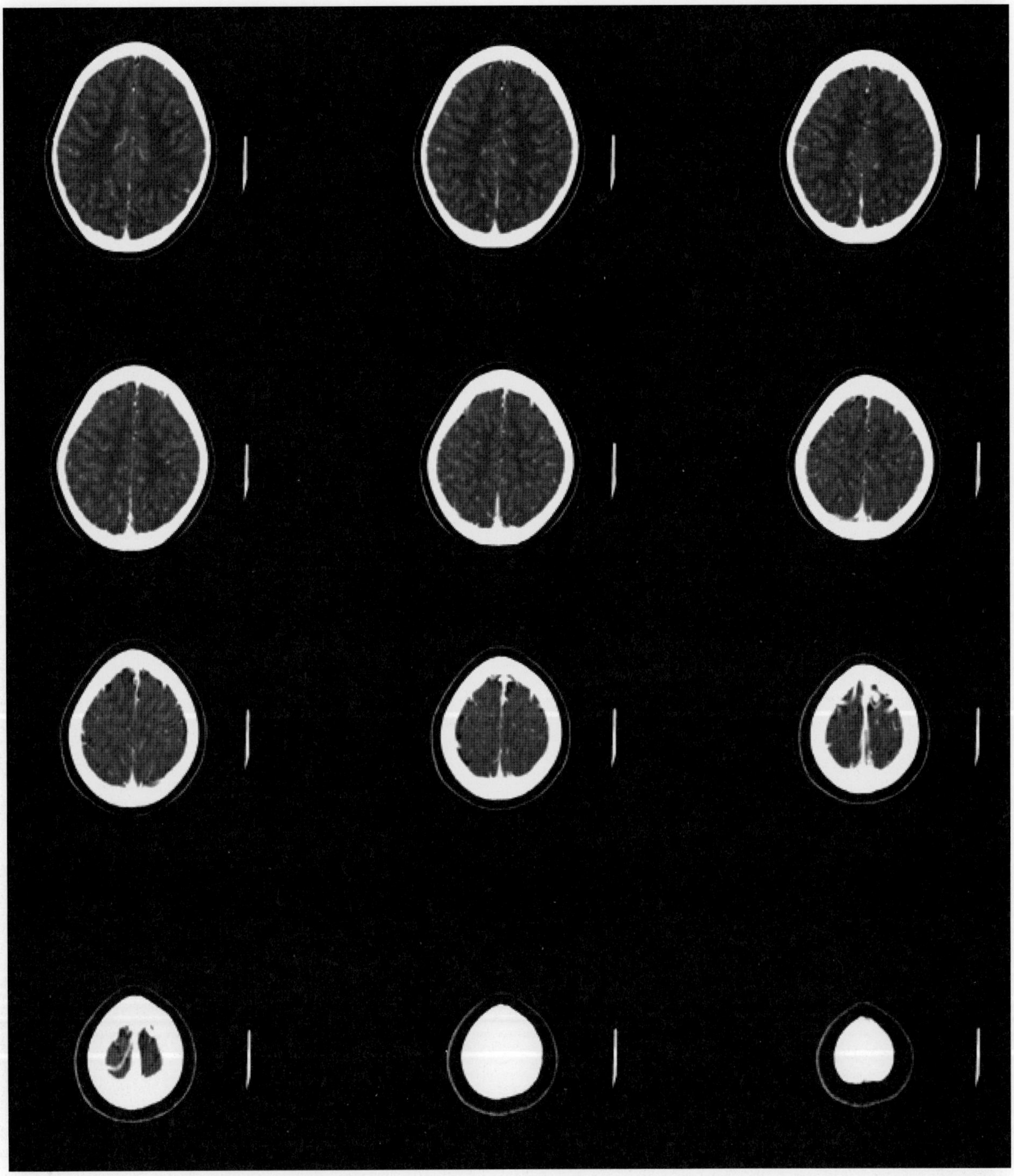

실습 Brain CT (Contrast)검사의 raw data를 활용하여 Slice thickness 3mm, Interval 3mm로 설정해서 Coronal, Sagittal 영상을 재구성해 봅시다.

MEMO

실습한 영상 붙이는 곳

실습 Brain CT (Contrast) 검사방법에 대해 작성해 봅시다.

3. Orbit CT (pre; non-contrast)

① 전처치

머리부분에 금속물질(머리핀, 귀걸이, 목걸이, 안경 등)의 액세서리(accessory)를 모두 제거하여야 한다.

② 검사목적 및 적용

외상에 의한 안구파열 및 골절, 시신경 손상, 안구부분 이물질 등의 진단에 주로 적용된다.

- Blow out Fracture

③ 환자 자세

Supine position & Head first

④ 검사 기준선

Infraorbitomeatal line(IOML)에 평행

⑤ 검사범위

Frontal sinus ~ Hard plate

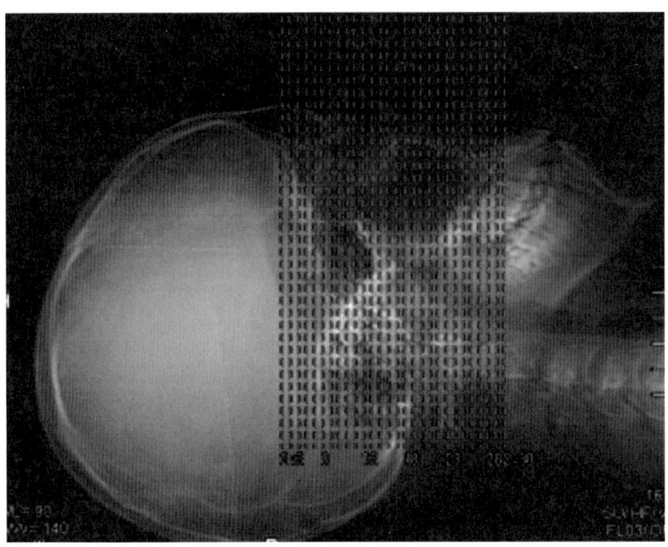

Orbit CT Scout 영상과 검사범위

⑥ 절편두께

3mm

⑦ 재구성 알고리즘

Standard algorithm

⑧ 영상 재구성

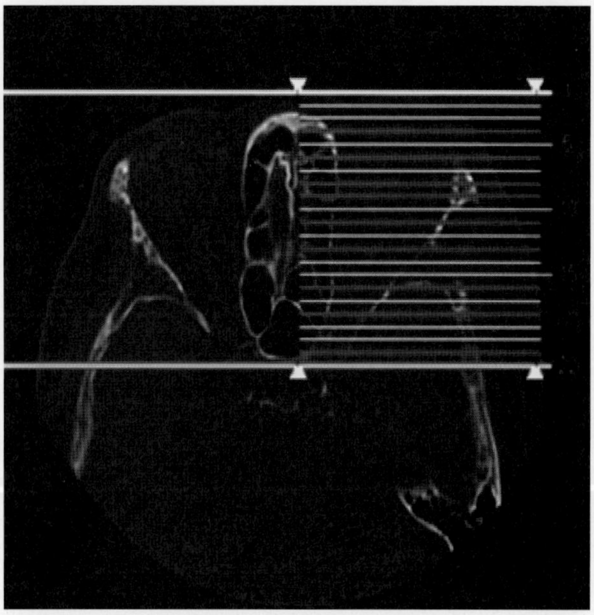

MPR 재구성 영상 (Coronal)

⑨ CT 영상해부학

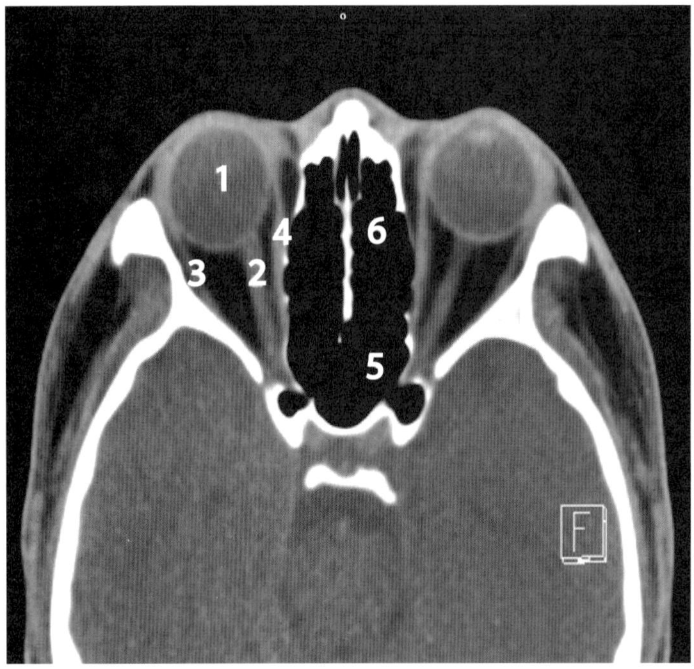

Orbit CT Axial 영상

1 : Eyeball (안구)
2 : Optic nerve (시각신경)
3 : Lateral rectus muscle (가쪽곧은근)
4 : Medial rectus muscle (안쪽곧은근)
5 : Sphenoid sinus (나비굴)
6 : Ethmoid sinus (벌집굴)

실습 Orbit CT (pre)검사의 raw data를 활용하여 Slice thickness 3mm, Interval 3mm로 설정해서 Coronal 영상을 재구성해 봅시다.

MEMO

실습한 영상 붙이는 곳

4. Orbit CT (Contrast)

① 전처치

머리부분에 금속물질(머리핀, 귀걸이, 목걸이, 안경 등)의 액세서리(accessory)를 모두 제거하여야 한다.

- 4~6시간 이상 금식
- 조영제 동의서 확인
- 임신 여부 확인
- 18G IV Line 확보

② 검사목적 및 적용

안와 부분의 염증 및 종양 등의 진단에 주로 적용된다.

- Inflammation
- Abscess
- Tumor

③ 환자 자세

Supine position & Head first

④ 검사 기준선

Infraorbitomeatal line(IOML)에 평행

⑤ 검사방법

1) pre scan (조영 전 검사)
2) post scan (조영 후 검사) : 2 ~ 3cc/sec, 80 ~ 90cc
 (1) pre scan의 검사조건이 같다.
 (2) 조영제 전체 주입 후 검사를 시작한다.

⑥ 절편두께

3mm

⑦ 재구성 알고리즘

Standard algorithm, Detail algorithm

⑧ 영상 재구성

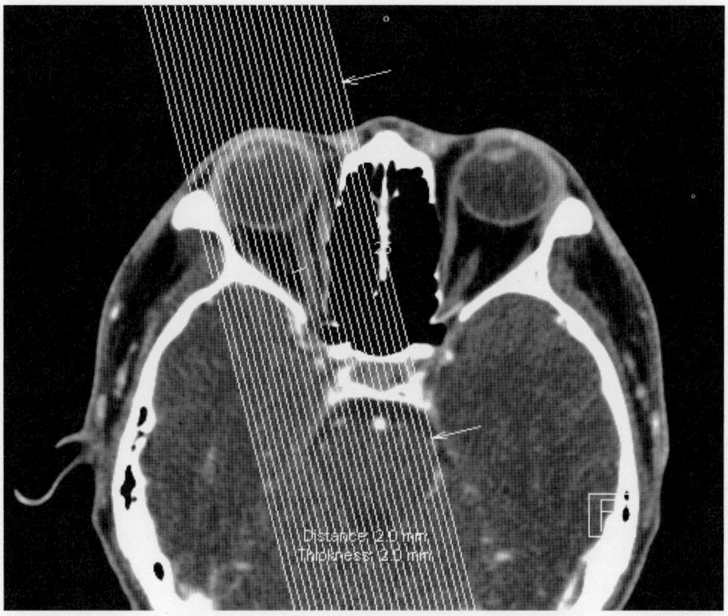

MPR 재구성 영상

⑨ Orbit CT(Contrast) Axial 영상

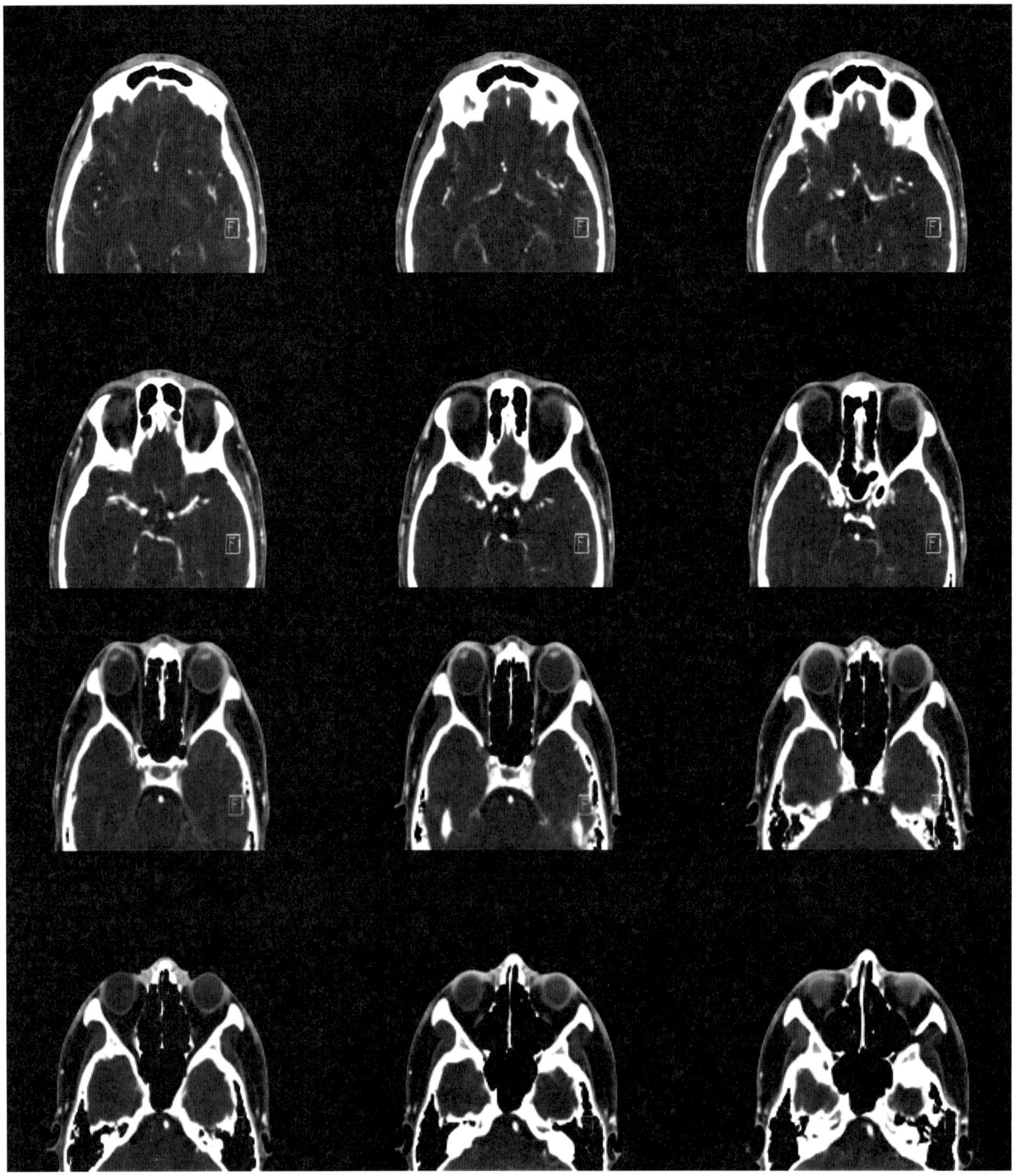

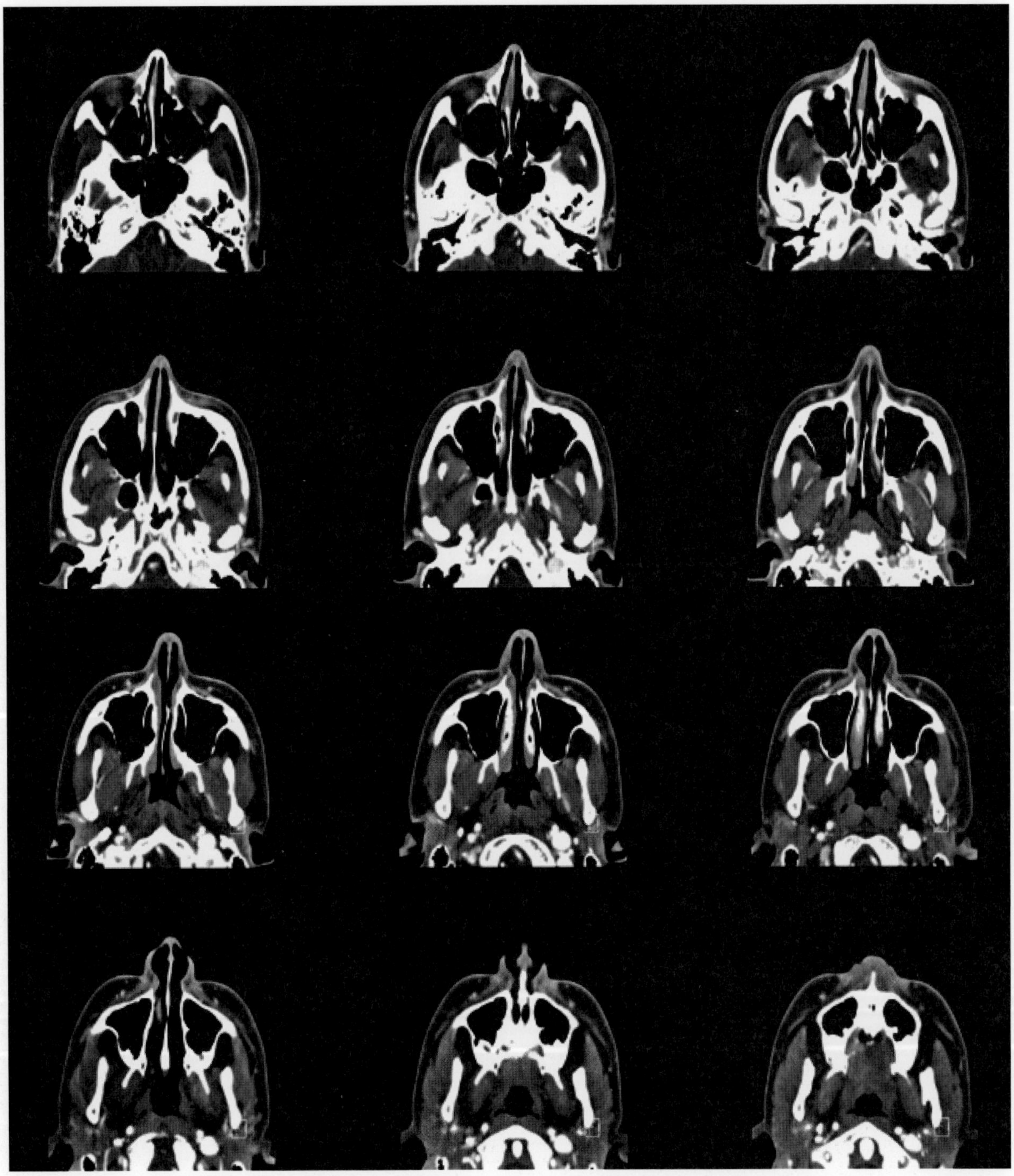

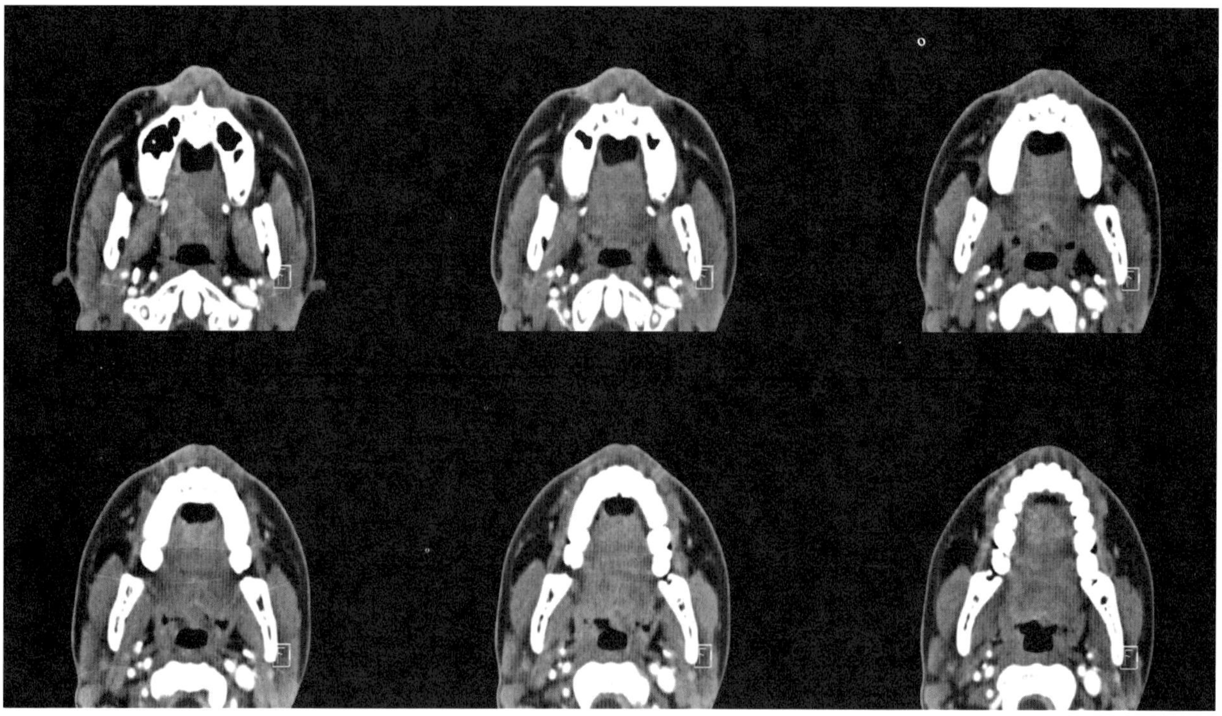

⑩ Orbit CT(Contrast) Coronal 영상

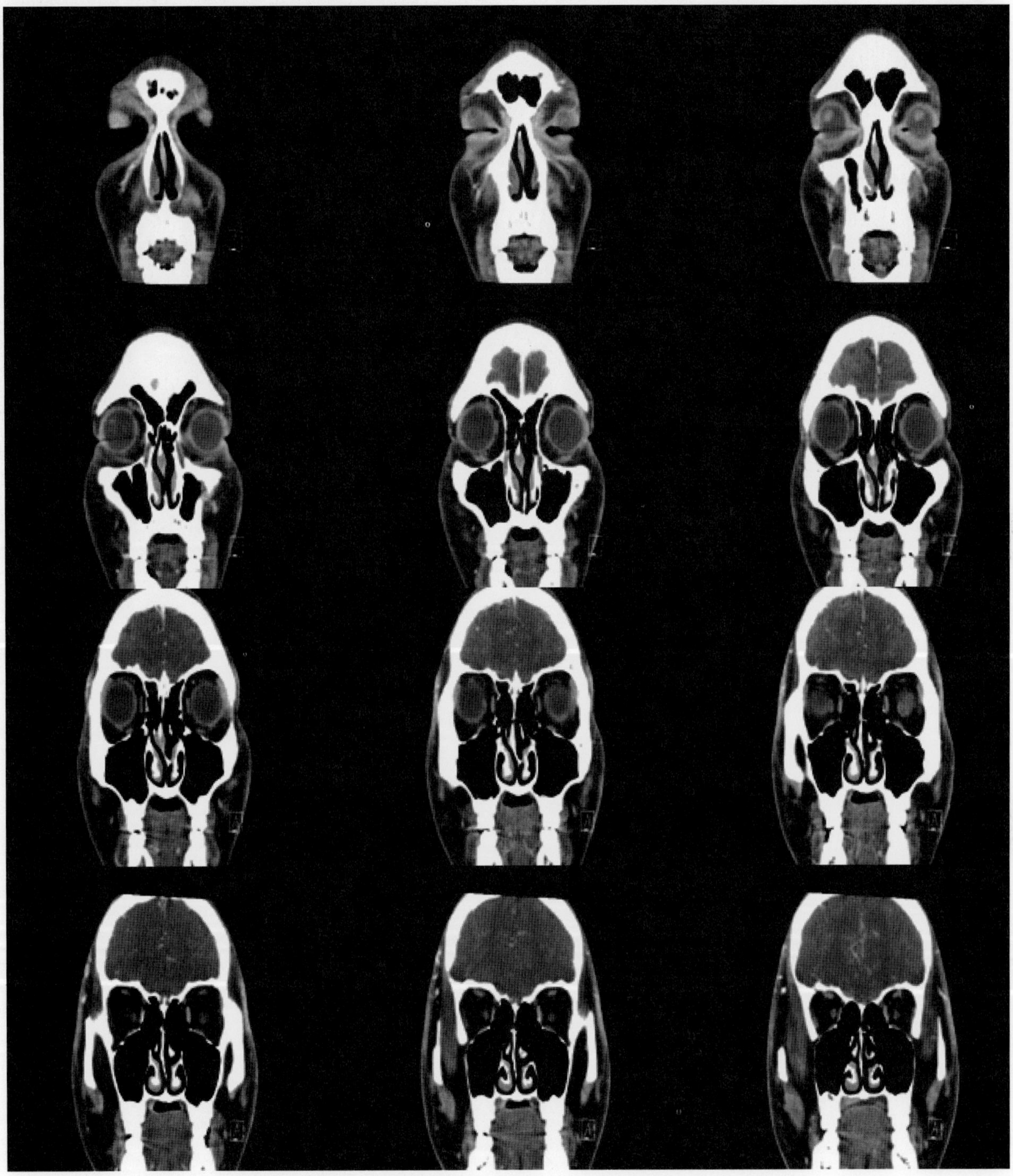

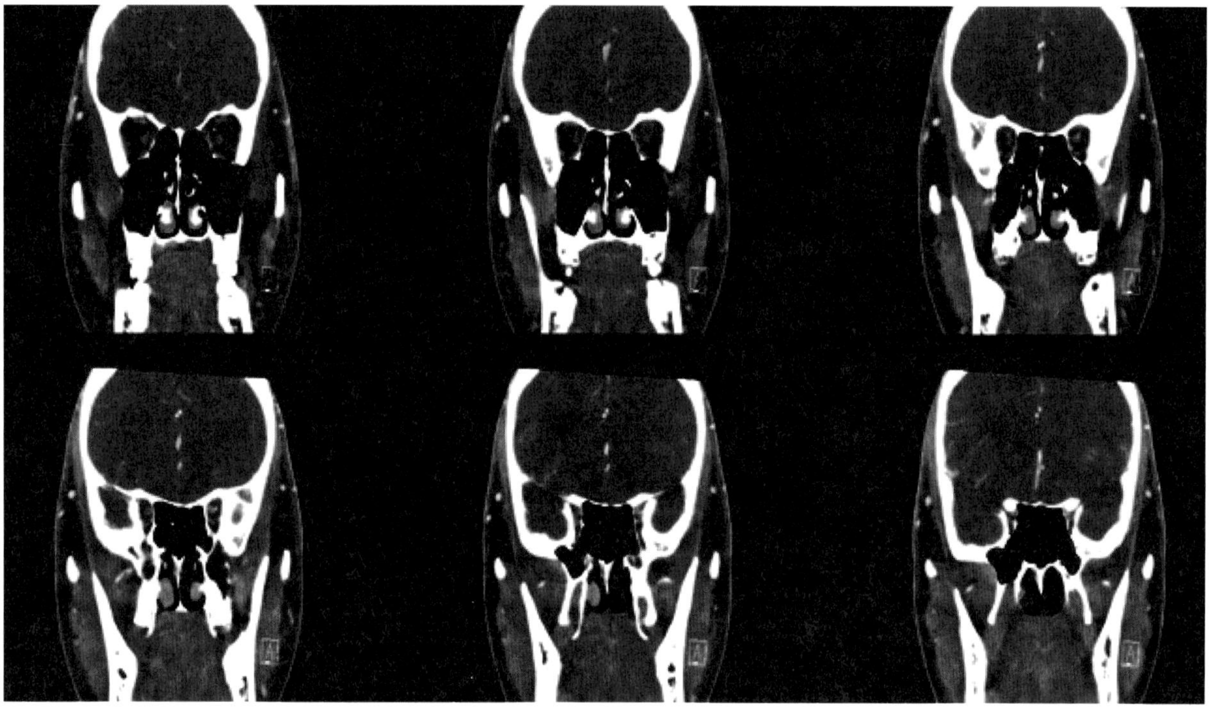

⑪ Orbit CT(Contrast) Sagittal 영상

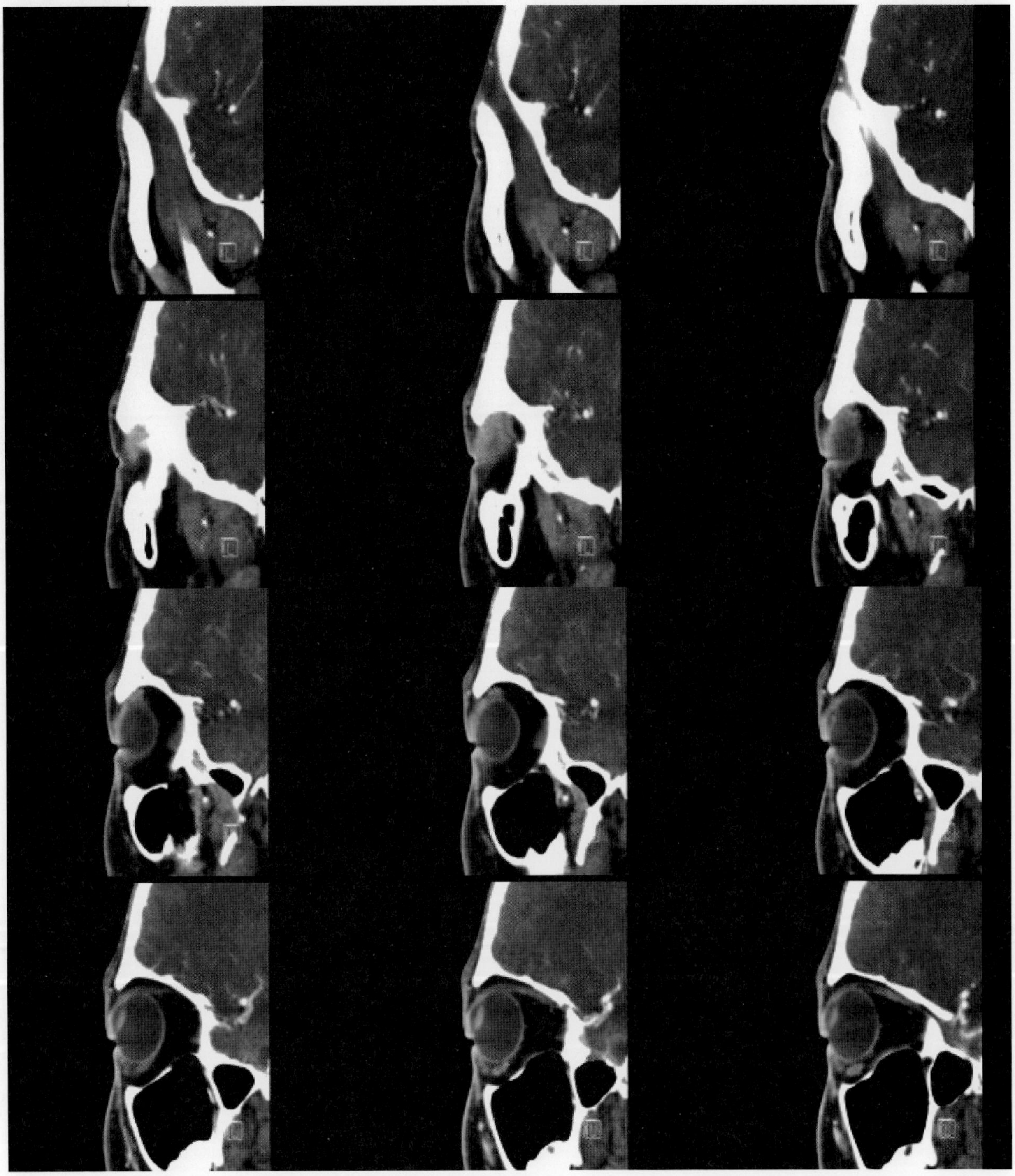

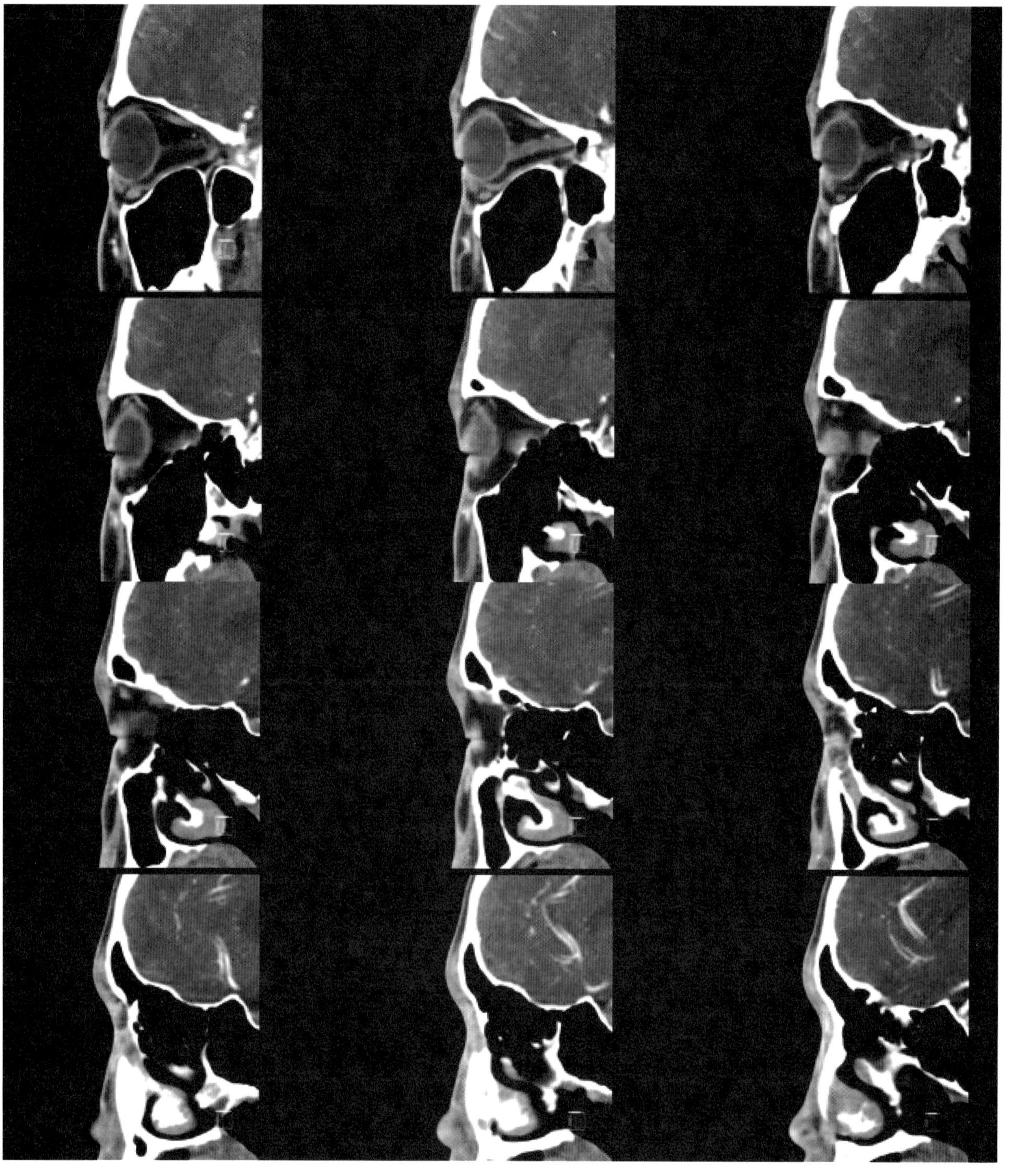

실습 Orbit CT (Contrast) 검사방법에 대해 작성해 봅시다.

Chapter

04 Facial Bone & Temporal Bone CT

배울내용

1. Facial Bone CT
2. Temporal Bone CT

학습목표

1. Facial Bone CT 검사에 대한 내용을 이해하고 검사에 적용할 수 있다.
2. Temporal Bone CT 검사에 대한 내용을 이해하고 검사에 적용할 수 있다.

1. Facial bone CT (pre; non-contrast)

① 전처치

머리부분에 금속물질(머리핀, 귀걸이, 목걸이, 안경, 틀니 등)의 액세서리(accessory)를 모두 제거하여야 한다.

② 검사목적 및 적용

외상에 의한 얼굴뼈 골절, 얼굴부위의 선천성 기형 등의 진단에 주로 적용된다.

- Tumor를 관찰하고자 하는 경우 조영제 검사를 실시할 수 있다.

③ 환자 자세

Supine position & Head first

④ 검사범위

Frontal Sinus ~ Mandible

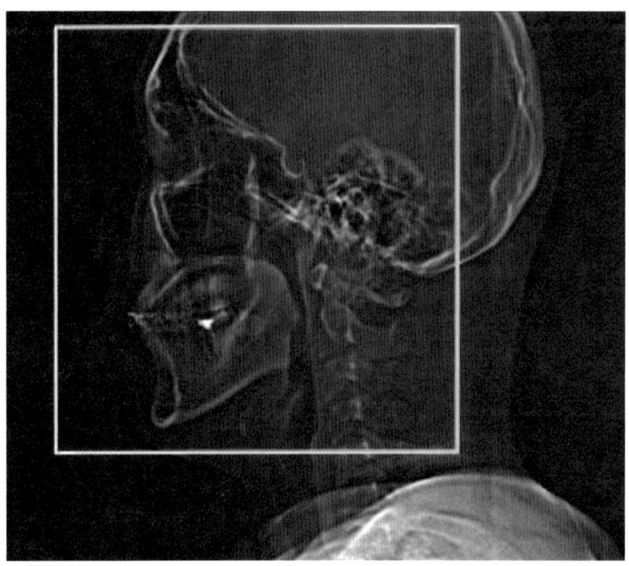

Facial Bone CT Scout 영상과 검사범위

⑤ 절편두께

5mm or 3mm

⑥ 재구성 알고리즘

Bone algorithm

⑦ 영상 재구성

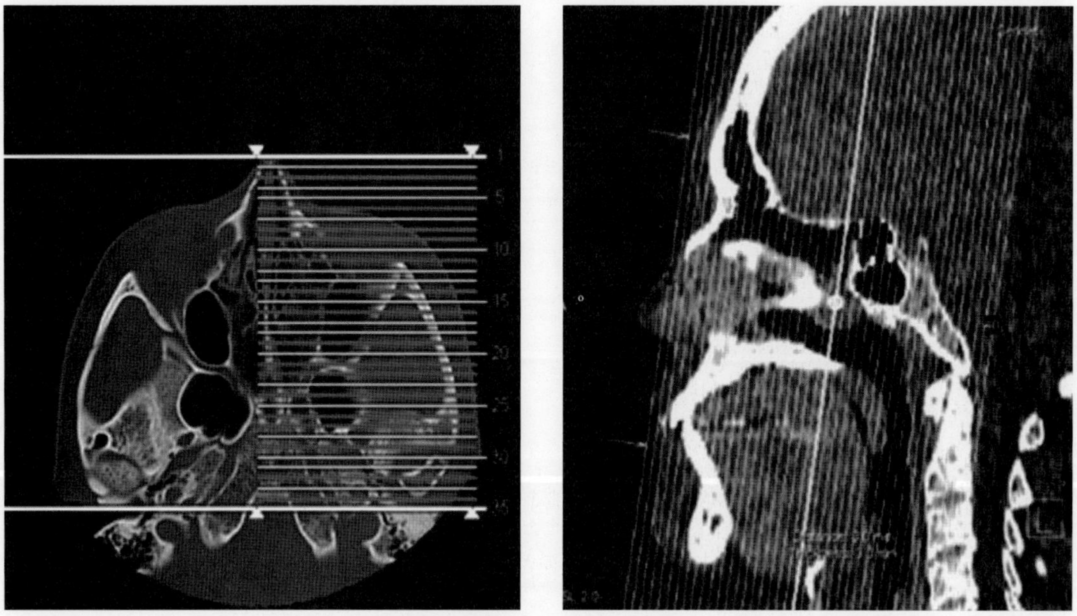

MPR 재구성 영상 (Coronal)

⑧ CT 영상해부학

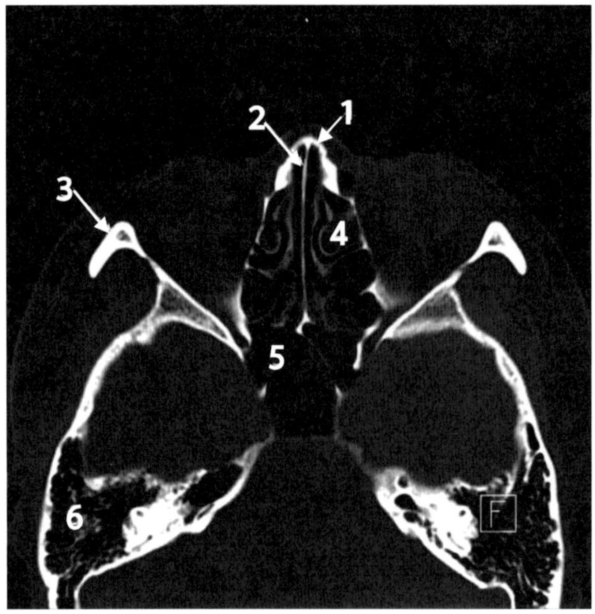

Facial bone CT Axial 영상

1 : Nasal bone (코뼈)
2 : Nasal septum (코중격)
3 : Zygomatic bone (광대뼈)
4 : Ethmoid sinus (벌집굴)
5 : Sphenoid sinus (나비굴)
6 : Mastoid air cell (꼭지벌집)

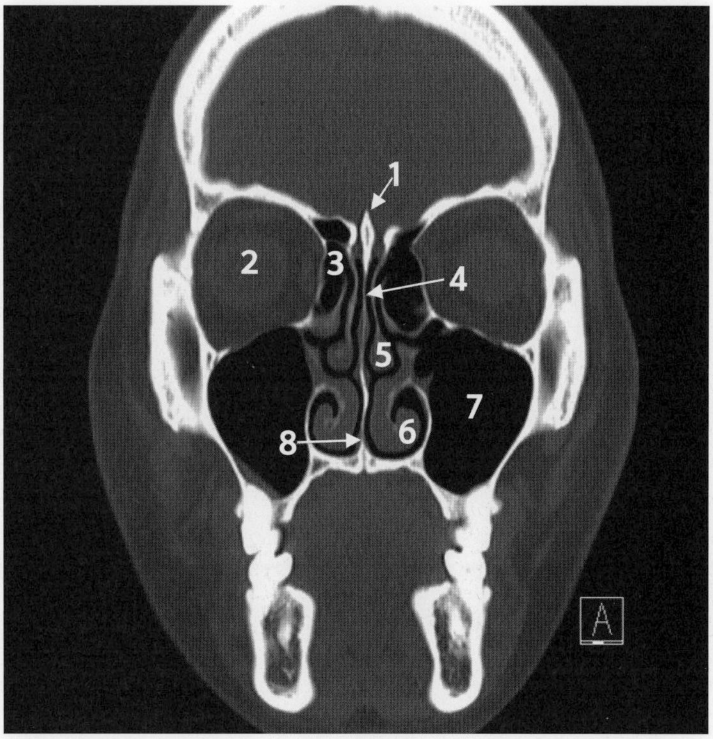

Facial bone CT Coronal 영상

1 : Crista galli (볏돌기)
2 : Eyeball (안구)
3 : Ethmoid sinus (벌집굴)
4 : Perpendicular plate (벌집뼈 수직판)
5 : Middle nasal concha (중간코선반)
6 : Inferior nasal concha (아래코선반)
7 : Maxillary sinus (위턱굴)
8 : Vomer (보습뼈)

⑨ Facial CT Axial 영상

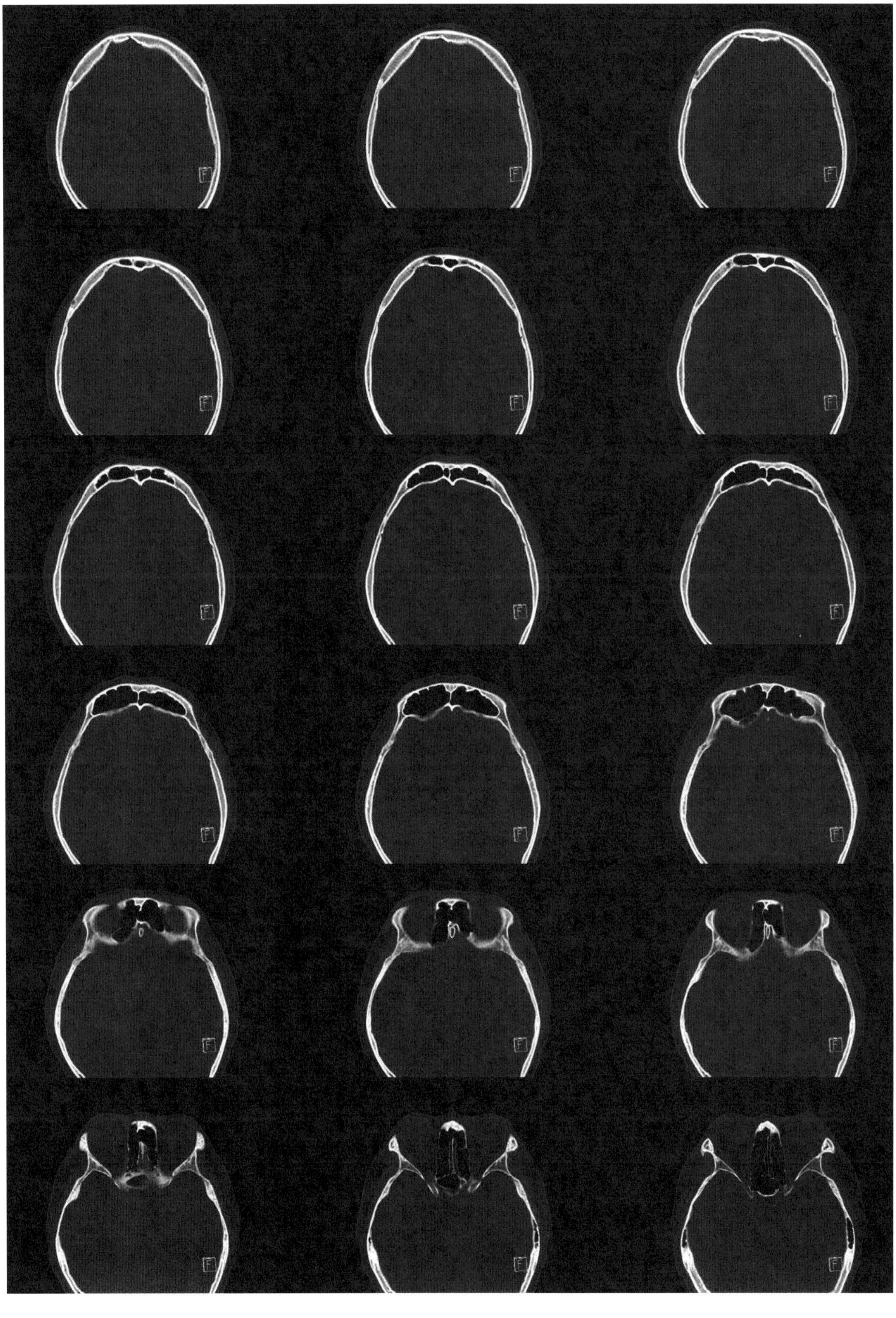

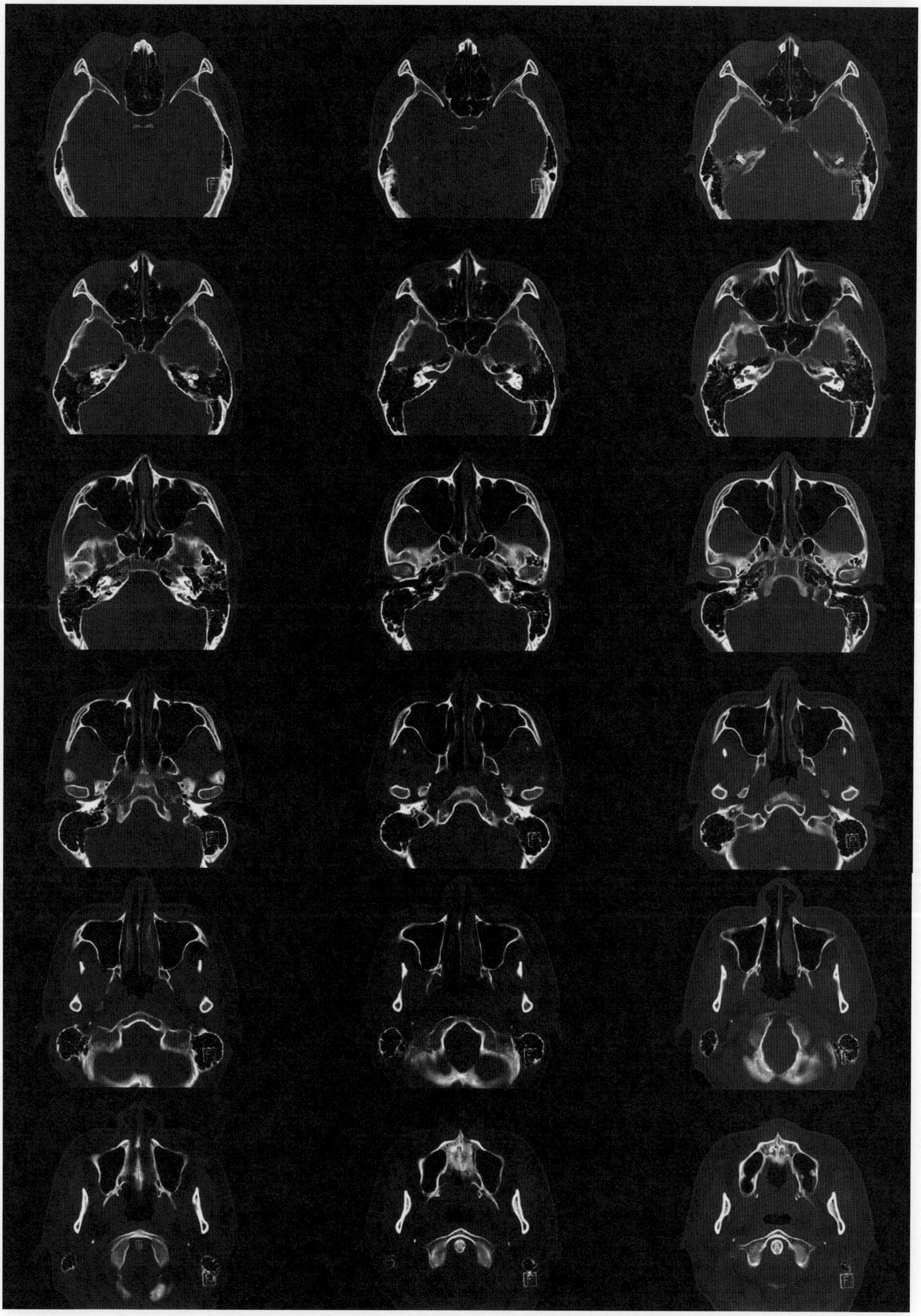

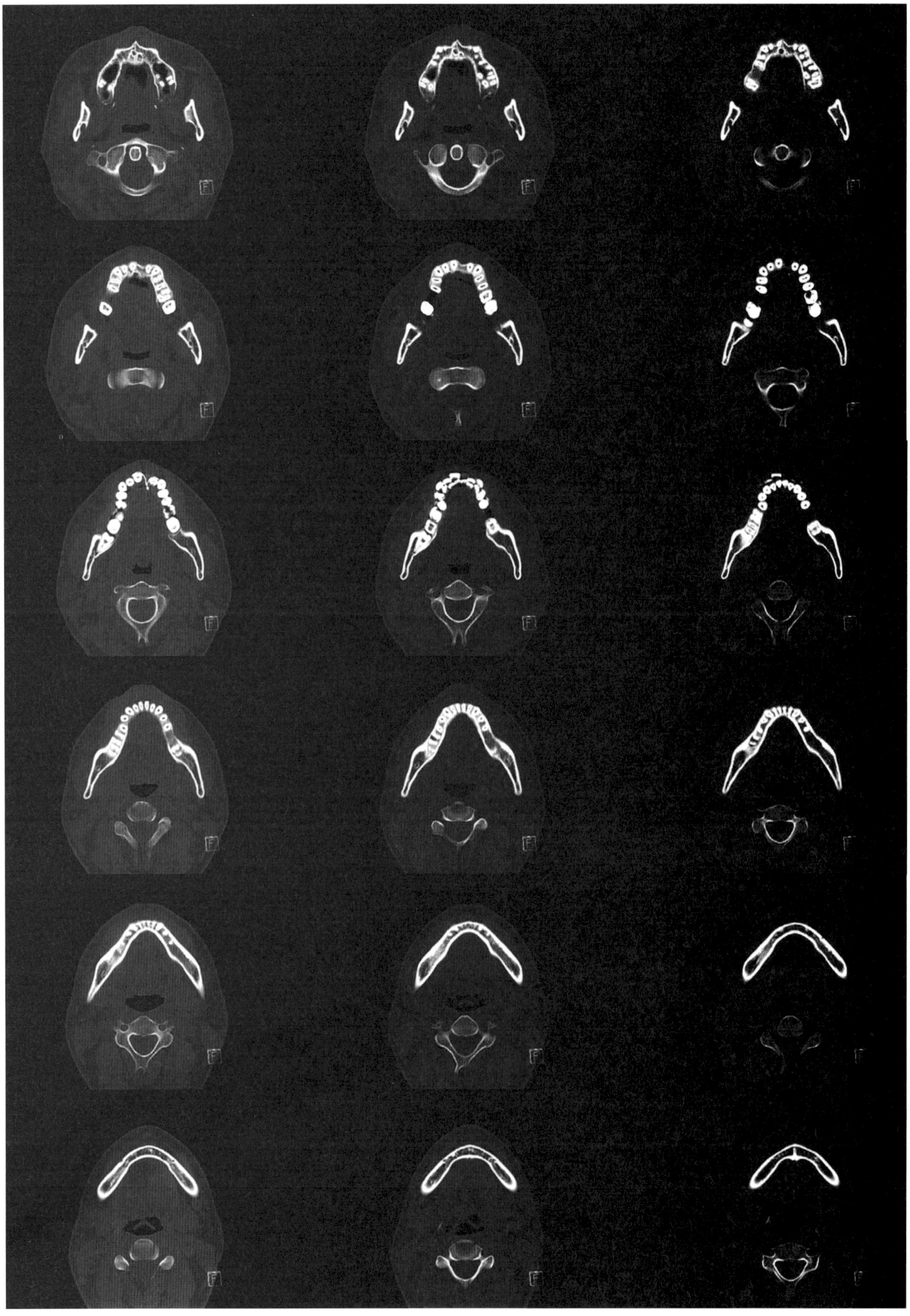

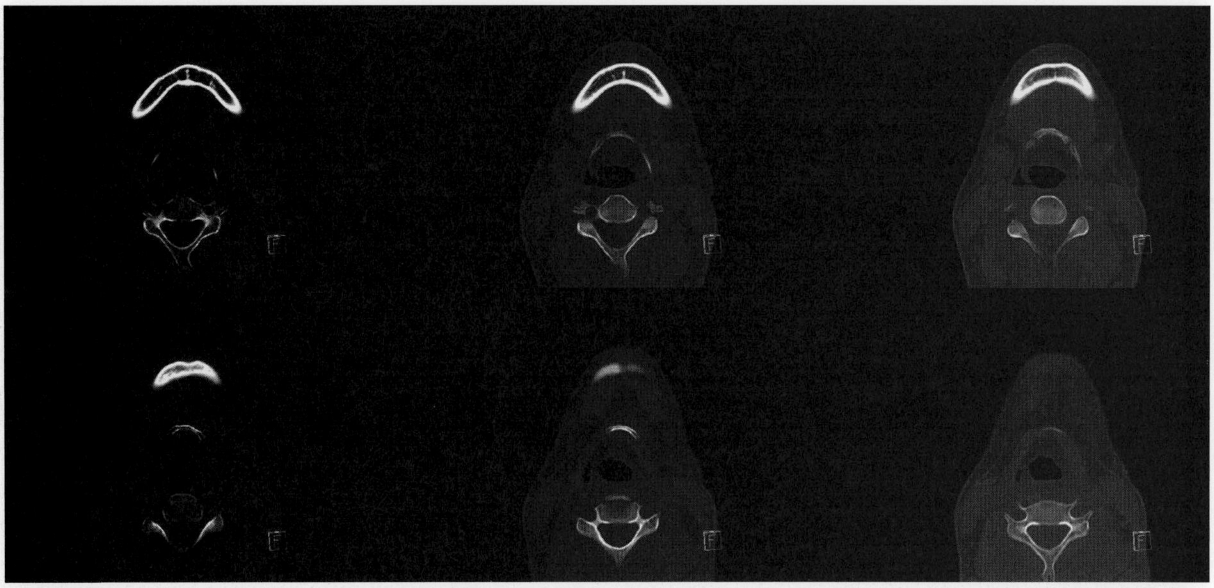

⑩ Facial CT Coronal 영상

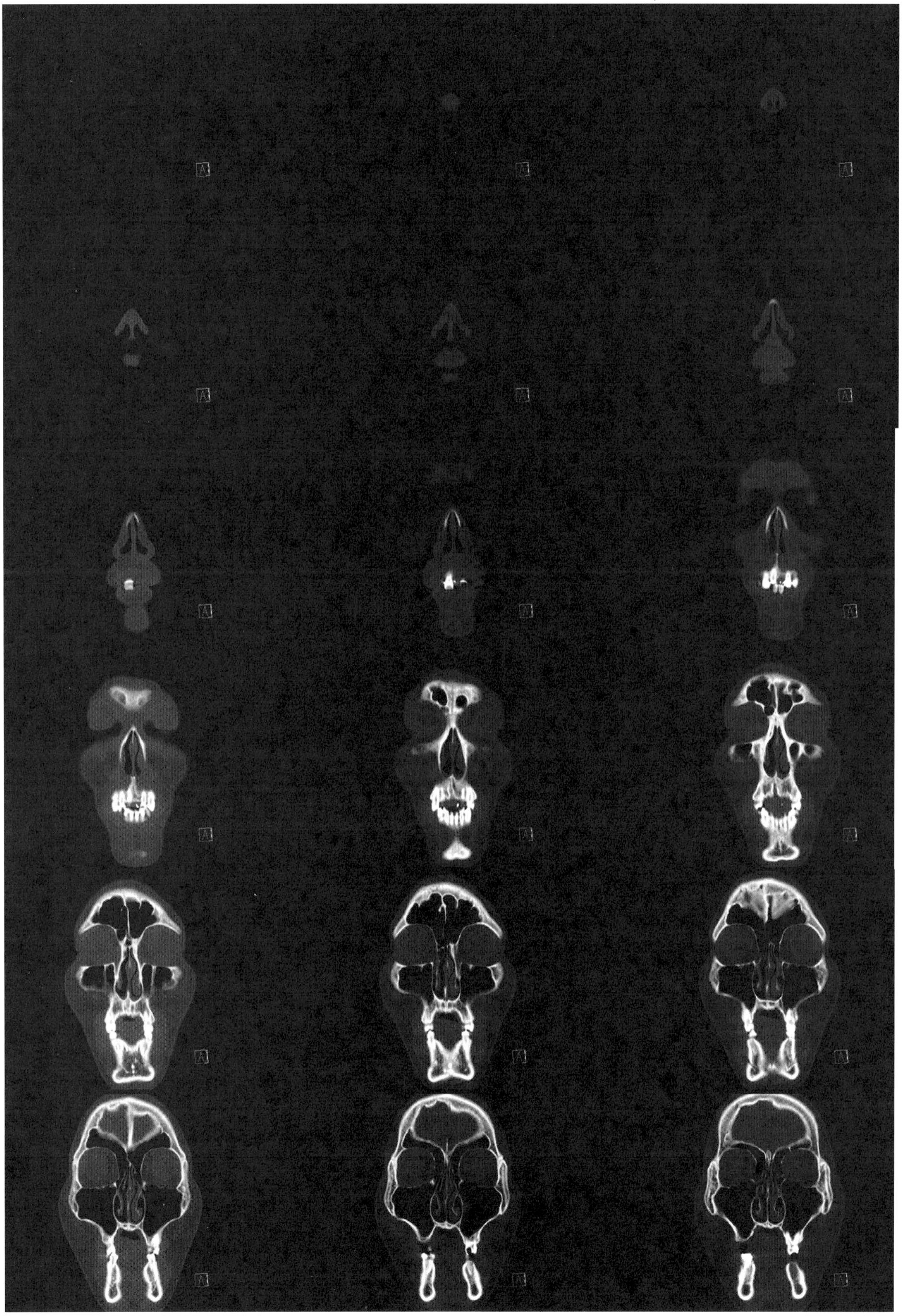

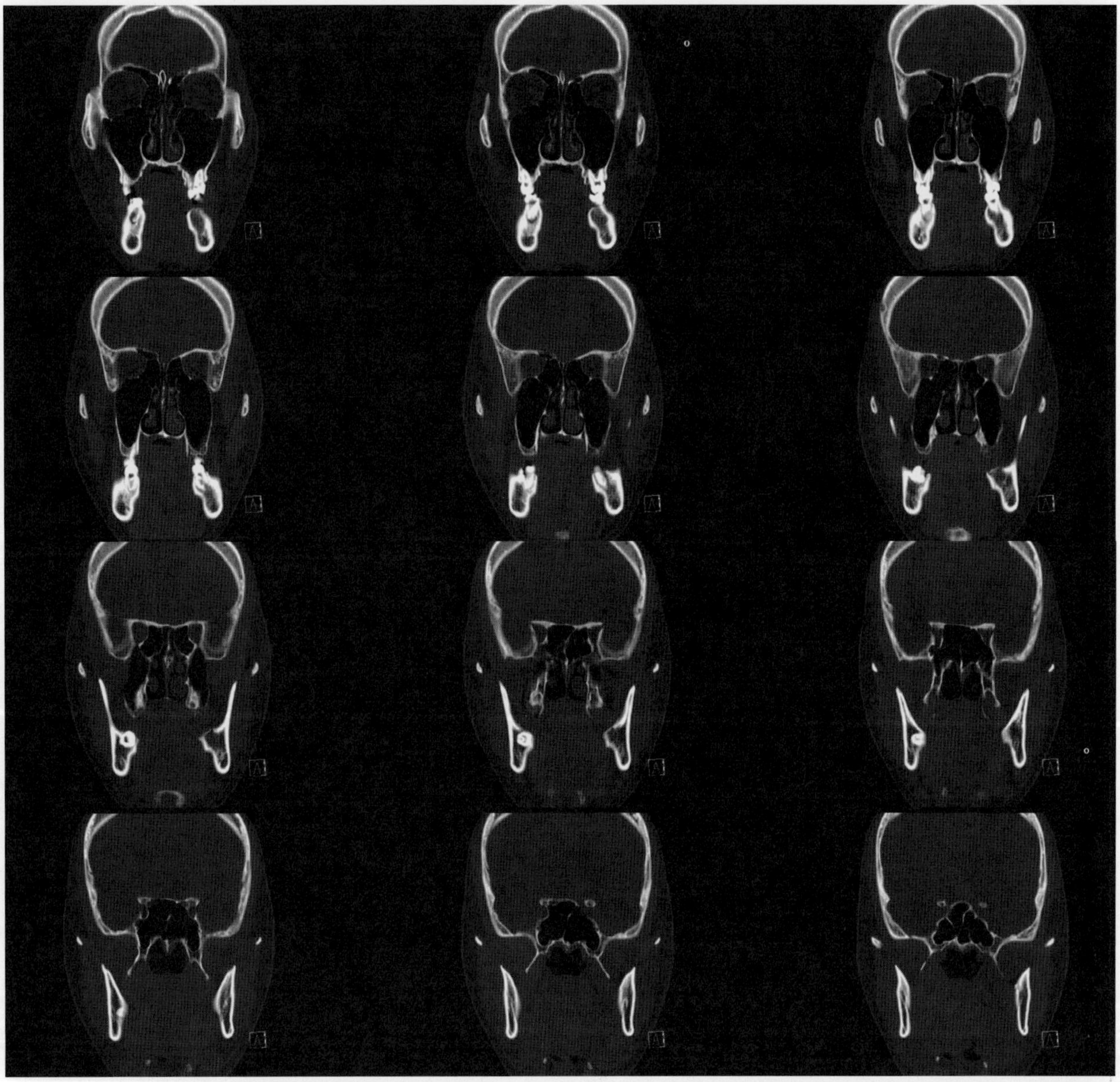

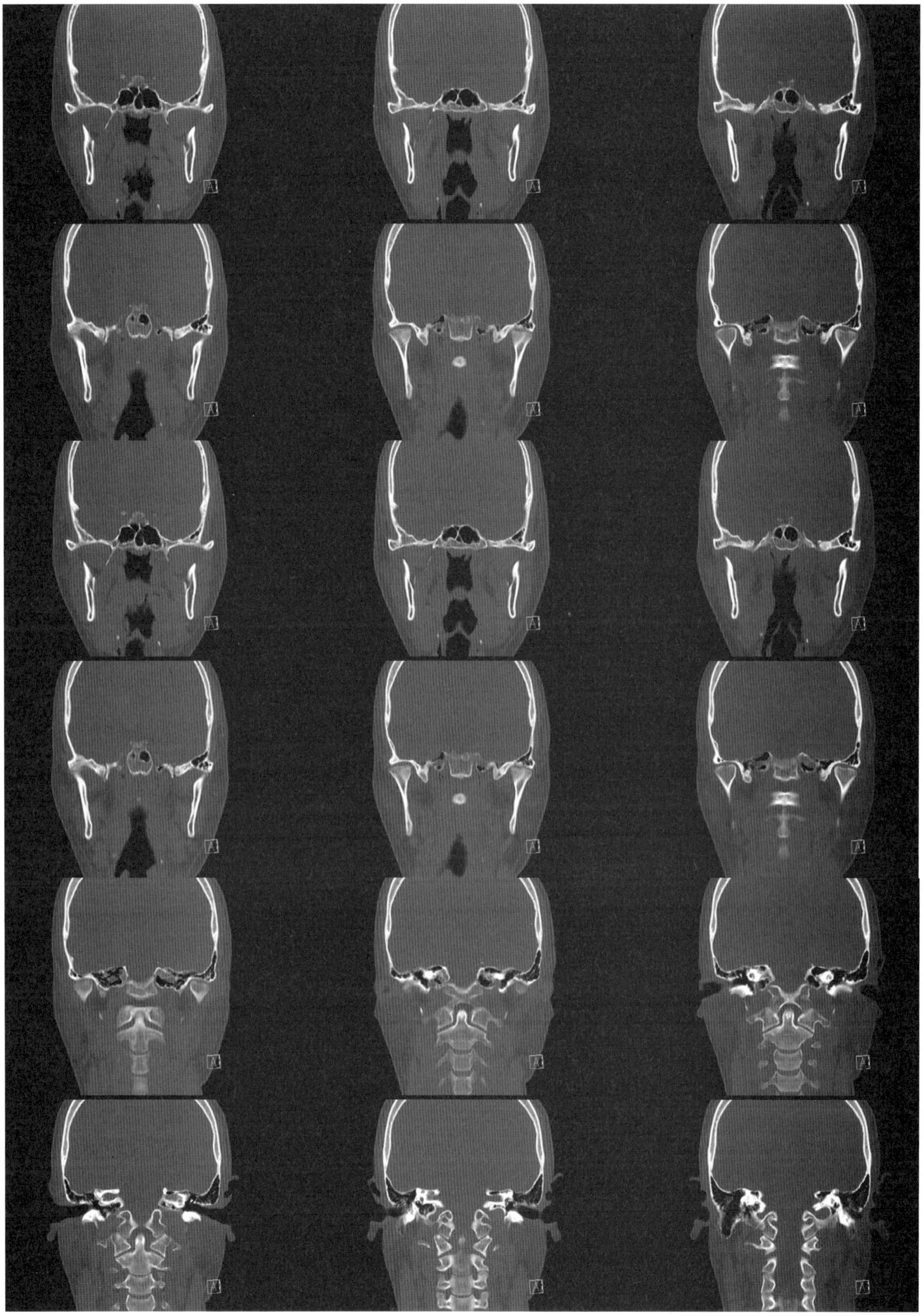

⑪ Facial CT VRT 영상

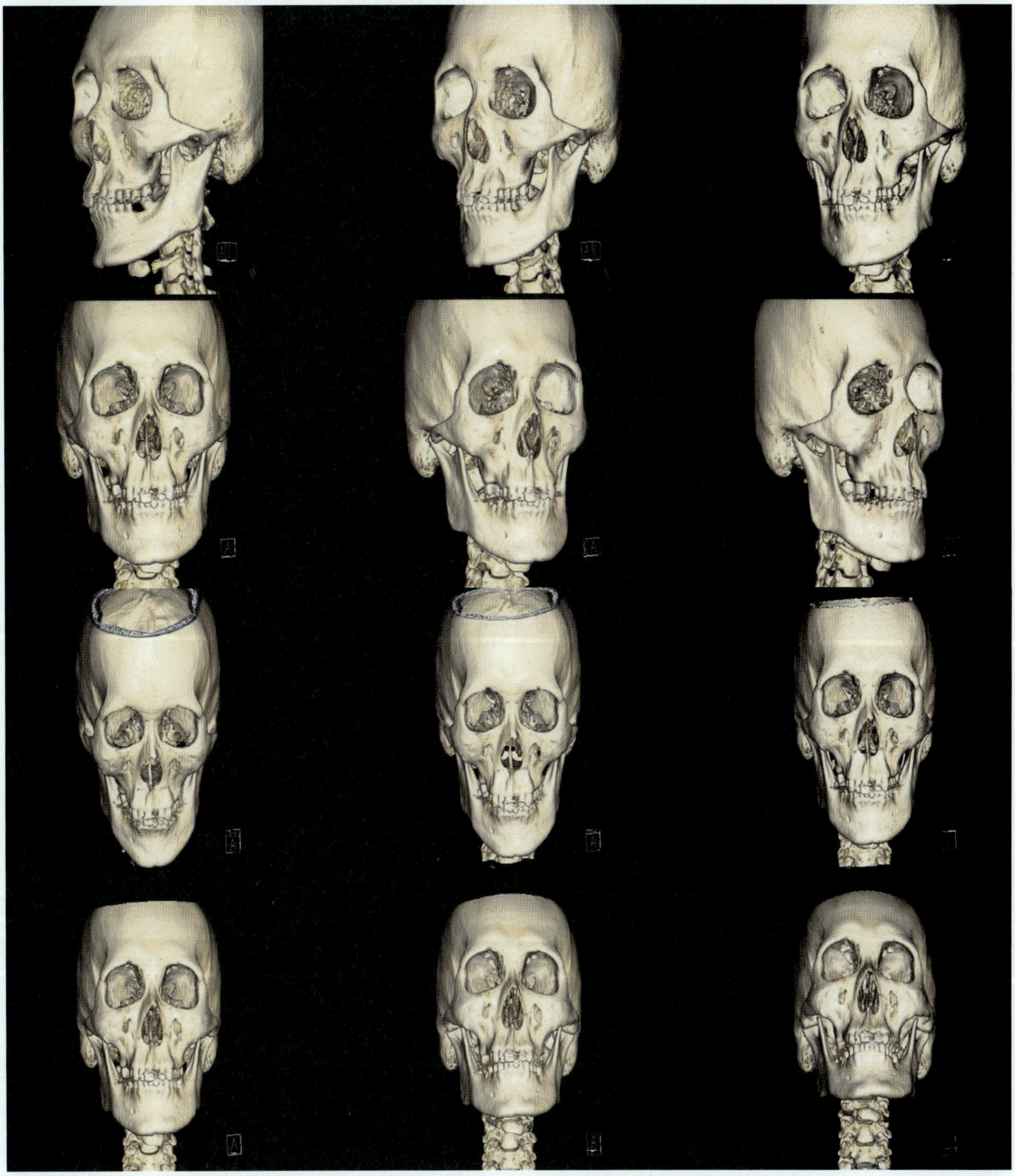

실습 Facial CT (pre)검사의 raw data를 활용하여 Slice thickness 3mm, Interval 3mm로 설정해서 Coronal 영상을 재구성해 봅시다.

MEMO

실습한 영상 붙이는 곳

실습 Facial CT (pre)검사의 raw data를 활용하여 Slice thickness 3mm, Interval 3mm로 설정해서 Sagittal 영상을 재구성해 봅시다.

MEMO

실습한 영상 붙이는 곳

실습 Facial CT (pre)검사의 raw data를 활용하여 VRT 영상으로 재구성한 후, 오른쪽에서 왼쪽으로 15°씩 회전시켜 저장해 봅시다.

MEMO

실습한 영상 붙이는 곳

2. Temporal bone CT (pre; non-contrast)

① 전처치

머리부분에 금속물질(머리핀, 귀걸이, 목걸이, 안경, 틀니 등)의 액세서리(accessory)를 모두 제거하여야 한다.

② 검사목적 및 적용

외상에 의한 귀의 질환 및 관자뼈 골절 확인, 선천성 이상 및 이명, 만성 중이염 등의 진단에 주로 적용된다.

- tumor가 의심되는 경우 조영제 검사를 실시할 수 있다.

③ 환자 자세

Supine position & Head first
MSP(정중시상면)을 정확하게 맞혀 좌우가 대칭되게 한다.

④ 검사 기준선

Orbitomeatal line(OML)에 평행

⑤ 검사범위

고실개(tegman tympani level) ~ 바깥귀길(EAM) 하단 (Skull base)
: 관자뼈 전체 포함

Temporal bone CT Scout 영상과 검사범위

⑥ 절편두께

1mm

⑦ 재구성 알고리즘

Edge algorithm

⑧ 영상 재구성

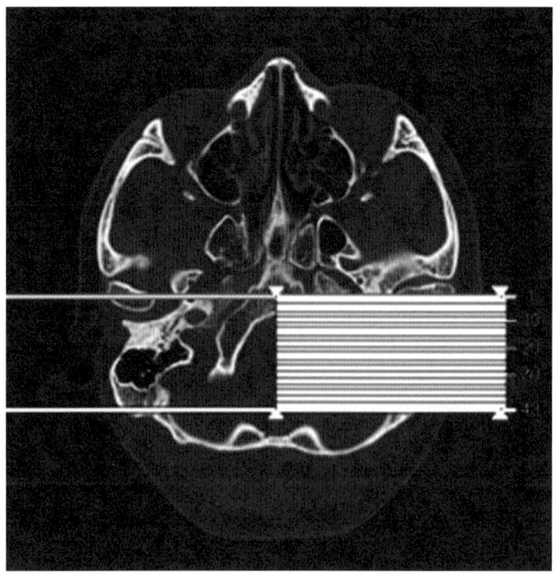

MPR 재구성 영상 (Coronal)

⑨ CT 영상해부학

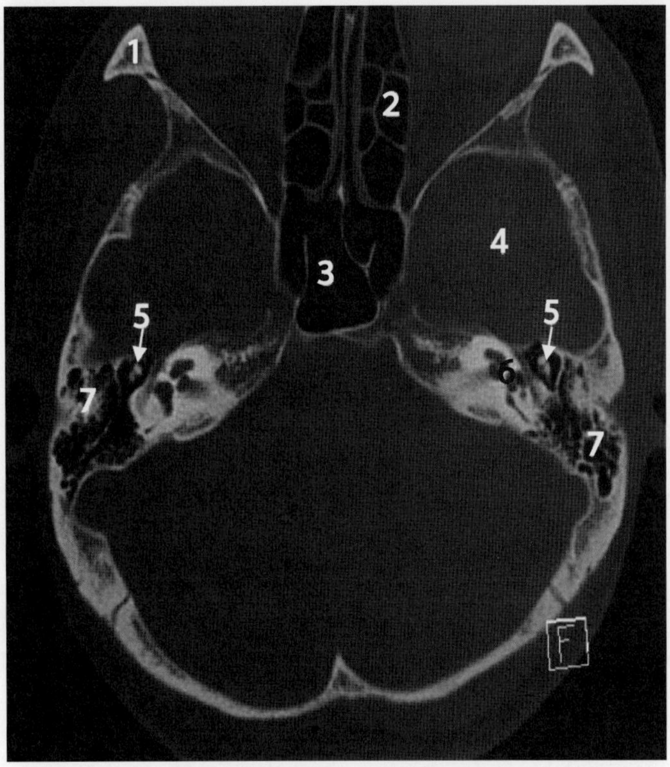

Temporal bone CT Axial 영상

1 : Zygomatic bone (광대뼈)
2 : Ethmoid sinus (벌집굴)
3 : Sphenoid sinus (나비굴)
4 : Temporal lobe (관자엽)
5 : Auditory ossicle (귓속뼈)
6 : Cochlea (달팽이)
7 : Mastoid air cell (꼭지벌집)

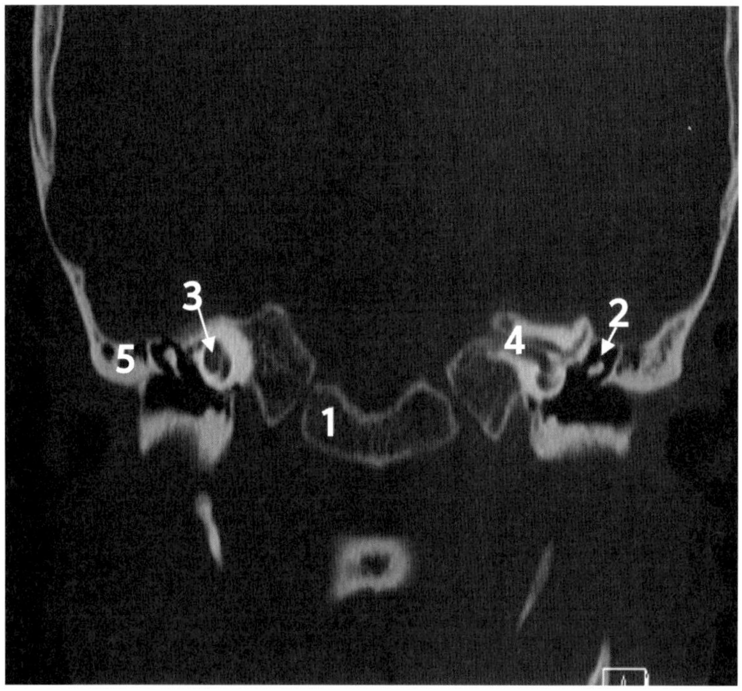

Temporal bone CT Coronal 영상

1 : Clivus (비스듬틀, 경사대)
2 : Auditory ossicle (귓속뼈)
3 : Cochlea (달팽이)
4 : Internal acoustic meatus (속귀길)
5 : Mastoid air cell (꼭지벌집)

⑩ Temporal Bone CT Axial 영상

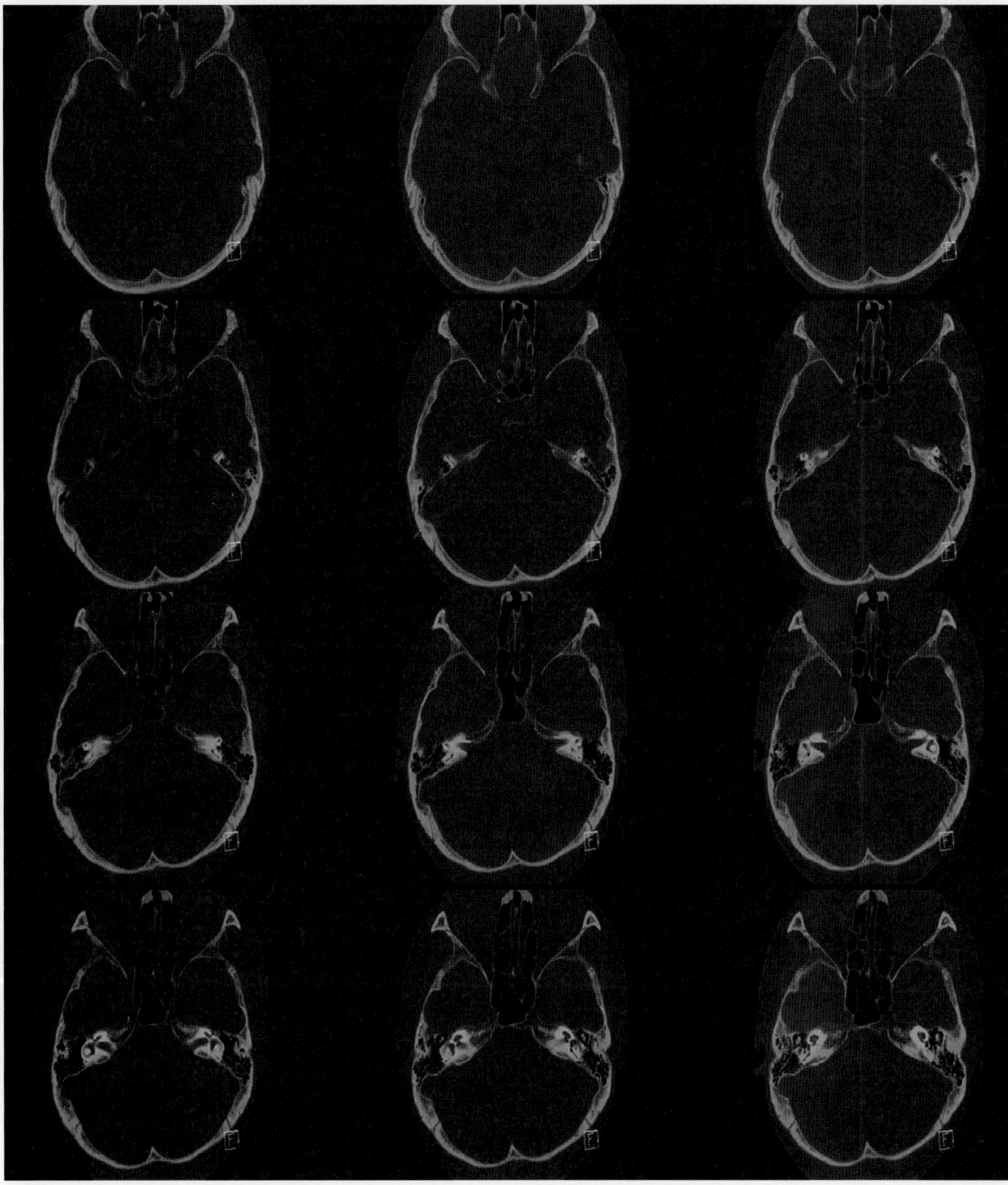

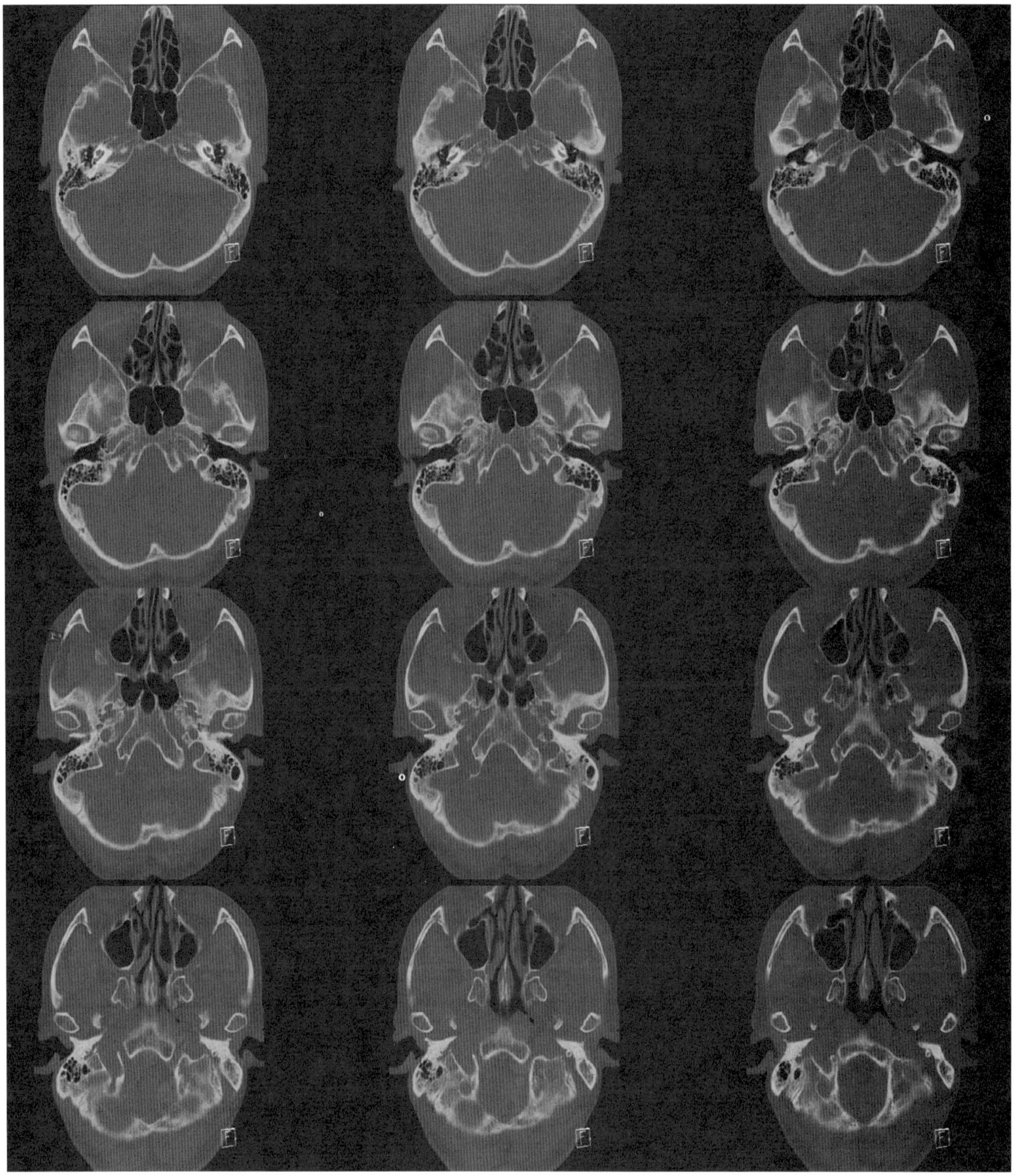

⑪ Temporal Bone CT Coronal 영상

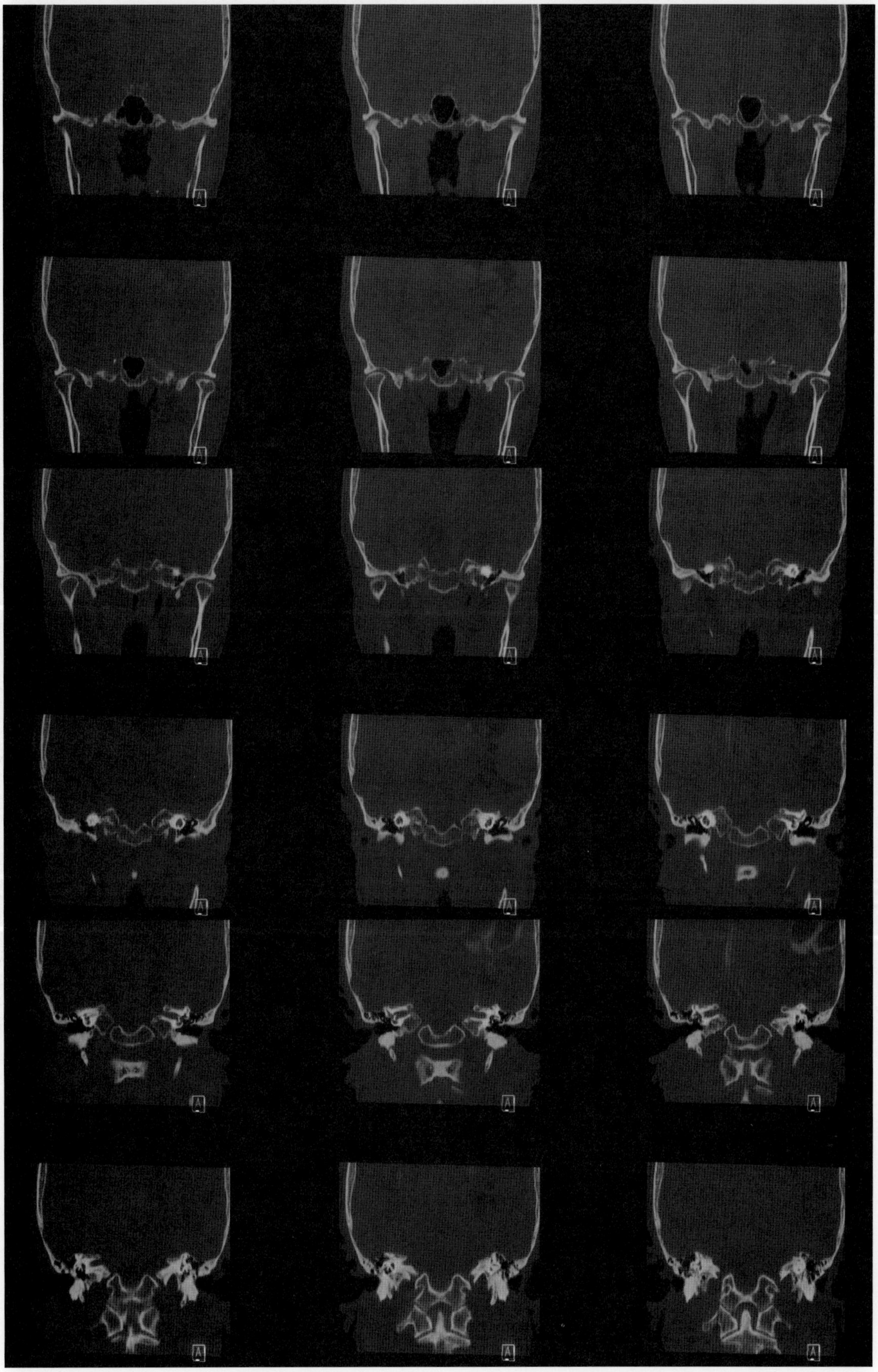

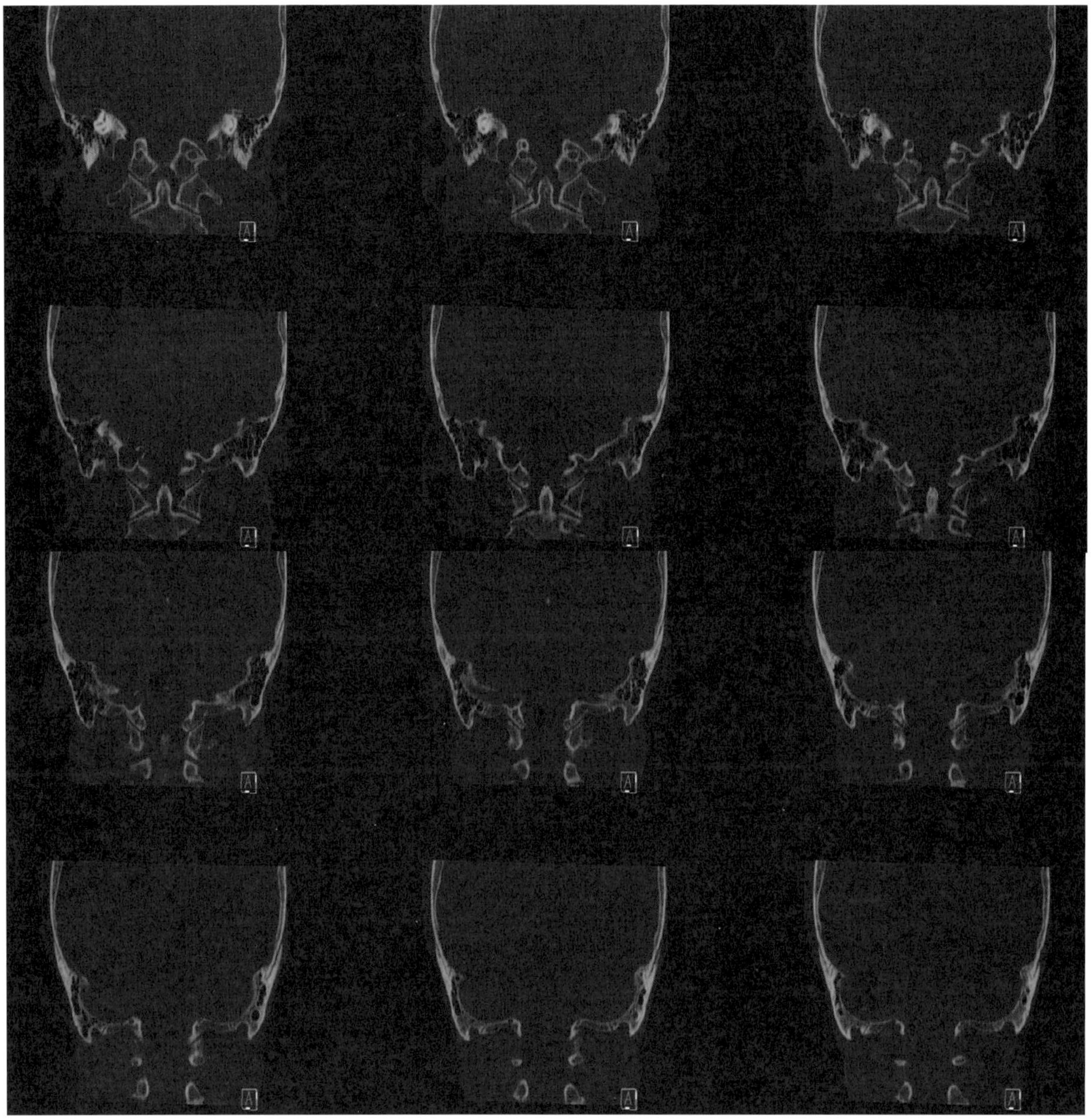

실습 Temporal bone CT (pre)검사의 raw data를 활용하여 Slice thickness 1mm, Interval 1mm로 설정해서 Coronal 영상을 재구성해 봅시다.

MEMO

실습한 영상 붙이는 곳

실습 Temporal bone CT 검사의 특징에 대해 작성해 봅시다.

Chapter

05 PNS CT & Neck CT

배울내용

1. PNS CT
2. Neck CT

학습목표

1. PNS CT 검사에 대한 내용을 이해하고 검사에 적용할 수 있다.
2. Neck CT 검사에 대한 내용을 이해하고 검사에 적용할 수 있다.

1. PNS CT (contrast)

① 전처치

(1) 머리부분에 금속물질(머리핀, 귀걸이, 목걸이, 안경, 틀니 등)의 액세서리 모두 제거하여야 한다.
(2) 4~6시간 이상 금식
(3) IV Line 확보
(4) 동의서 확인

② 검사목적 및 적용

코곁굴 염증성 질환 및 종양 등의 진단에 주로 적용된다.

- Paranasal sinusitis
- Rhinitis
- Abscess

③ 환자 자세

Supine position & Head first

④ 검사범위

Frontal sinus ~ Hard plate

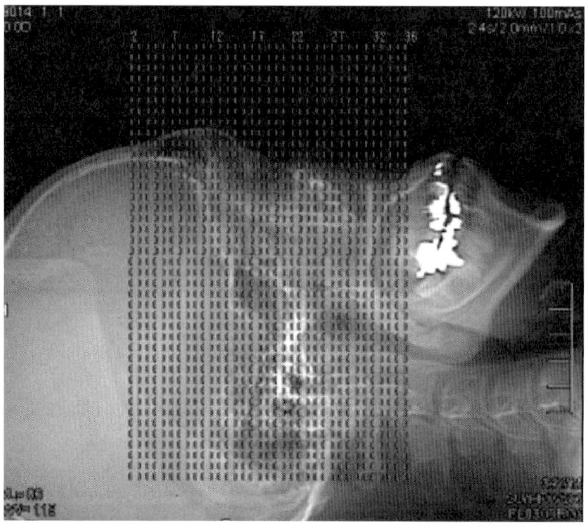

PNS CT Scout 영상과 검사범위

⑤ 절편두께

3mm

⑥ 재구성 알고리즘

Standard algorithm

⑦ 영상 재구성

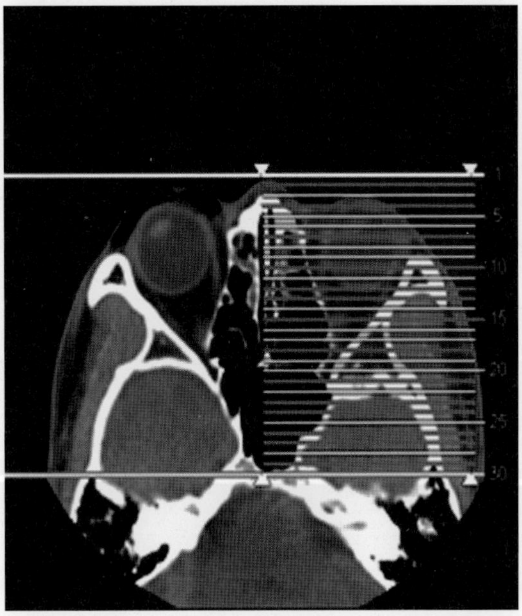

MPR 재구성 영상 (Coronal)

⑧ CT 영상해부학

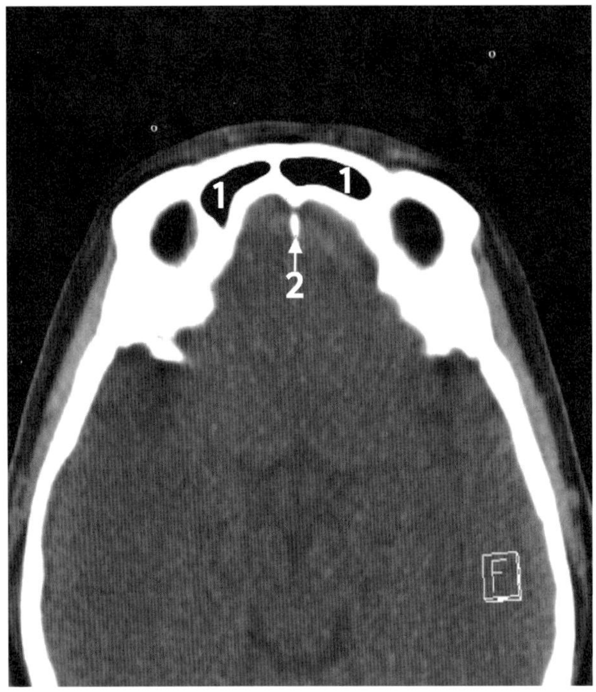

PNS CT Axial 영상

1 : Frontal sinus (이마굴)

2 : Crista galli (볏돌기)

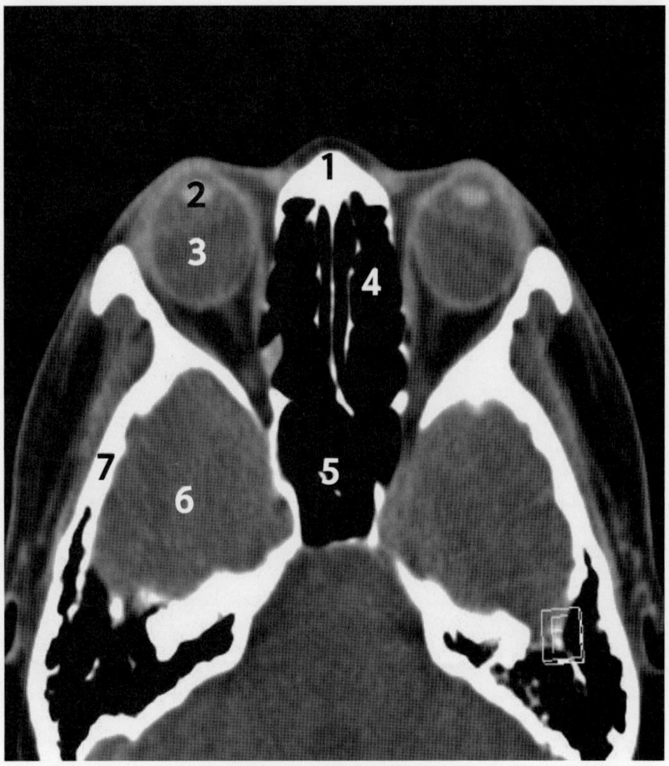

PNS CT Axial 영상

1 : Nasal bone (코뼈)
2 : Lens (수정체)
3 : Eyeball (안구)
4 : Ethmoid sinus (벌집굴)
5 : Sphenoid sinus (나비굴)
6 : Temporal lobe (관자엽)
7 : Temporal bone (관자뼈)

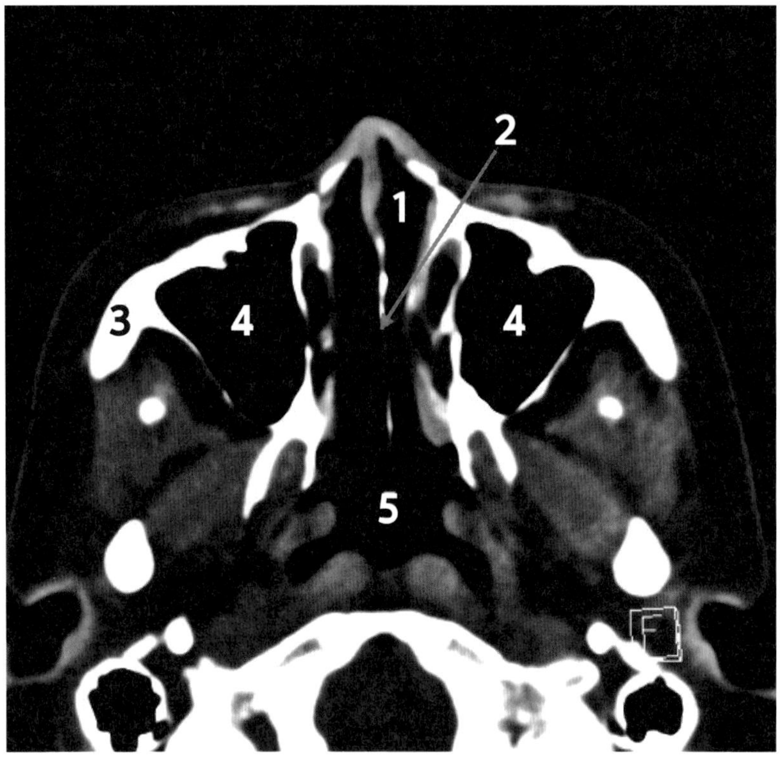

PNS CT Axial 영상

1 : Nasal cavity (코안)
2 : Nasal septum (코중격)
3 : Zygomatic bone (광대뼈)
4 : Maxillary sinus (위턱굴)
5 : Nasopharynx (코인두)

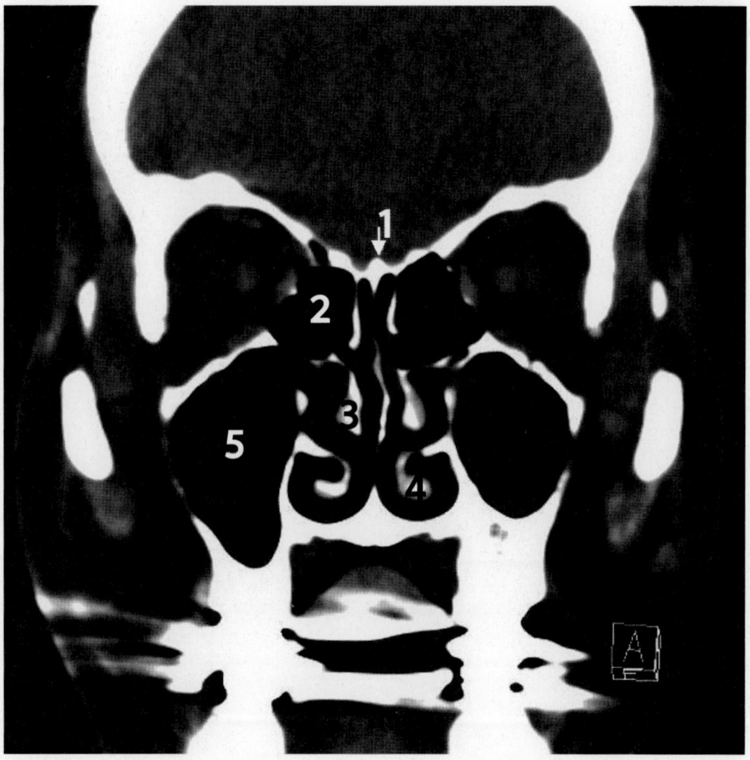

PNS CT Coronal 영상

1 : Crista galli (볏돌기)
2 : Ethmoid sinus (벌집굴)
3 : Middle nasal concha (중간코선반)
4 : Inferior nasal concha (아래코선반)
5 : Maxillary sinus (위턱굴)

⑨ PNS CT Axial 영상

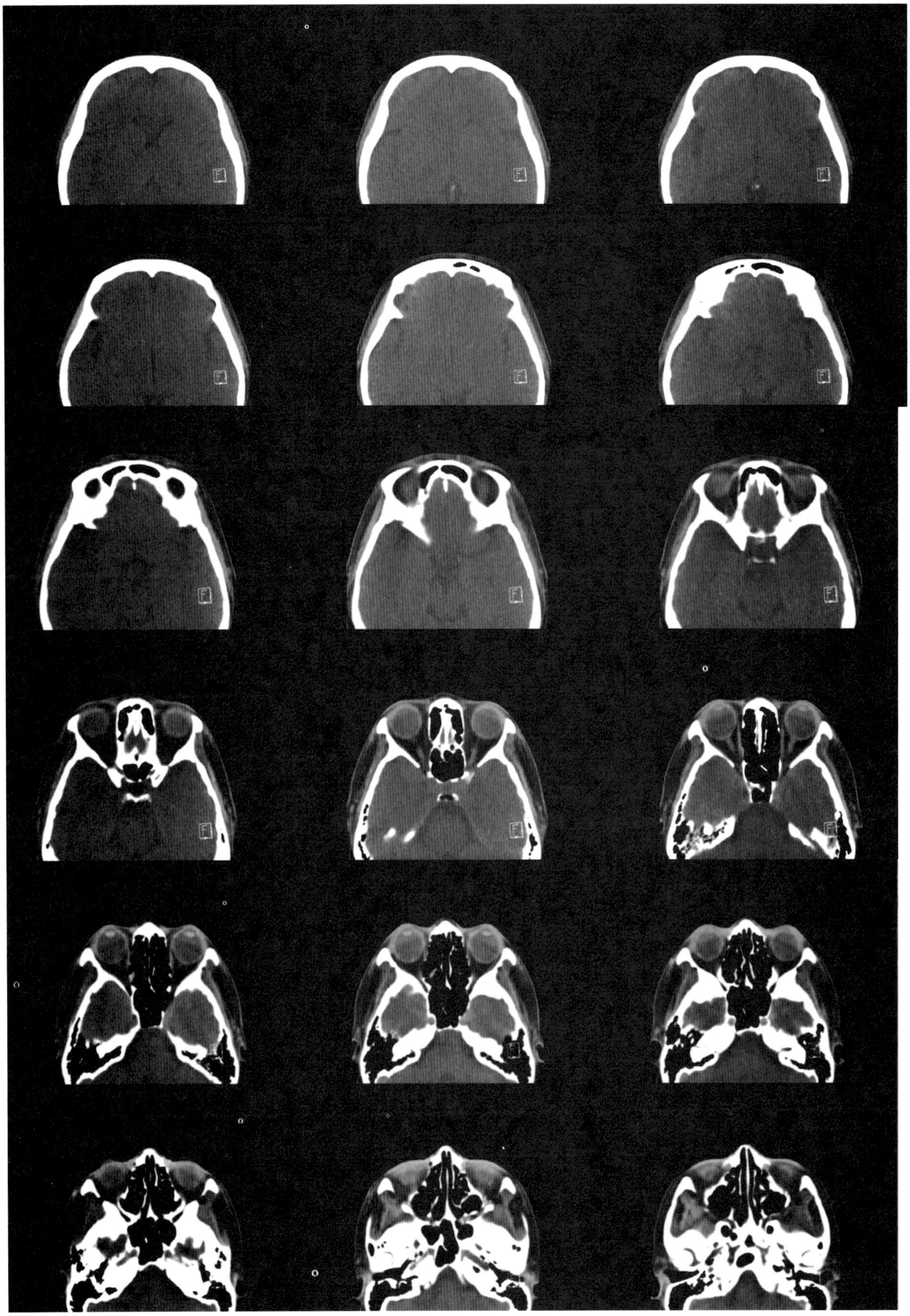

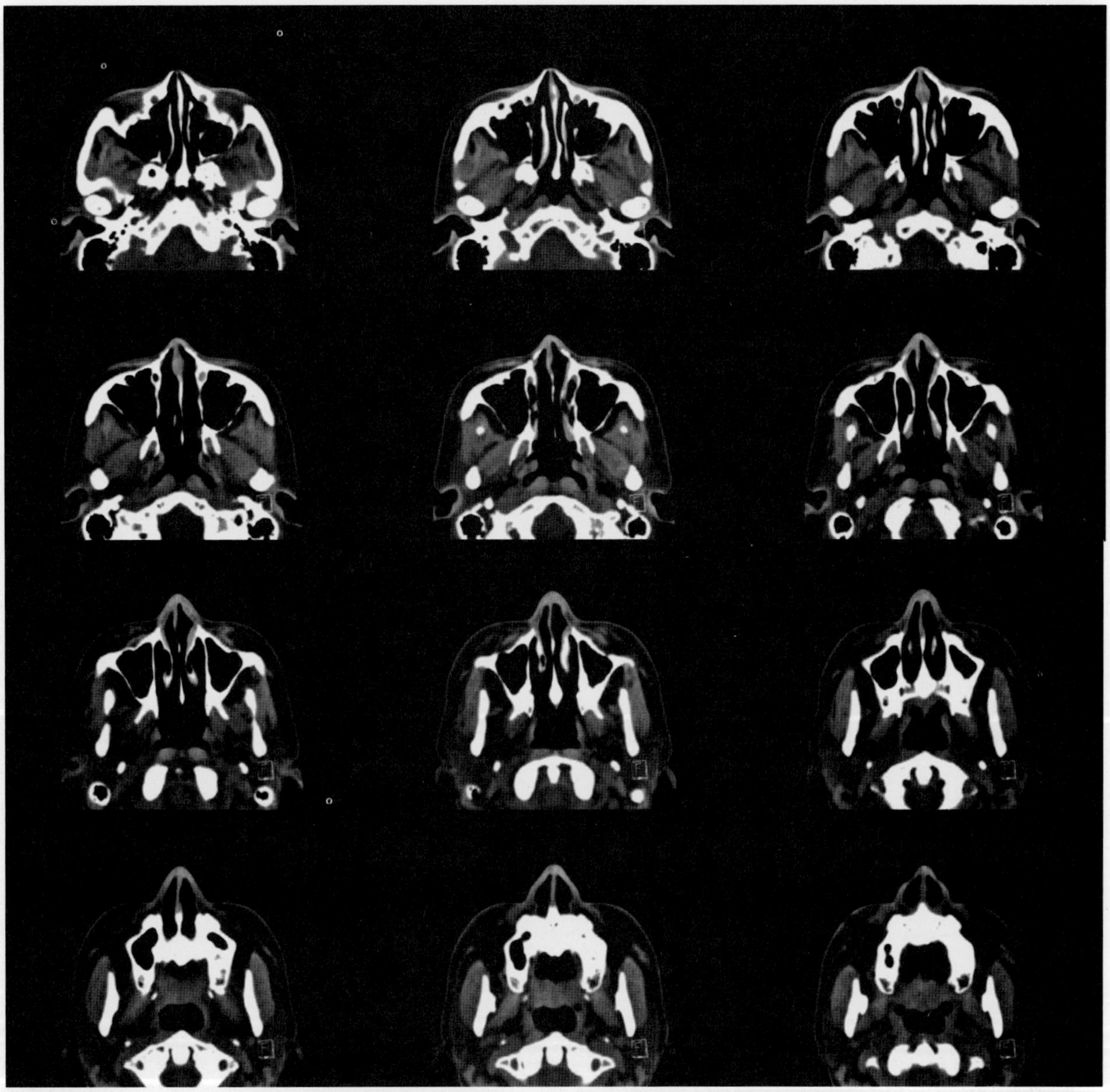

⑩ PNS CT Coronal 영상

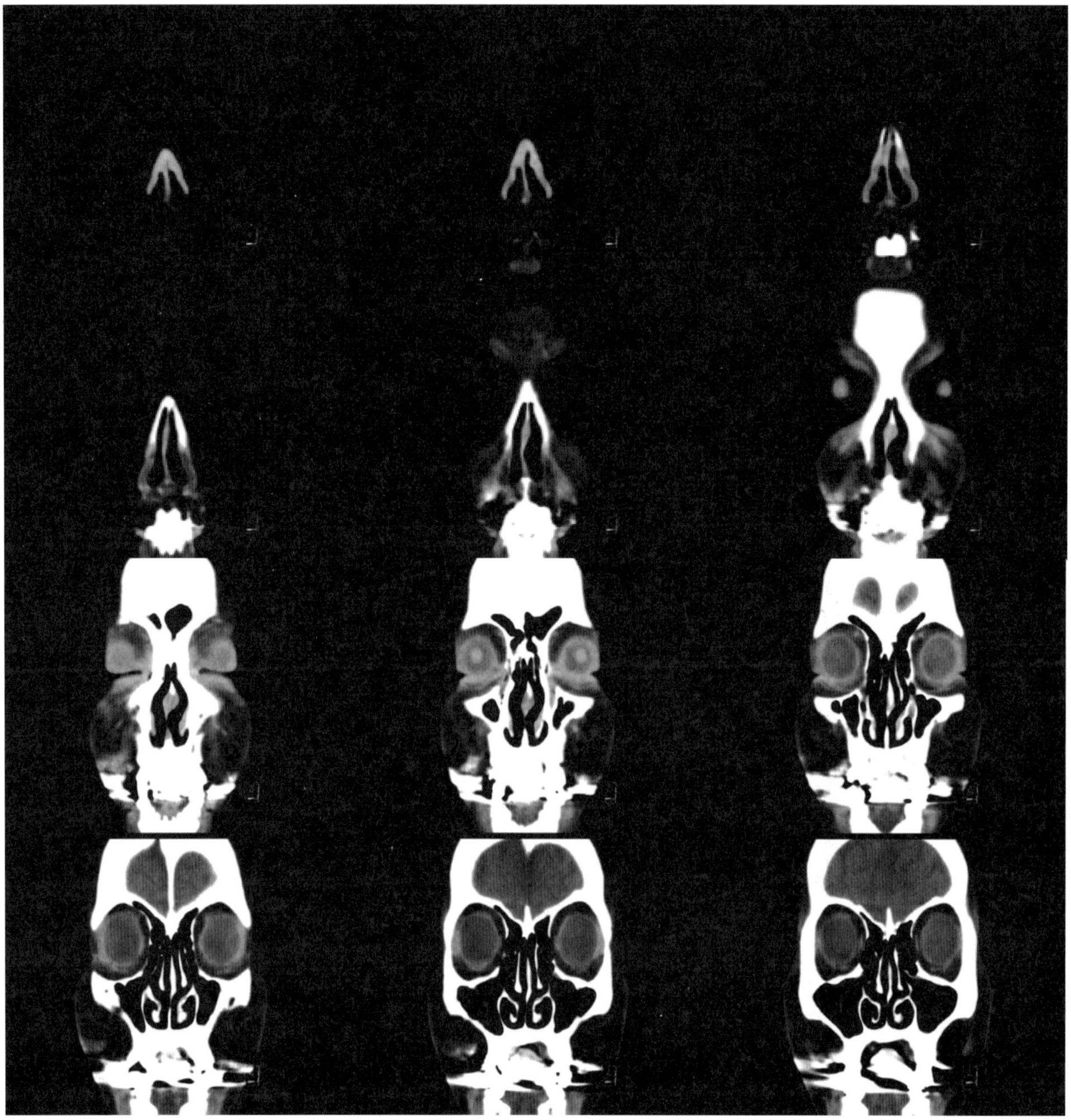

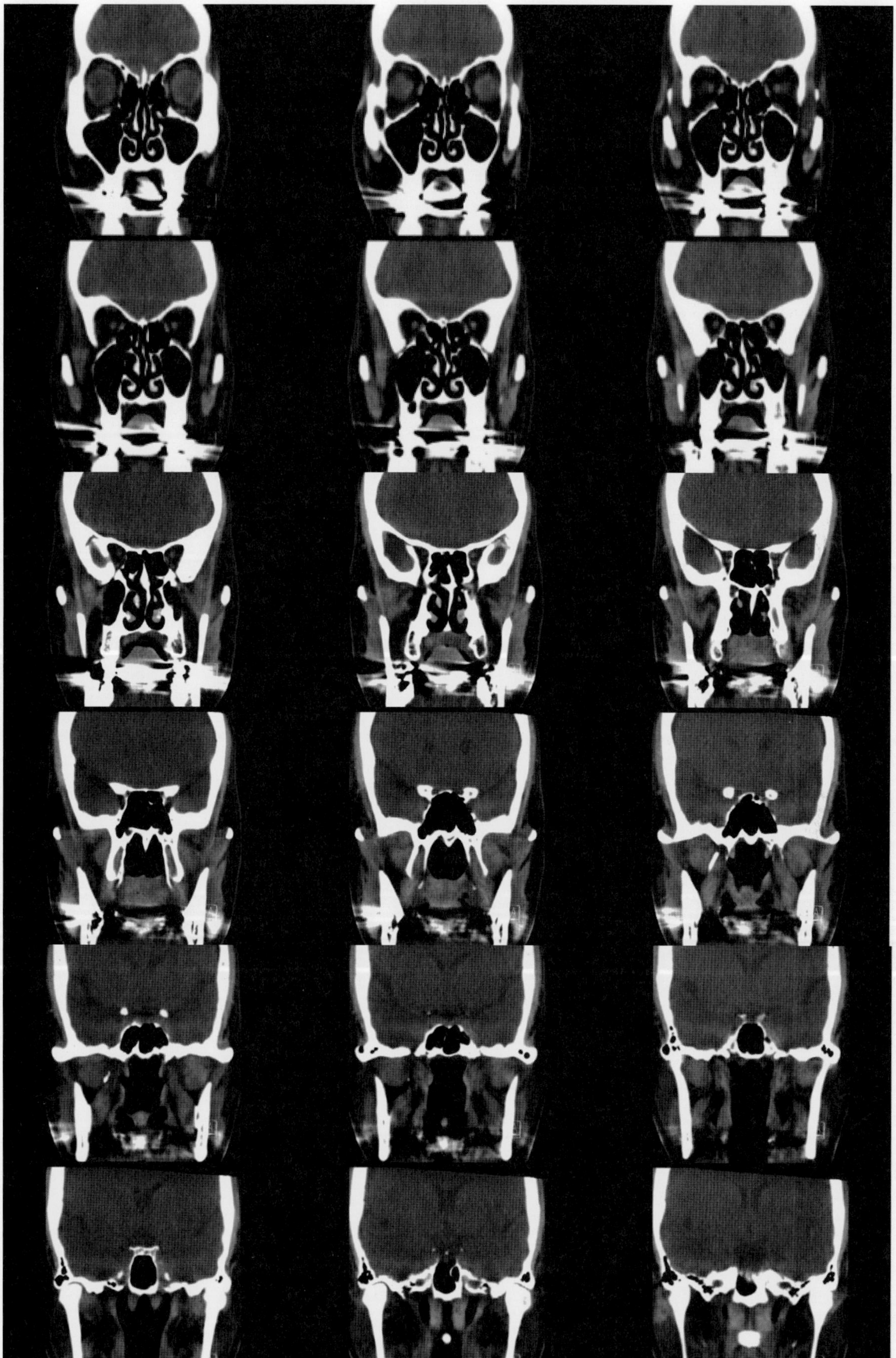

실습 PNS CT (pre) 검사 방법에 대해 작성해 봅시다.

실습 PNS CT (pre) 검사의 raw data를 활용하여 Slice thickness 3mm, Interval 3mm로 설정해서 Coronal 영상을 재구성해 봅시다.

MEMO

실습한 영상 붙이는 곳

2. Neck CT (contrast)

① 전처치

1) 금속물질(머리핀, 귀걸이, 목걸이, 안경, 틀니 등)의 액세서리를 모두 제거해야 한다.
2) 4 ~ 6시간 이상 금식
3) IV Line 확보
4) 동의서 확인

② 검사목적 및 적용

목부위의 염증 및 농양, 종양 등의 진단에 주로 적용된다.

- Abscess
- Adenoma
- Carcinoma

③ 환자 자세

Supine position & Head first

④ 검사범위

Hard palate(단단입천장) ~ Thorax inlet(가슴입구)

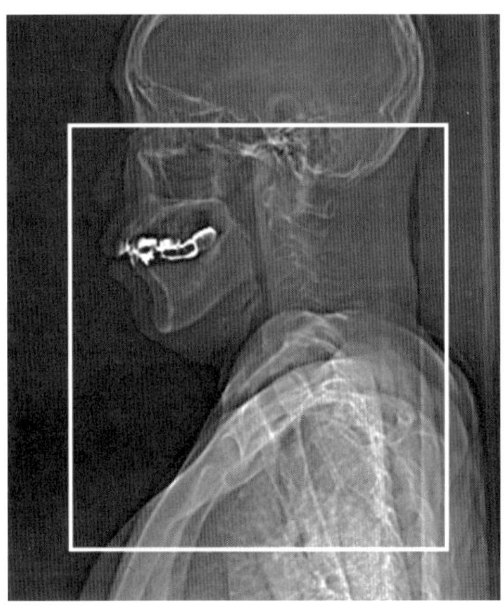

Neck CT Scout 영상과 검사범위

⑤ 절편두께

3mm

⑥ 재구성 알고리즘

Standard algorithm

⑦ 영상 재구성

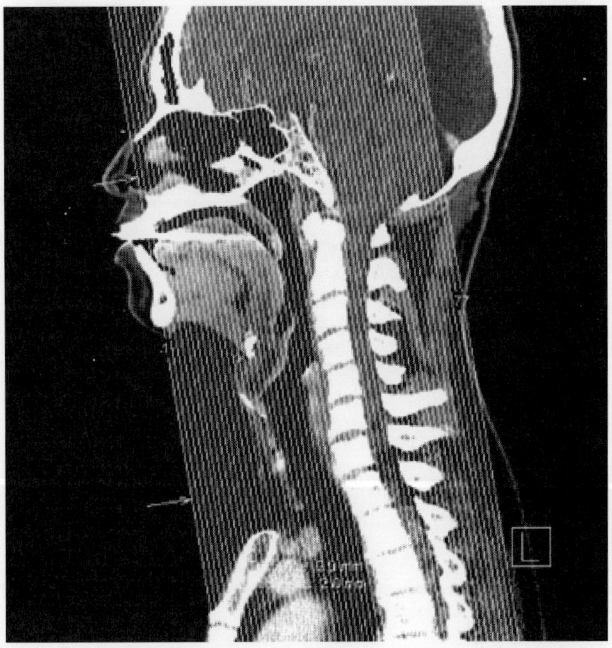

MPR 재구성 영상 (Coronal)

⑧ CT 영상해부학

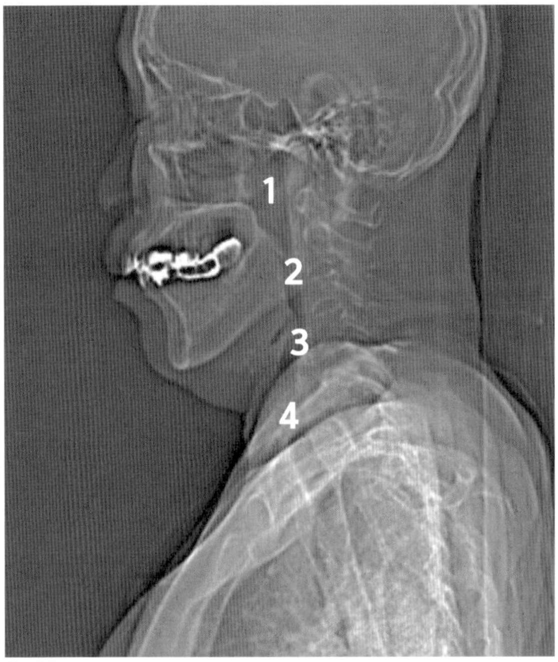

Neck CT Scout 영상

1 : Nasopharynx (코인두)
2 : Oropharynx (입인두)
3 : Larynx (후두)
4 : Trachea (기관)

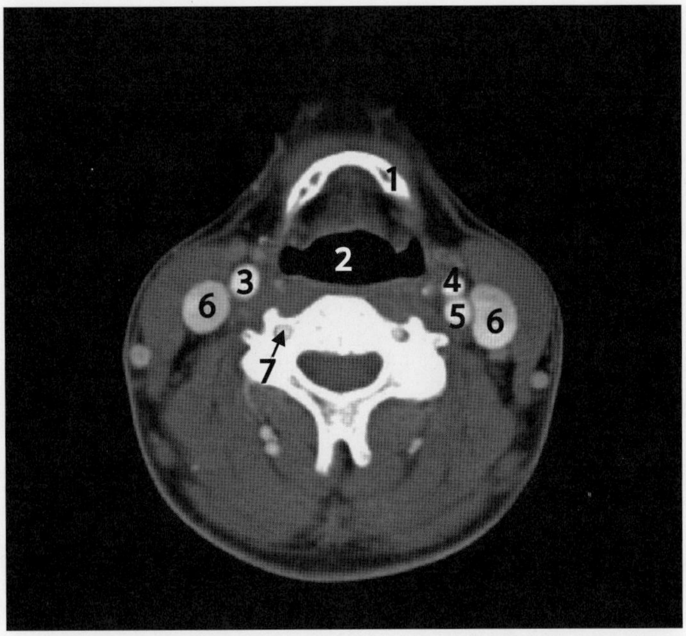

Neck CT(Contrast) Axial 영상

1 : Hyoid bone (목뿔뼈)
2 : Hypopharynx (후두인두, 하인두)
3 : Common carotid artery (온목동맥)
4 : External carotid artery (바깥목동맥)
5 : Internal carotid artery (속목동맥)
6 : Internal jugular vein (속목정맥)
7 : Verrebral artery (척추동맥)

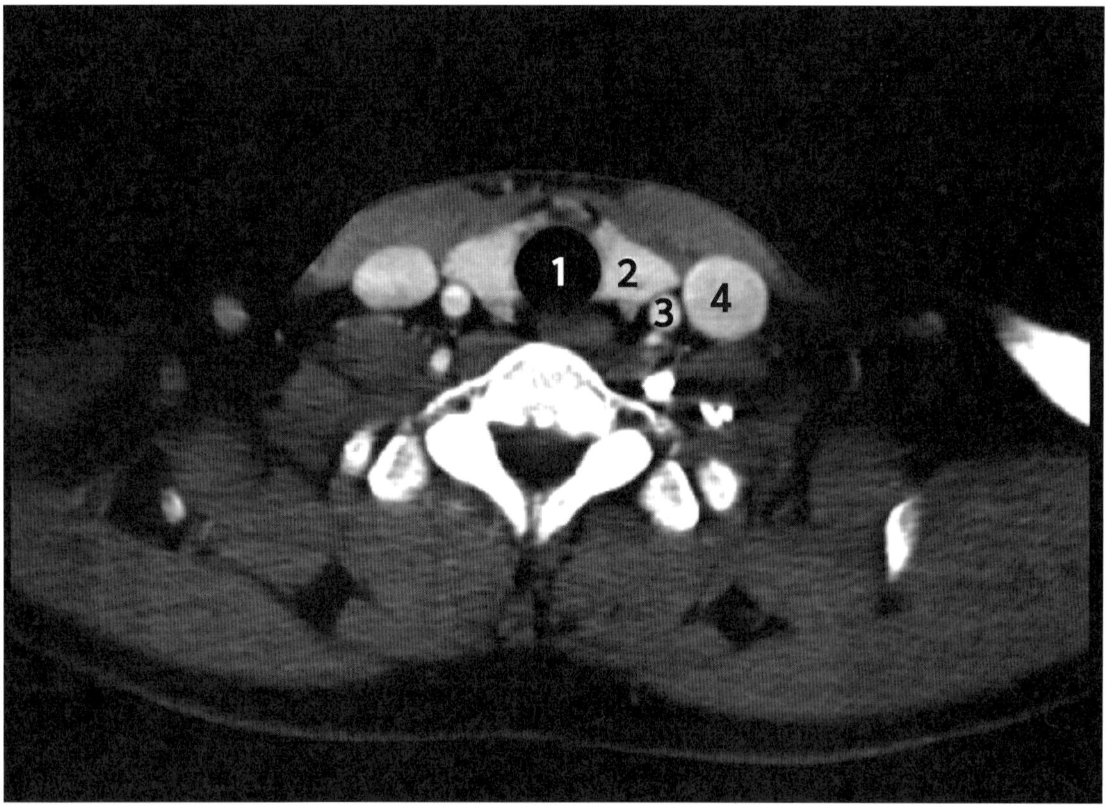

Neck CT(Contrast) Axial 영상

1 : Trachea (기관)
2 : Thyroid gland (갑상샘)
3 : Common carotid artery (온목동맥)
4 : Internal jugular vein (속목정맥)

⑨ Neck CT(Contrast) Axial 영상

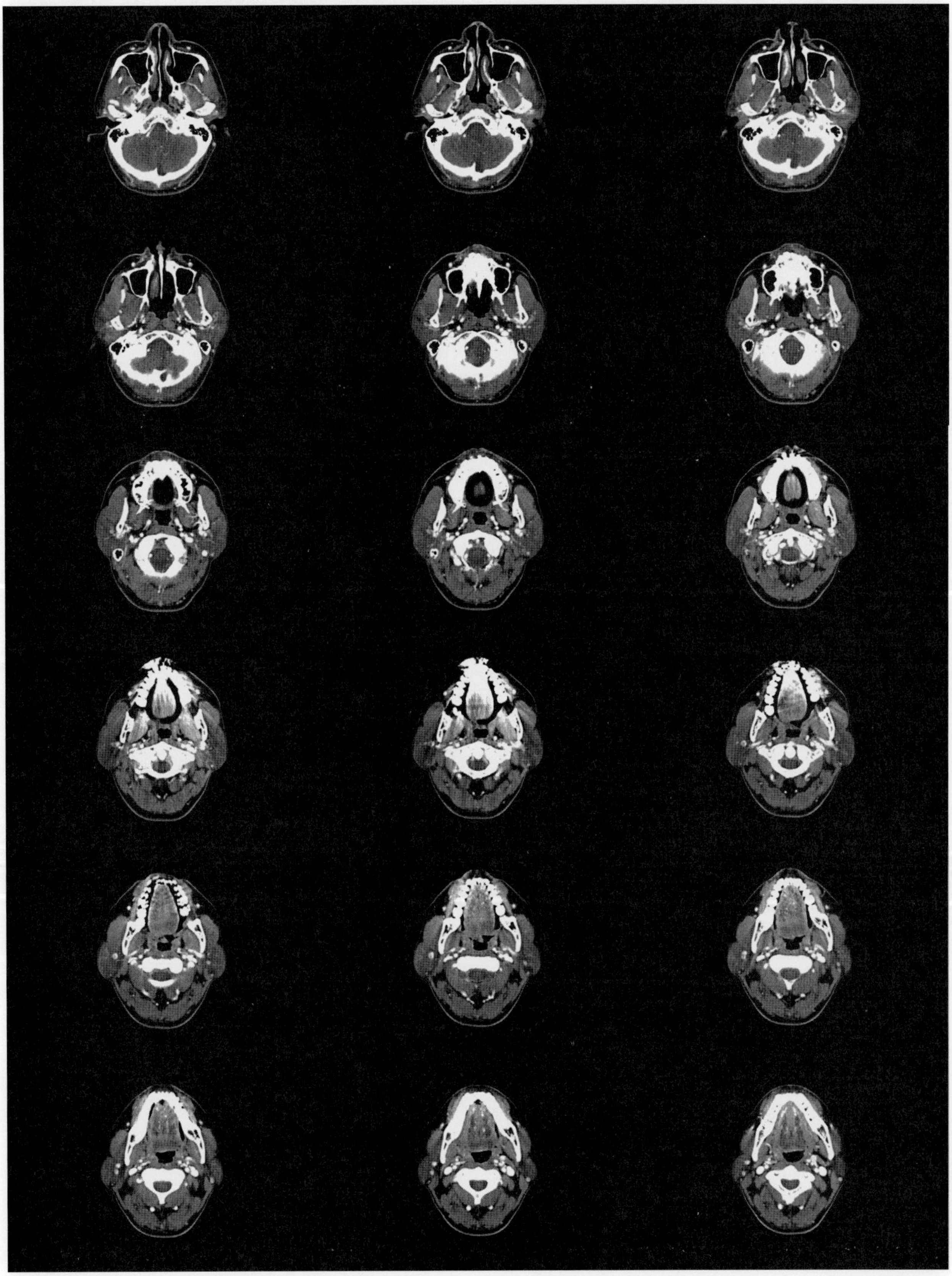

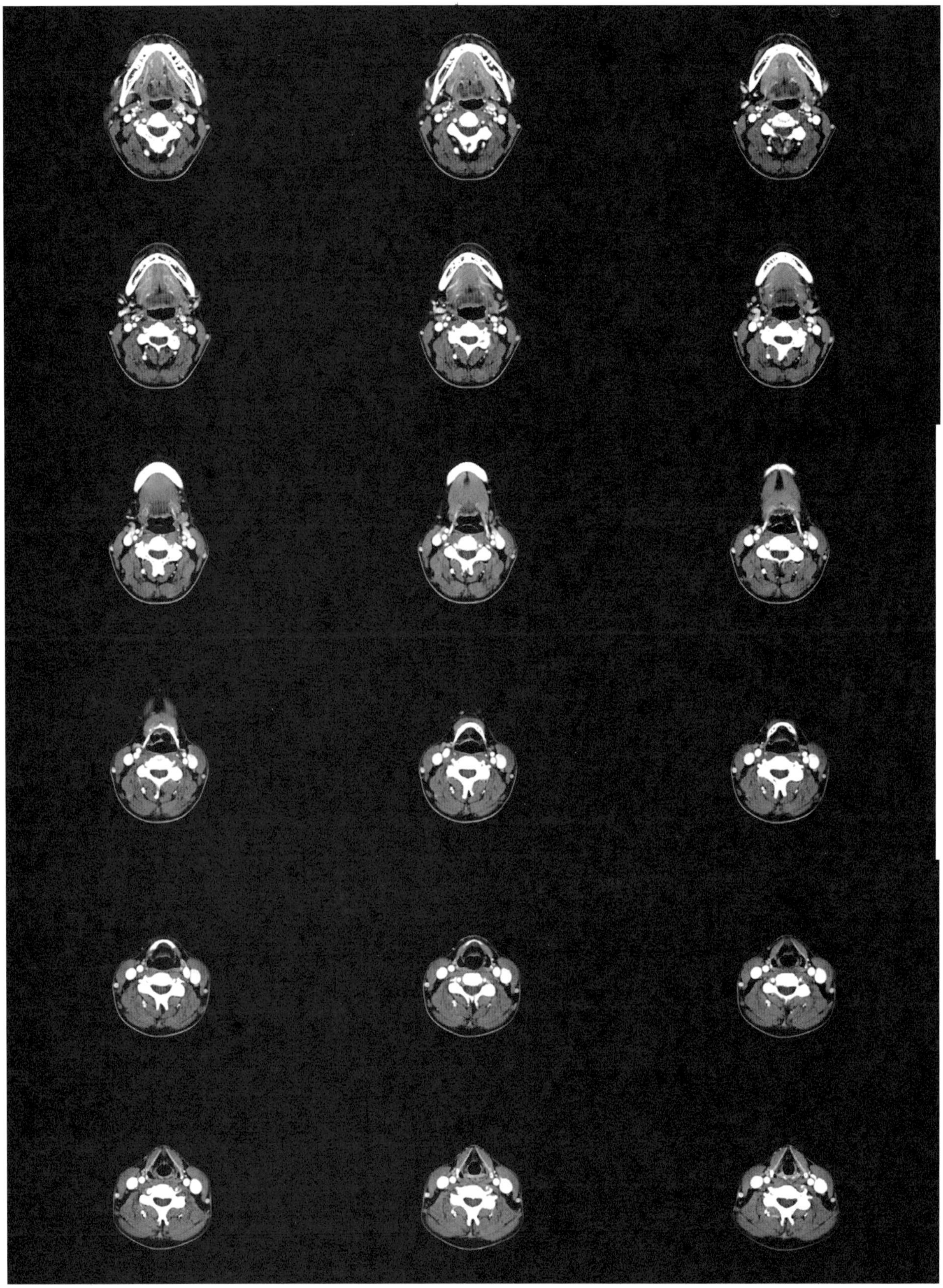

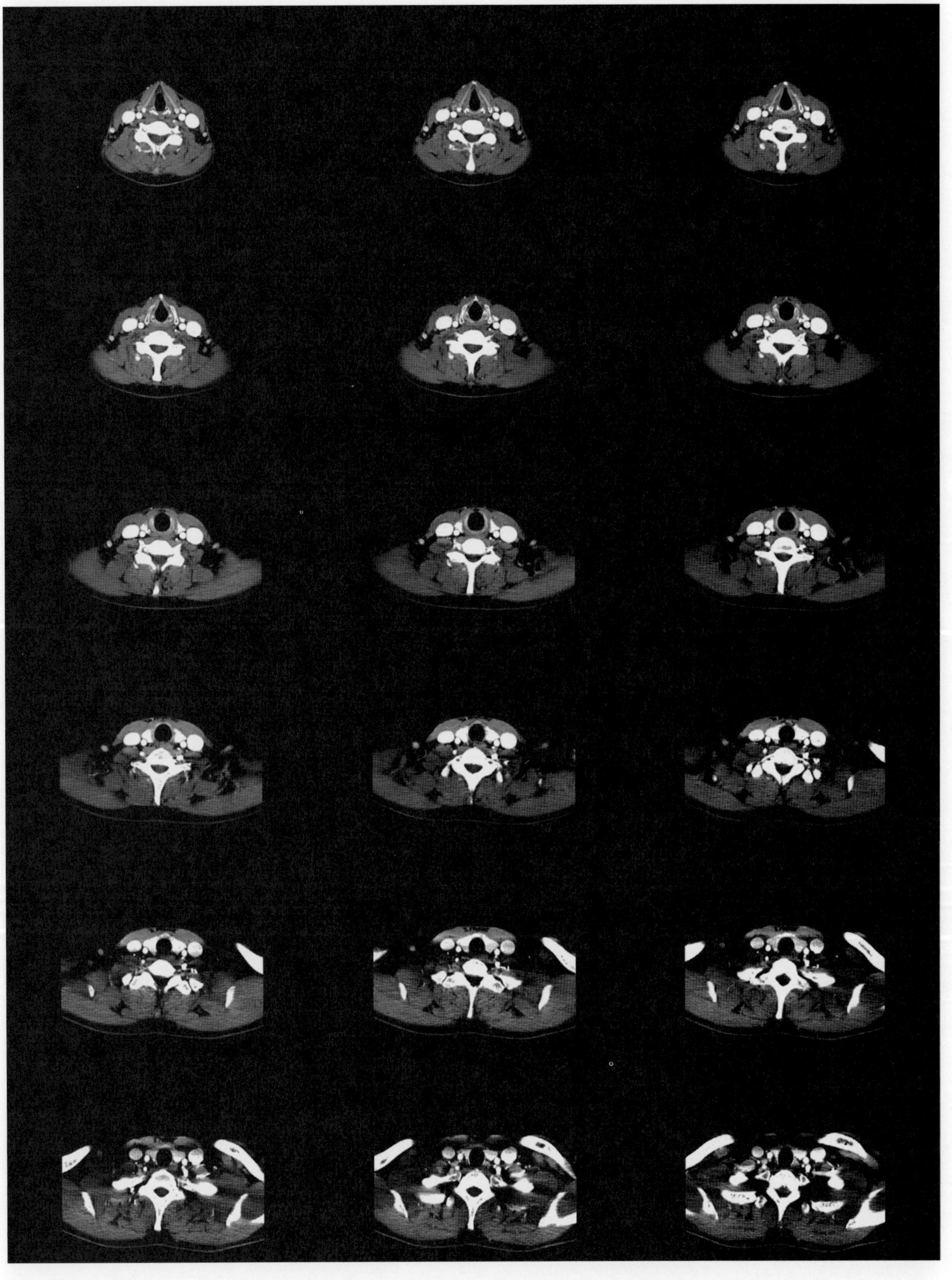

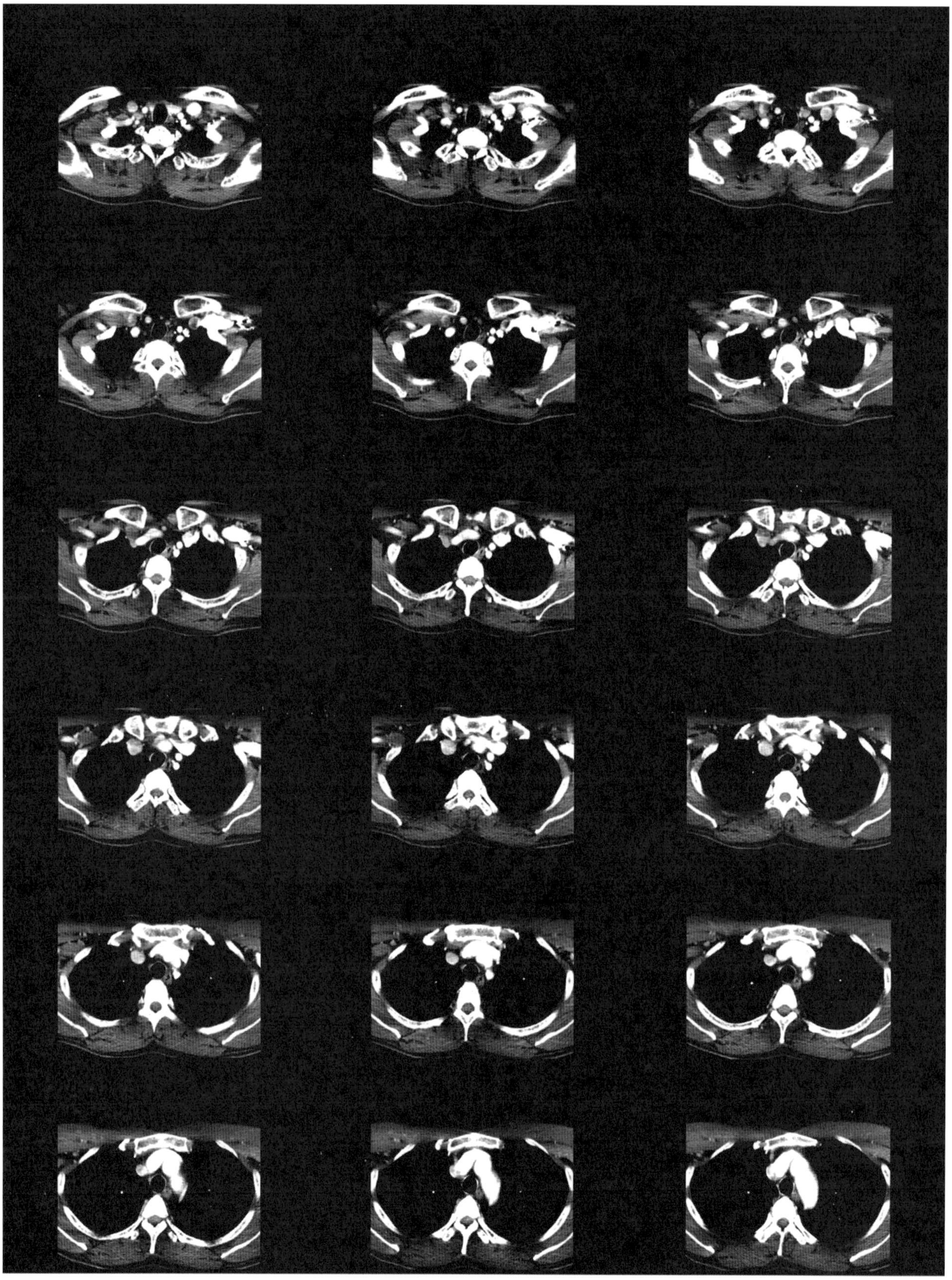

⑩ Neck CT(Contrast) Sagittal 영상

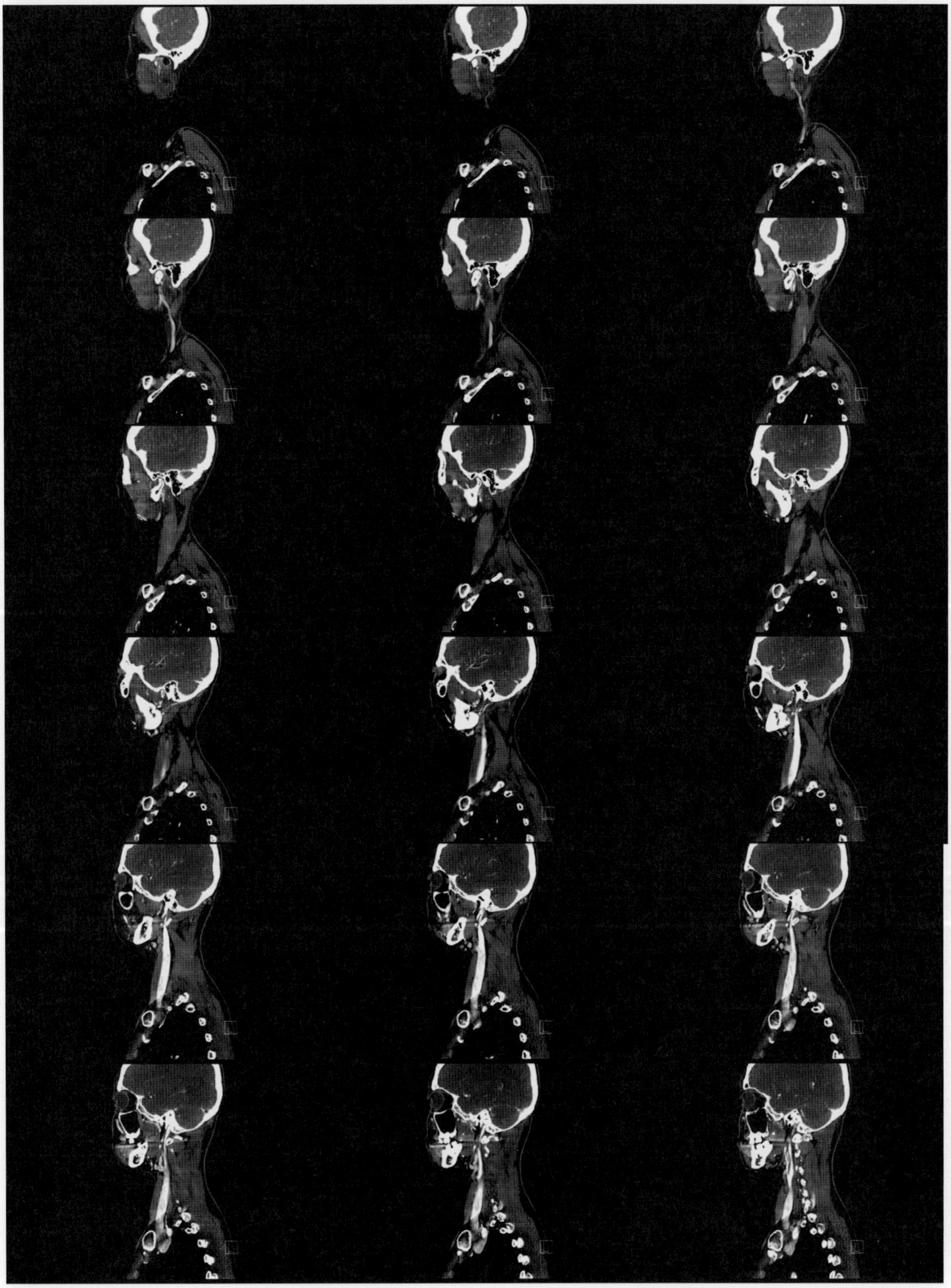

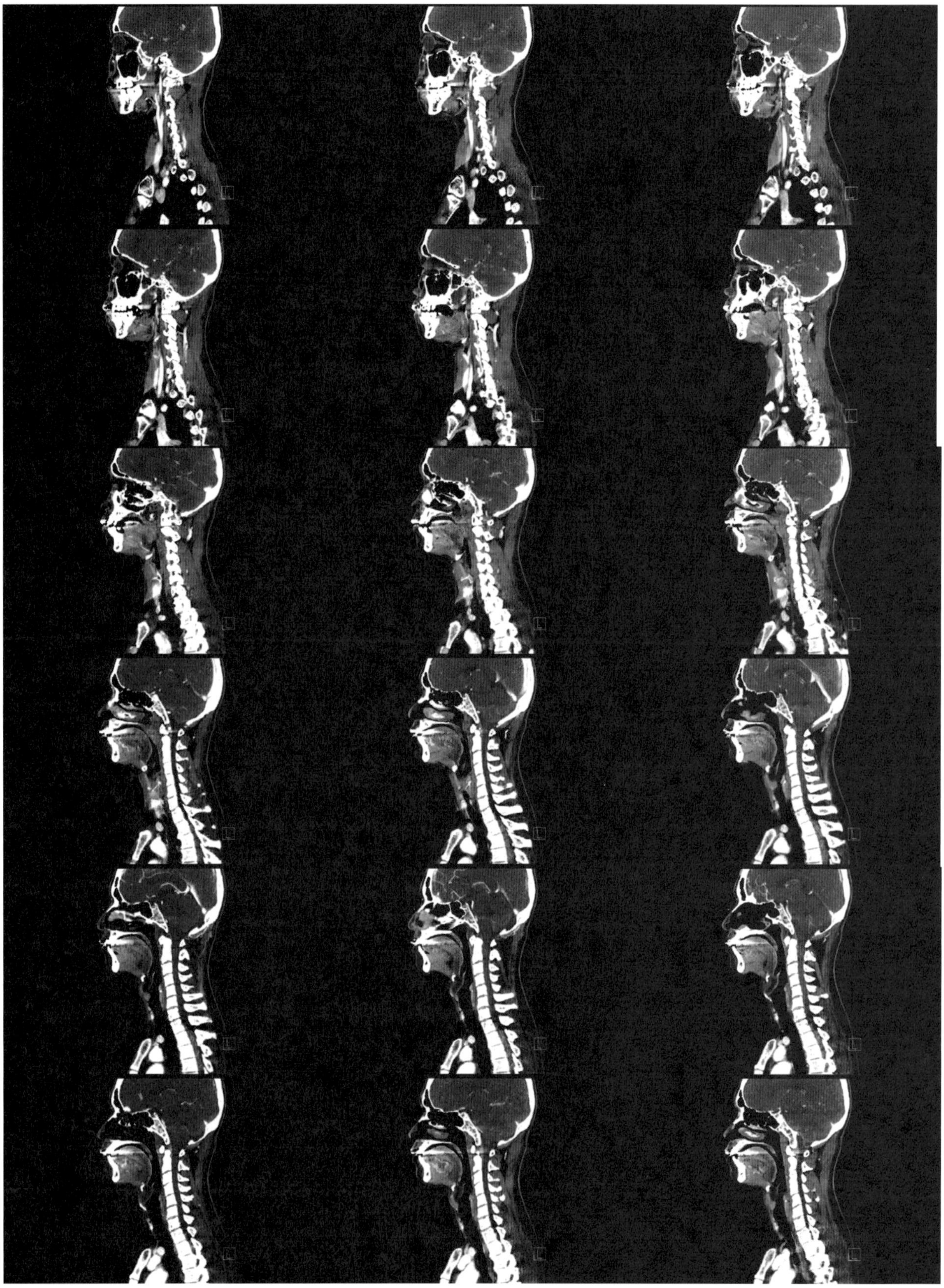

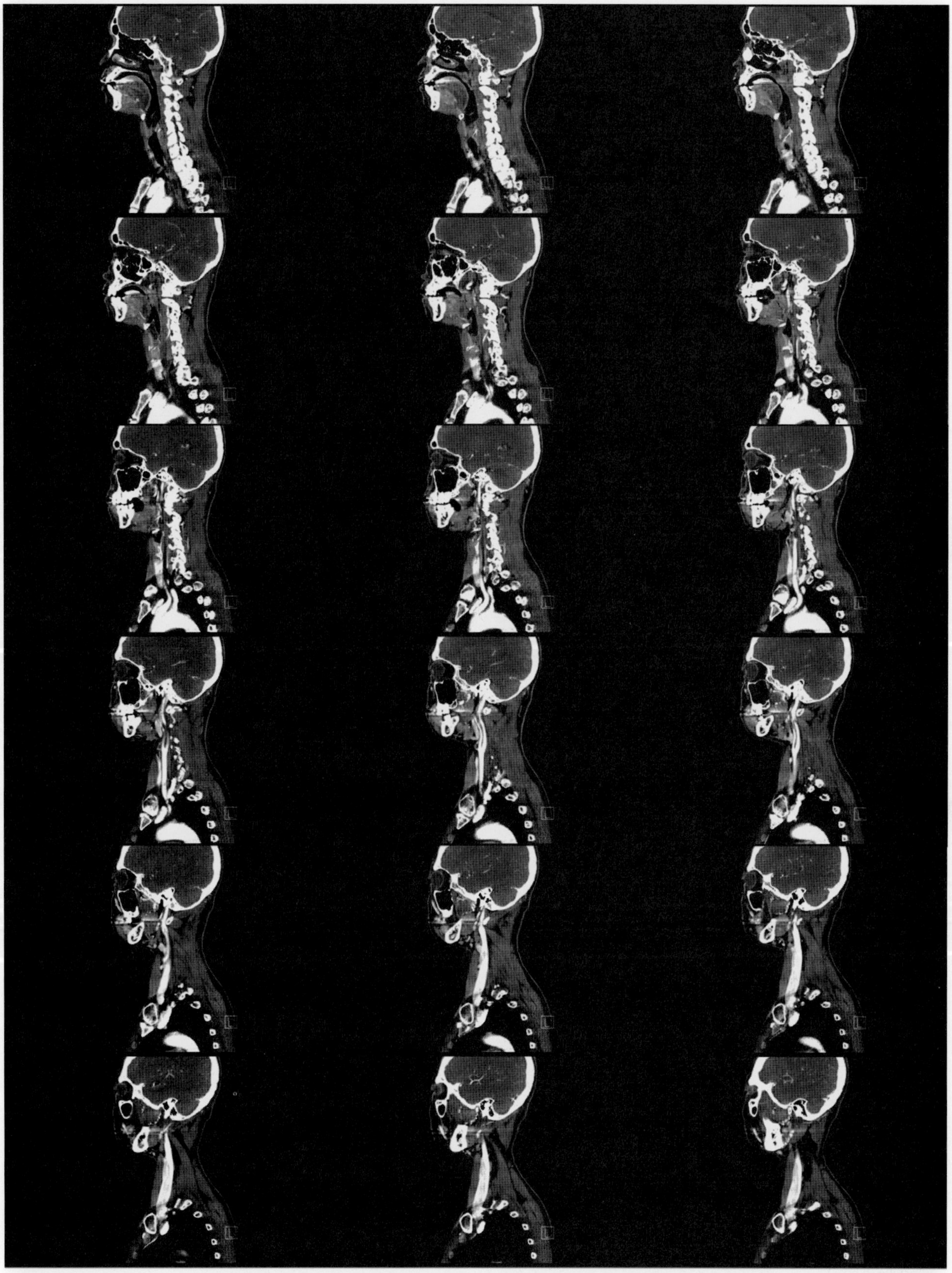

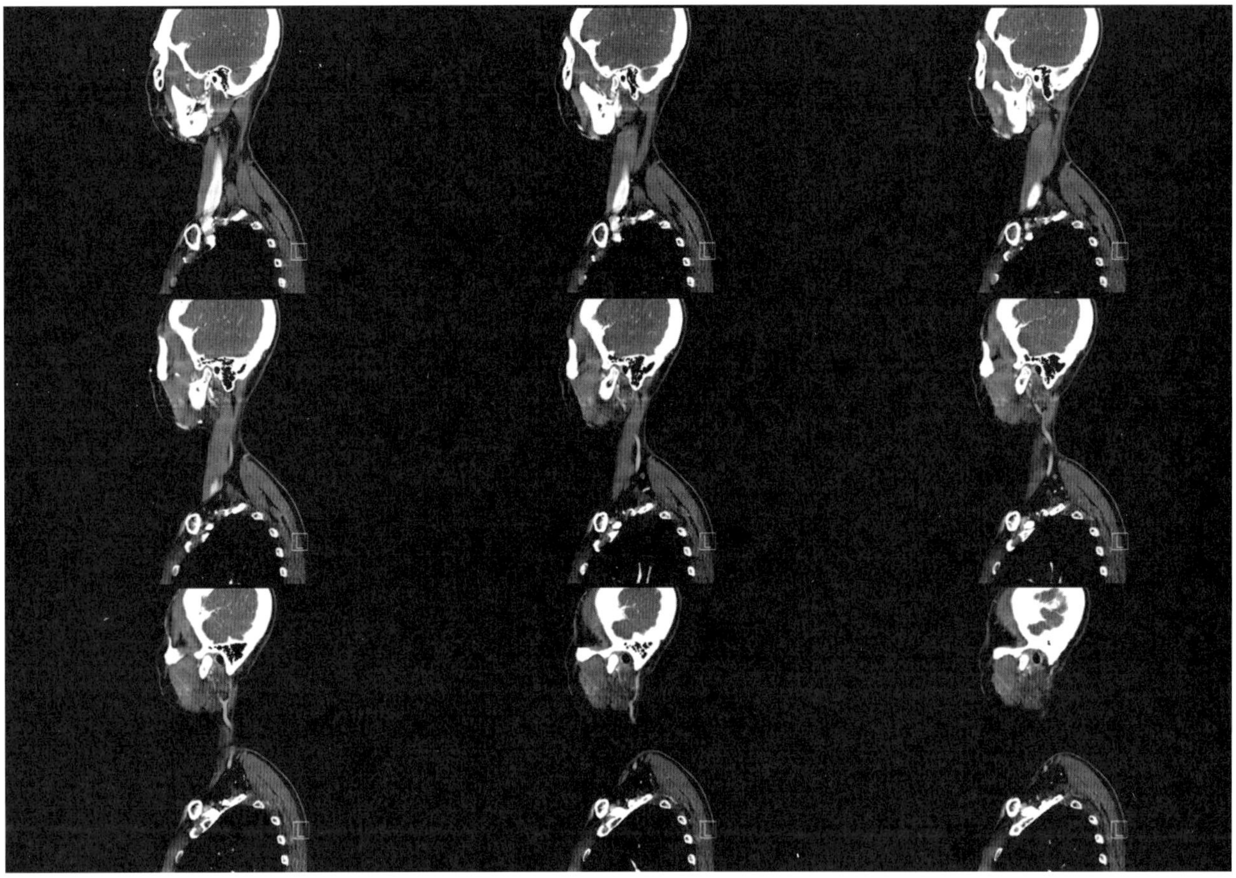

실습 **Neck CT (Contrast) 검사 방법에 대해 작성해 봅시다.**

실습 Neck CT(Contrast) 검사의 raw data를 활용하여 Slice thickness 3mm, Interval 3mm로 설정해서 Coronal 영상을 재구성해 봅시다.

MEMO

실습한 영상 붙이는 곳

Chapter

06 Chest CT

배울내용

1. HR CT
2. Chest routine CT

학습목표

1. HR CT 검사에 대한 내용을 이해하고 검사에 적용할 수 있다.
2. Chest routine CT 검사에 대한 내용을 이해하고 검사에 적용할 수 있다.

1. HRCT

① 전처치

1) 윗옷을 탈의실에서 검사 가운으로 갈아입는다.

② 검사목적 및 적용

폐첨부(Lung apex) 공기가슴증, 폐포성 질환, 미만성 폐 간질 질환 등 폐 실질 조직의 질환의 진단에 주로 적용된다.

- Pneumothorax(공기가슴증)
- Pulmonary tuberculosis(폐결핵)
- Bronchiectasis(기관지확장증)

③ 환자 자세

Supine position & Feet first

④ 검사범위

Lung 전체(Lung apex ~ Costophrenic angle)

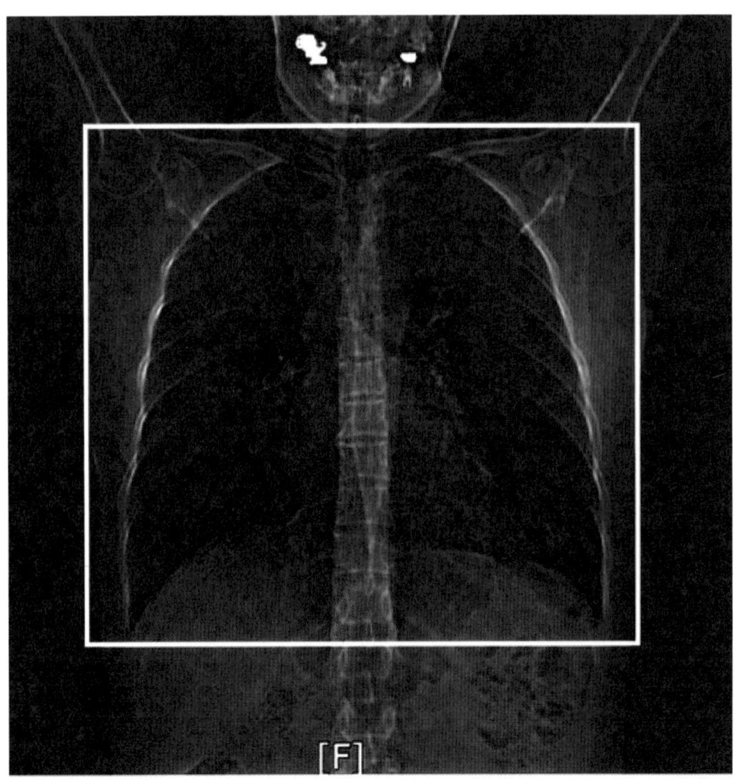

HRCT Scout 영상과 검사범위

⑤ 절편두께

1mm

⑥ 재구성 알고리즘

High algorithm

⑦ HRCT Axial 영상

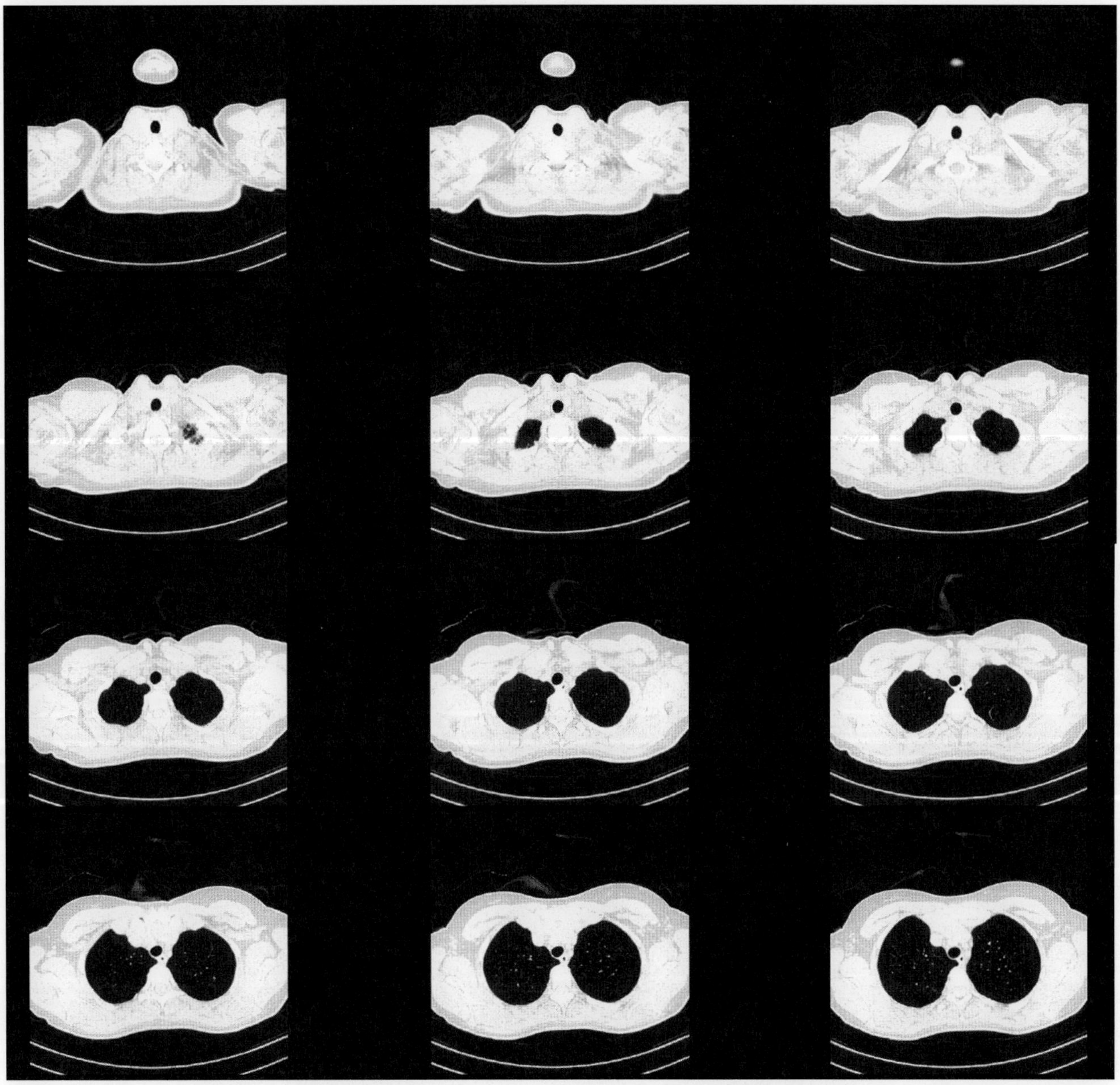

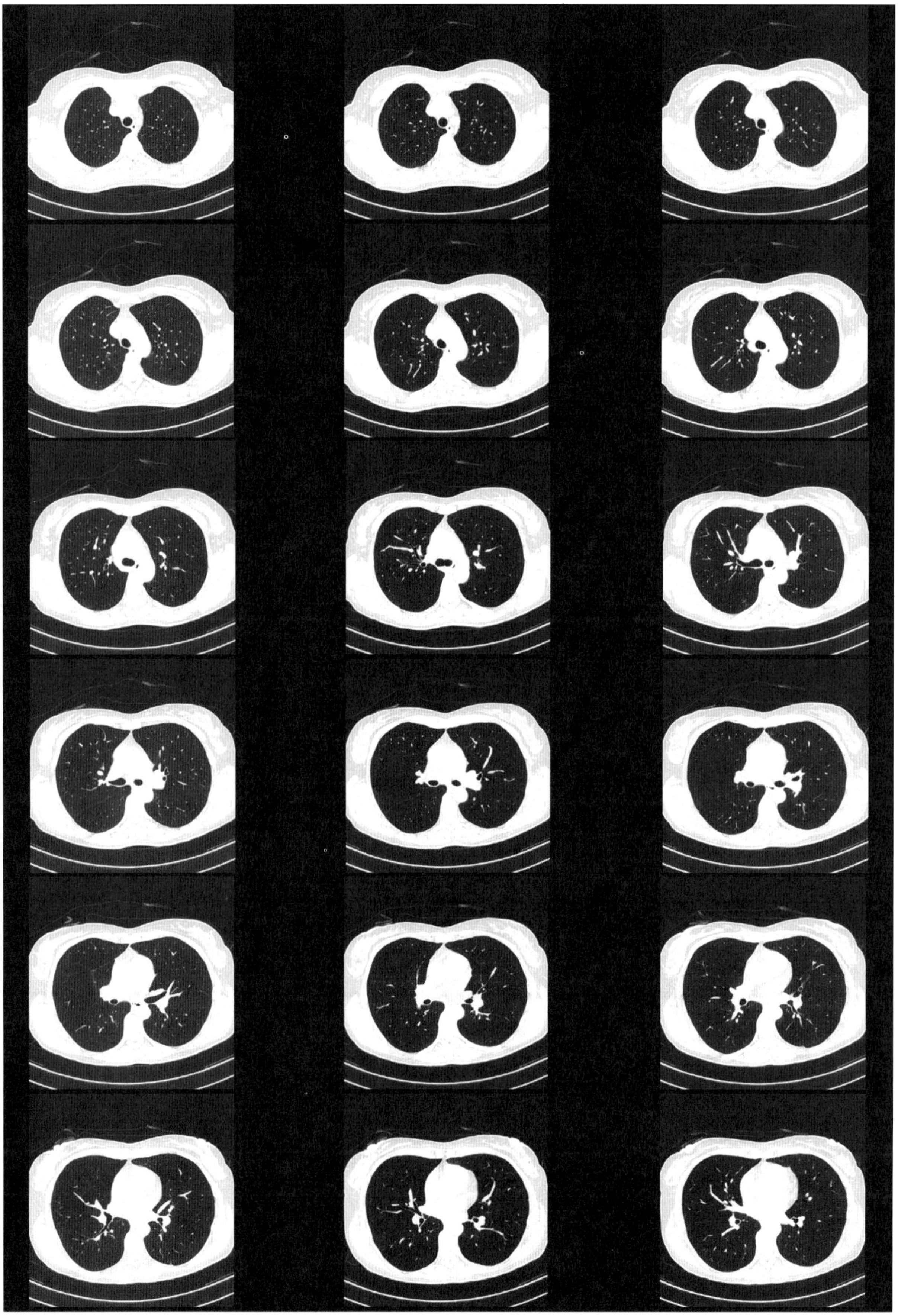

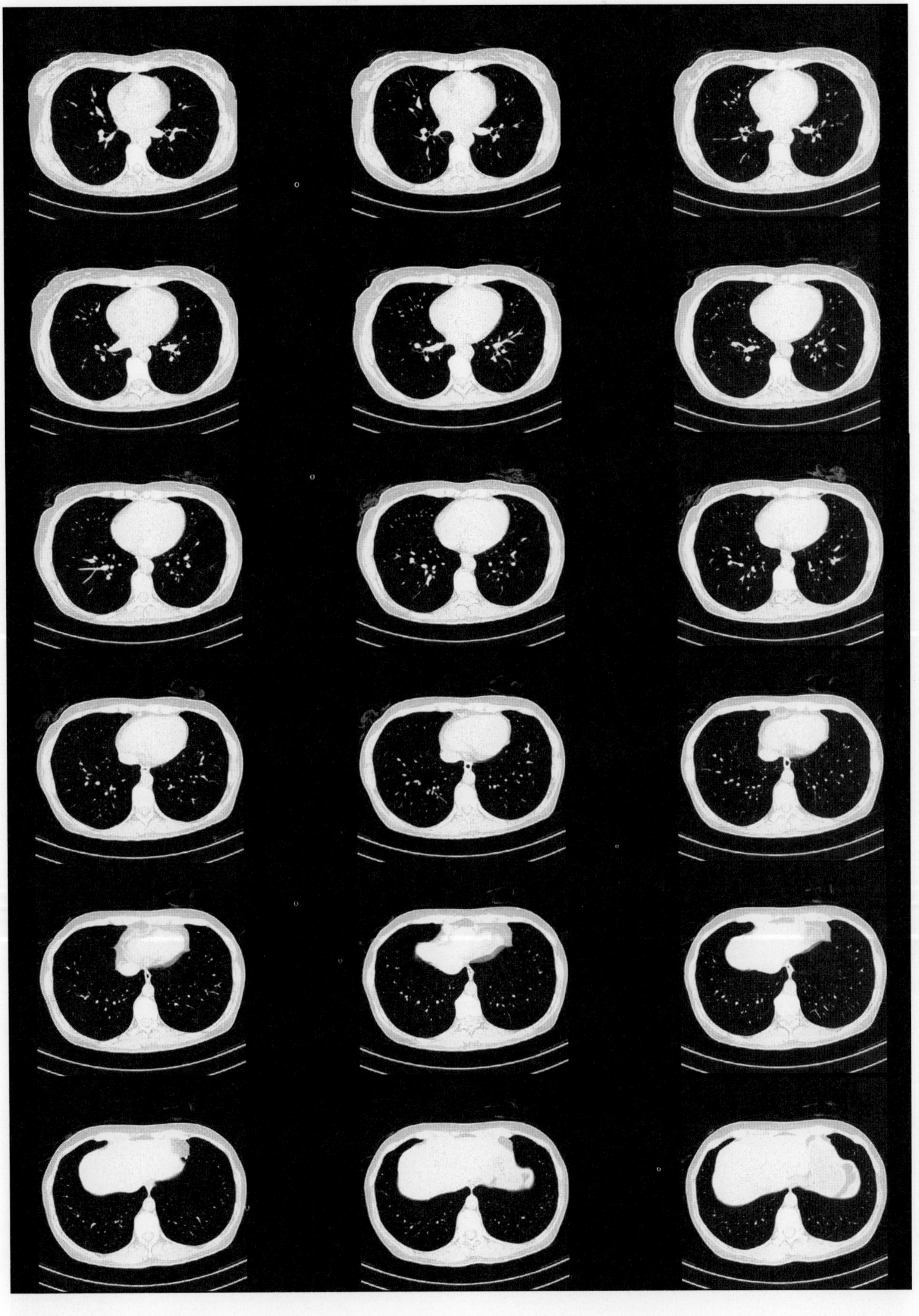

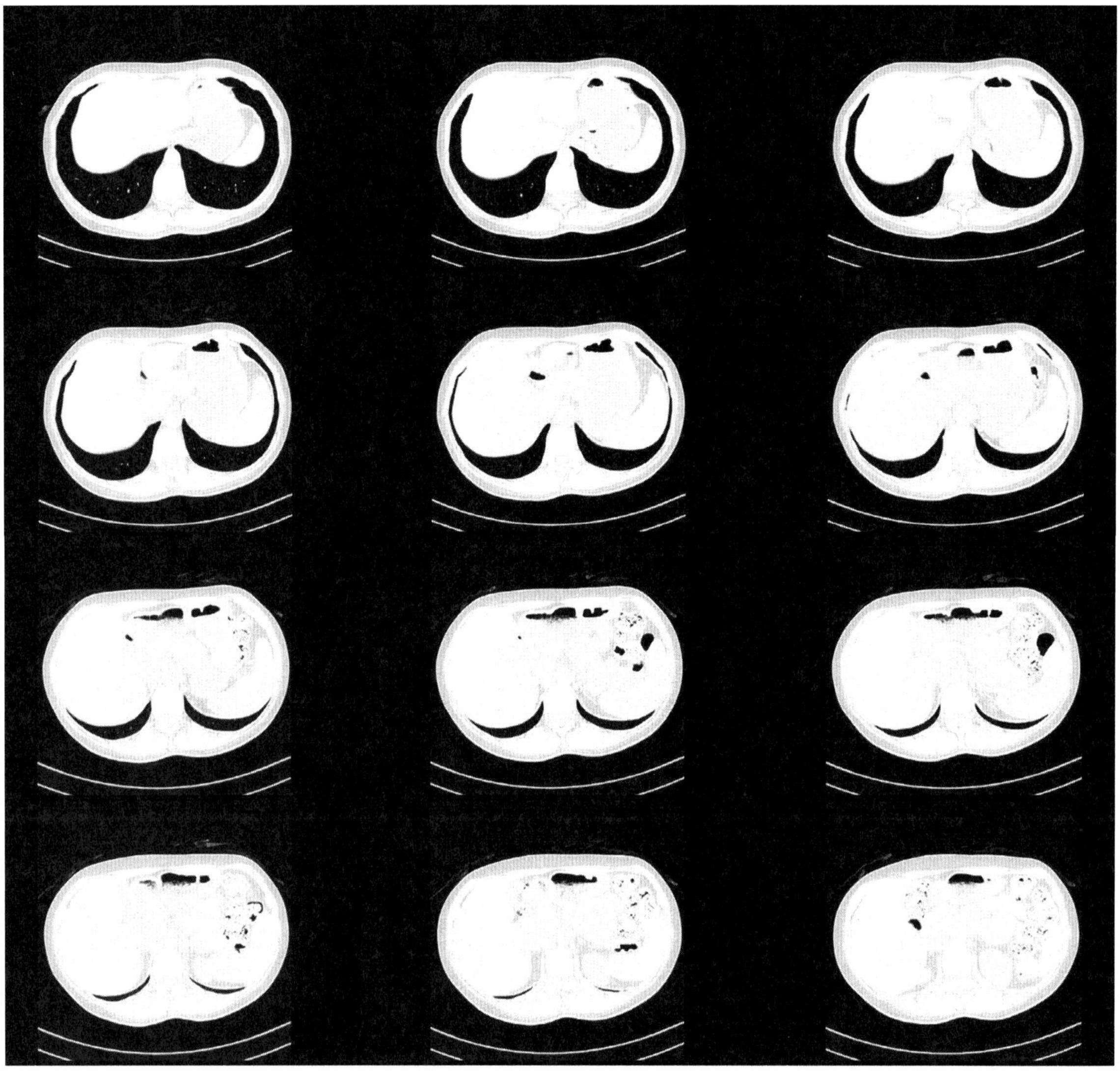

실습 HRCT 검사의 특징에 대해 작성해 봅시다.

실습 HRCT 검사의 raw data를 활용하여 Slice thickness 1mm, Interval 10mm로 설정해서 Coronal 영상을 재구성해 봅시다.

MEMO

실습한 영상 붙이는 곳

실습 HRCT 흡기(들숨) 검사와 호기(날숨) 검사에 대한 영상 차이에 대해 알아보고 특징을 작성해 봅시다.

실습 HRCT 검사에서 1mm 단면두께를 적용한 검사와 10mm 단면두께를 적용한 검사의 영상 차이에 대해 알아보고 특징을 작성해 봅시다.

2. Chest routine CT (Contrast)

① 전처치

(1) 윗옷을 탈의실에서 검사 가운으로 갈아입는다.
(2) 4~6시간 이상 금식
(3) IV Line 확보
(4) 동의서 확인

② 검사목적 및 적용

폐암, 폐렴, 폐부종, 단일 폐 결절, 전이, 폐농양, 만성 폐쇄성 폐질환 등의 진단에 주로 적용된다.

- Lung cancer
- Pneumonia
- Solitary pulmonary nodule
- Edema
- Chronic obstructive pulmonary disease

③ 환자 자세

Supine position & Feet first

④ 검사범위

목(Neck level) ~ 콩팥(Kidney)

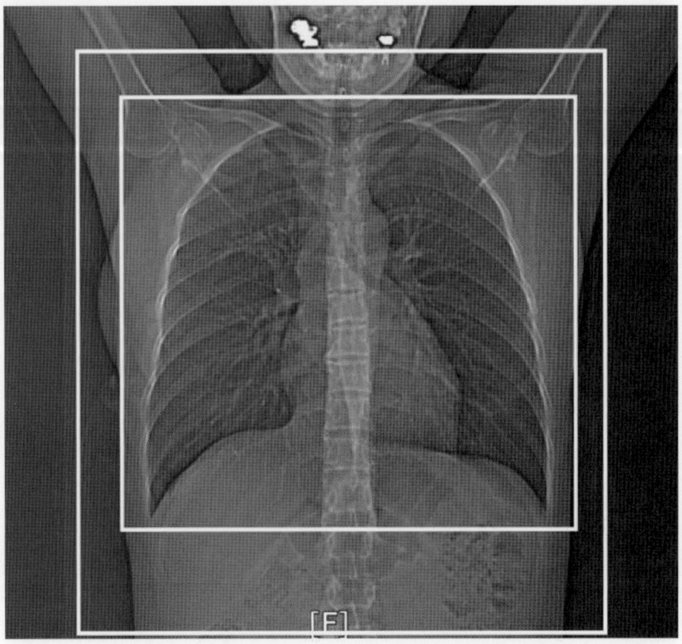

Chest routine CT Scout 영상과 검사범위

⑤ 절편두께

3~5mm

⑥ 재구성 알고리즘

Standard algorithm

⑦ 영상 재구성

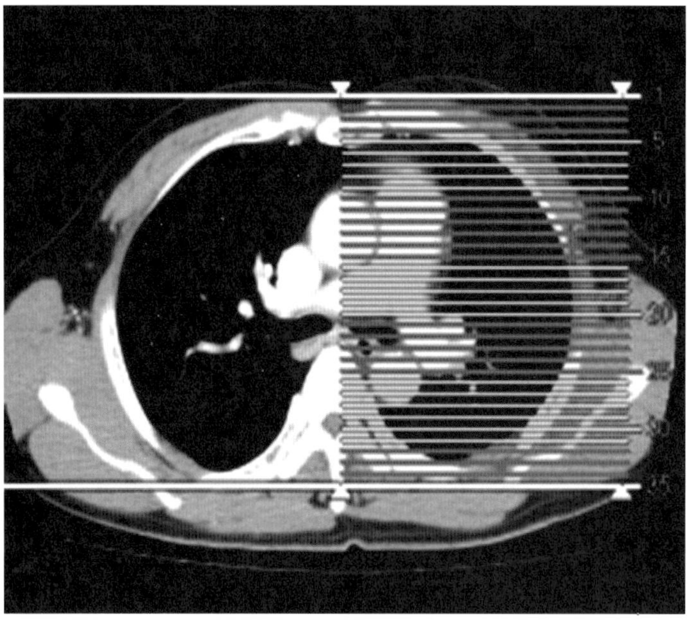

MPR 재구성 영상 (Coronal)

⑧ CT 영상해부학

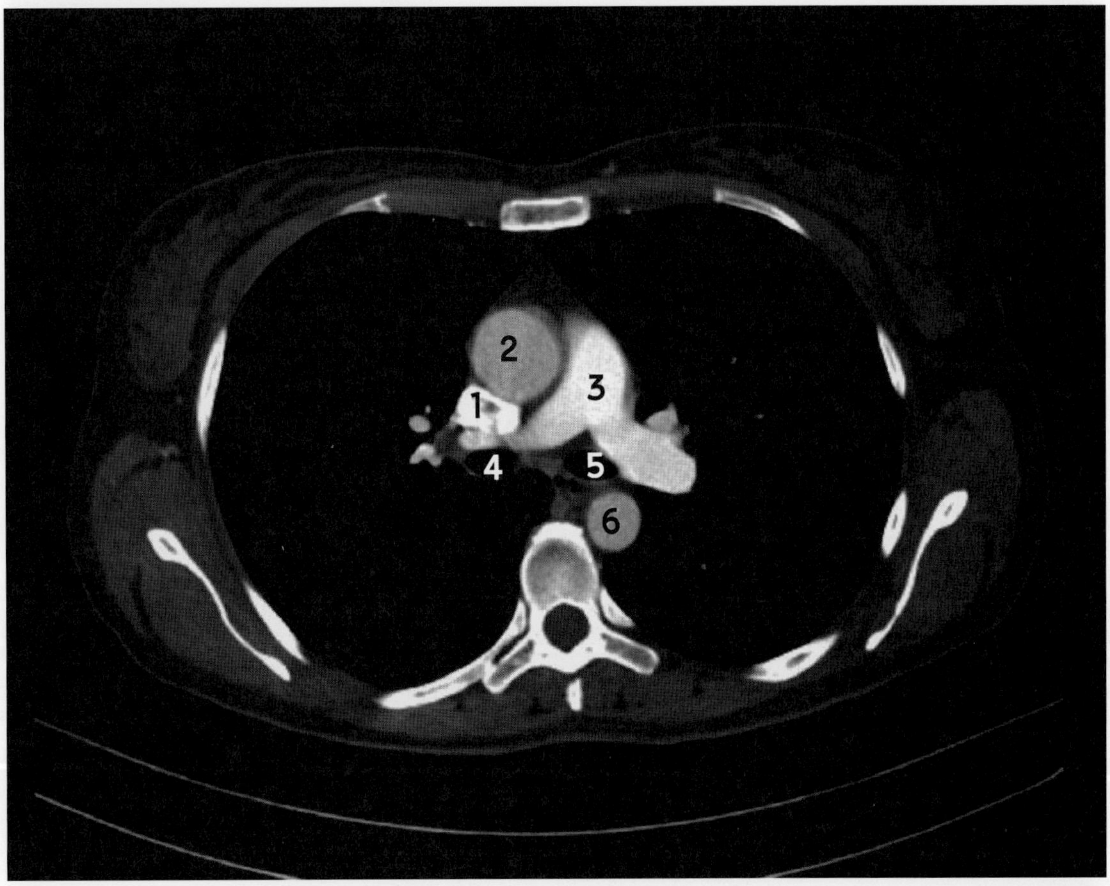

Chest CT Axial 영상

1 : Superior vena cava (위대정맥)
2 : Ascending aorta (오름대동맥)
3 : Pulmonary trunk (허파동맥)
4 : Right bronchus (오른기관지)
5 : Left bronchus (왼기관지)
6 : Descending aorta (내림대동맥)

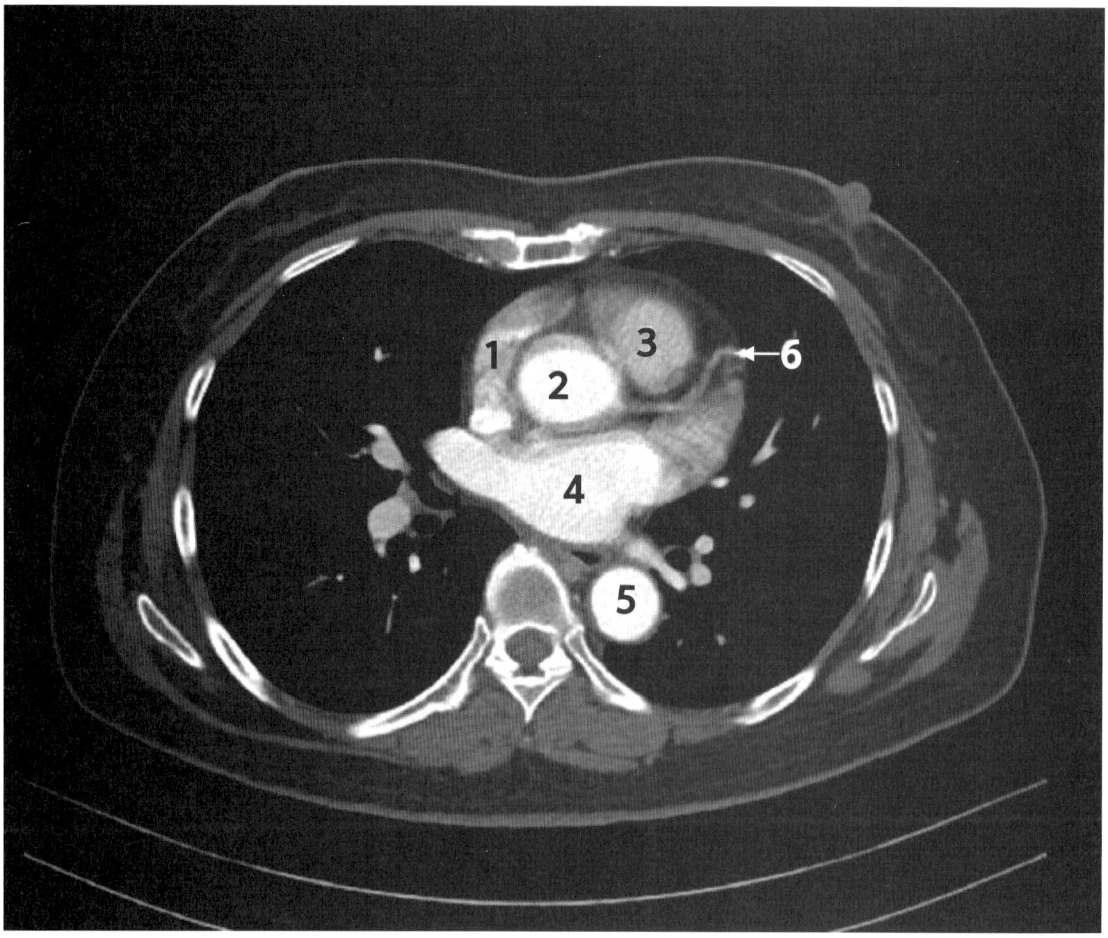

Chest CT Axial 영상

1 : Right atrium (오른심방)
2 : Ascending aorta (오름대동맥)
3 : Right ventricle (오른심실)
4 : Left atrium (왼심방)
5 : Descending aorta (내림대동맥)
6 : left anterior descending artery (왼앞내림동맥)

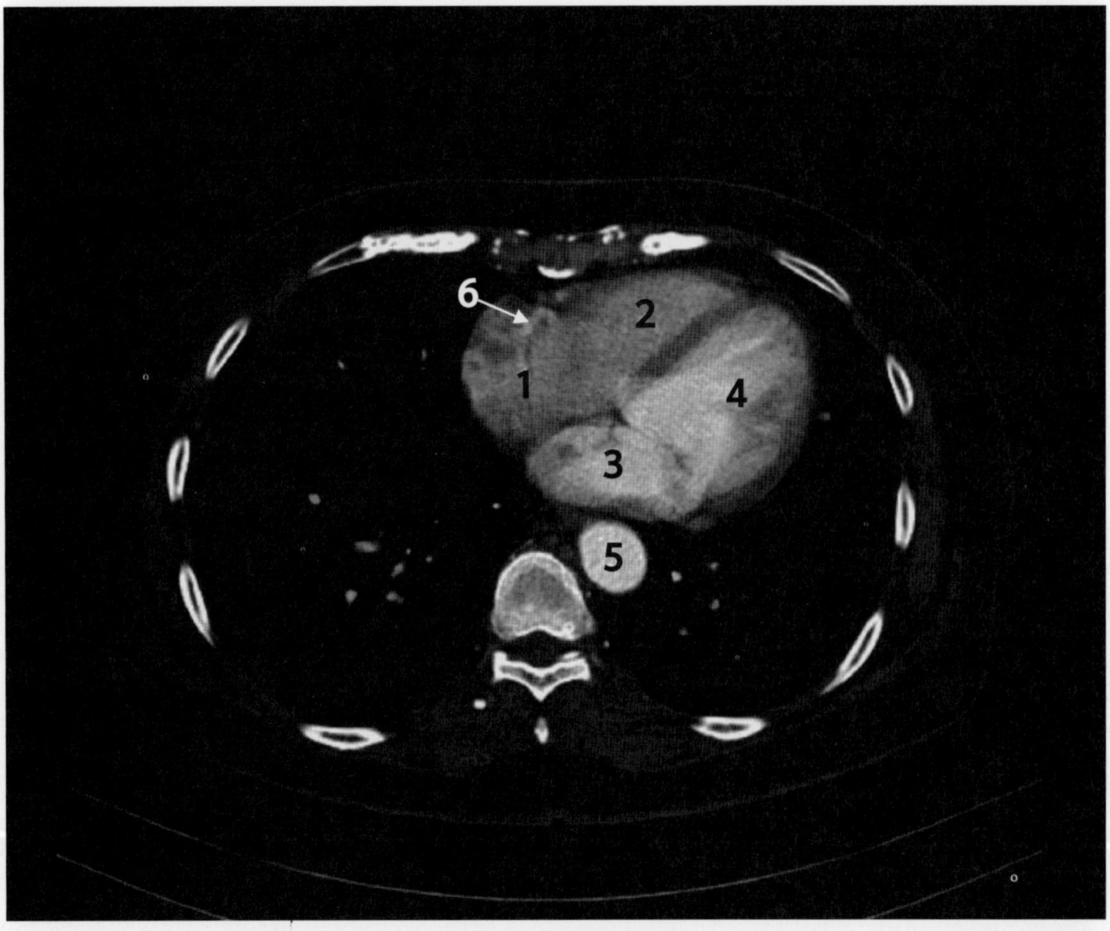

Chest CT Axial 영상

1 : Right atrium (오른심방)
2 : Right ventricle (오른심실)
3 : Left atrium (왼심방)
4 : Left ventricle (왼심실)
5 : Descending aorta (내림대동맥)
6 : Right coronary artery (오른심장동맥)

⑨ Chest CT(Contrast) Axial 영상

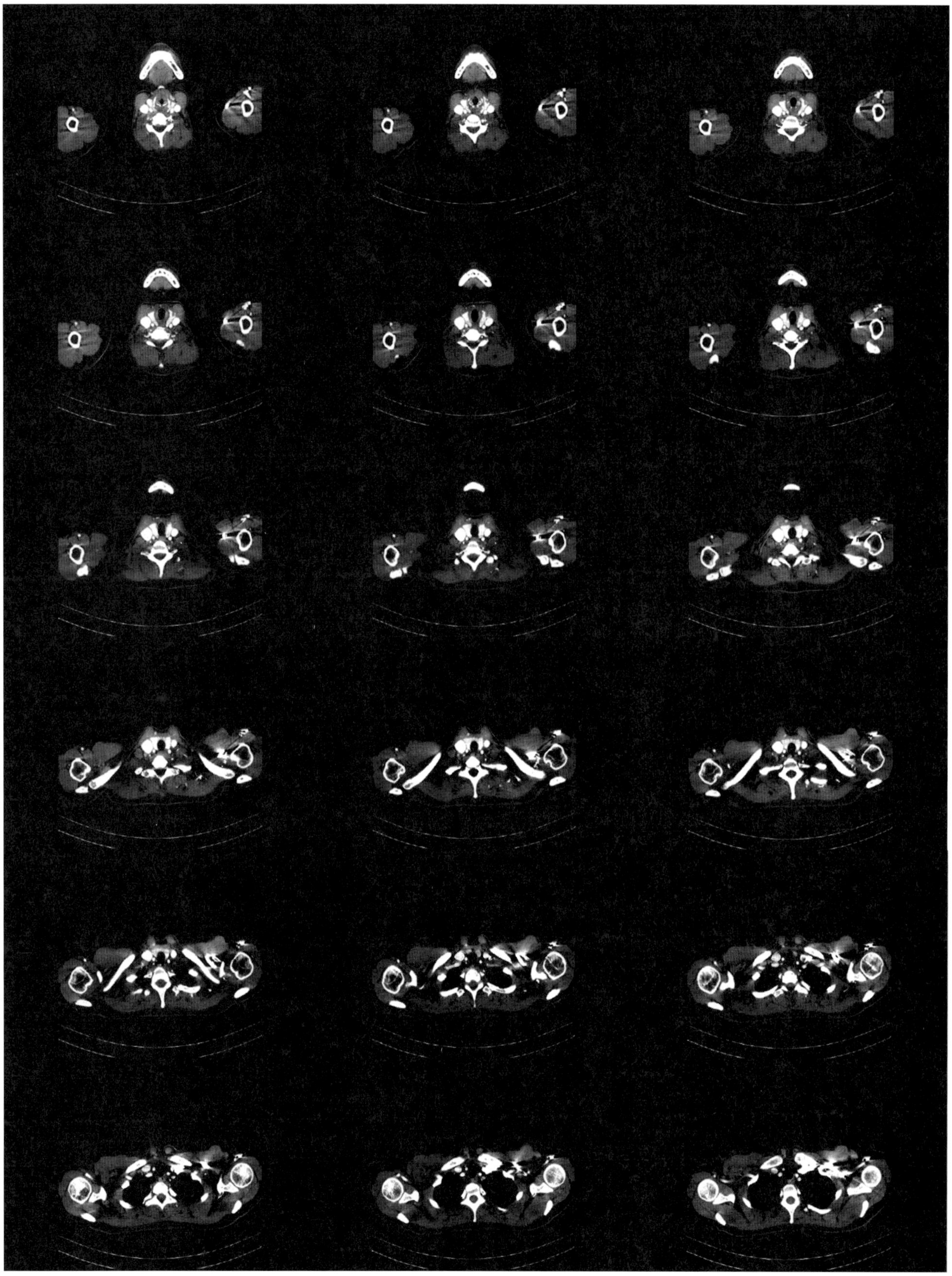

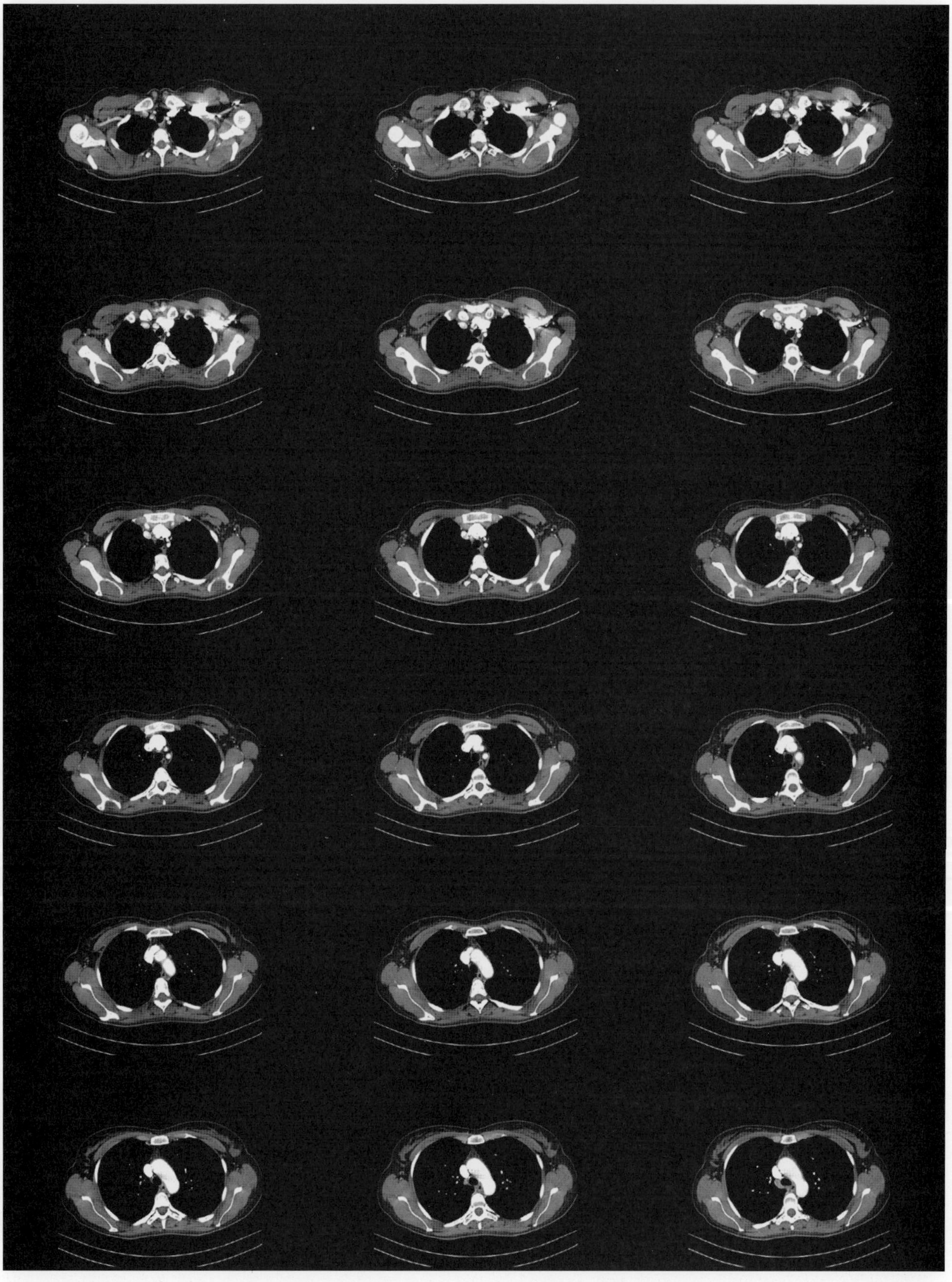

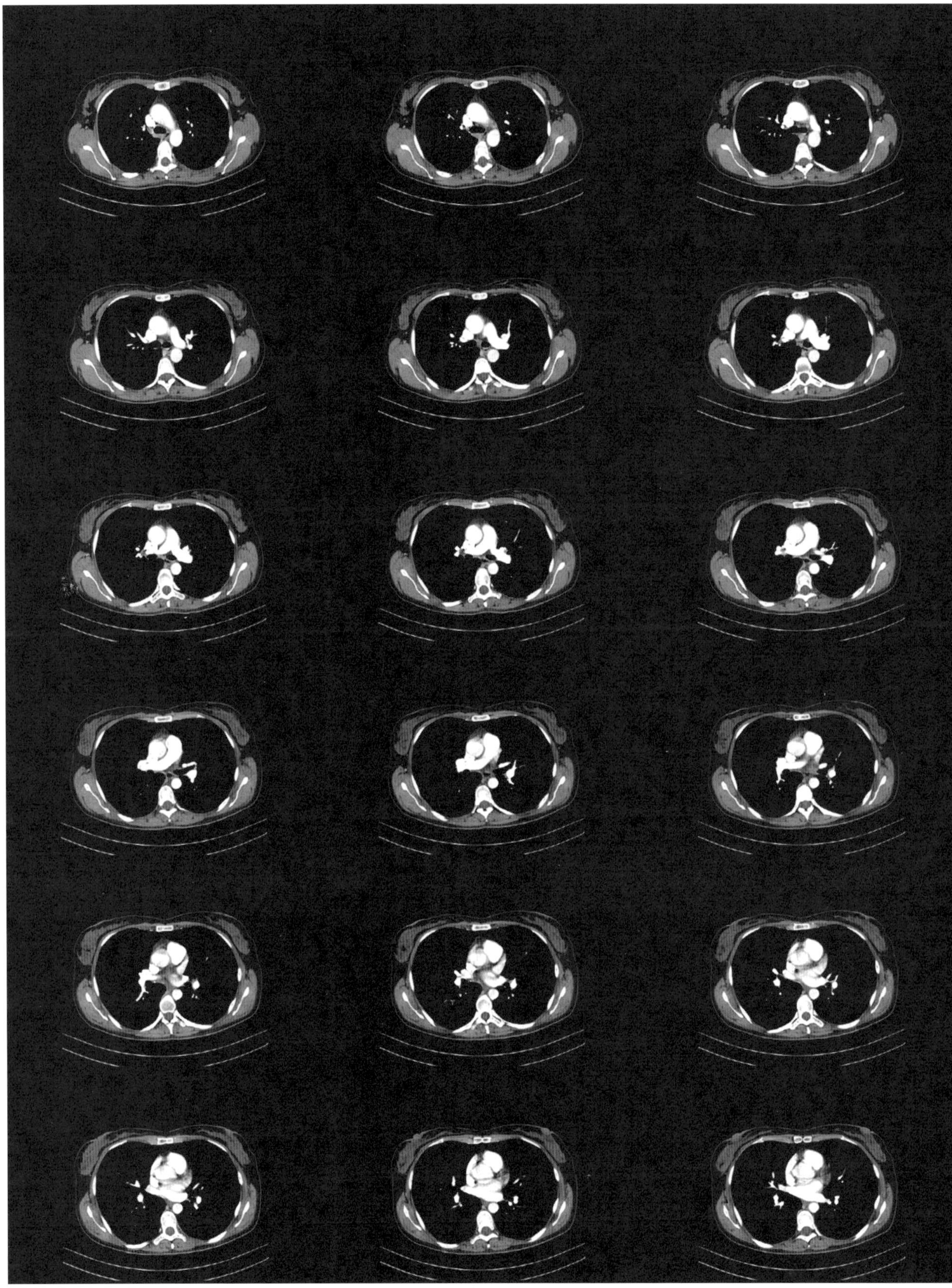

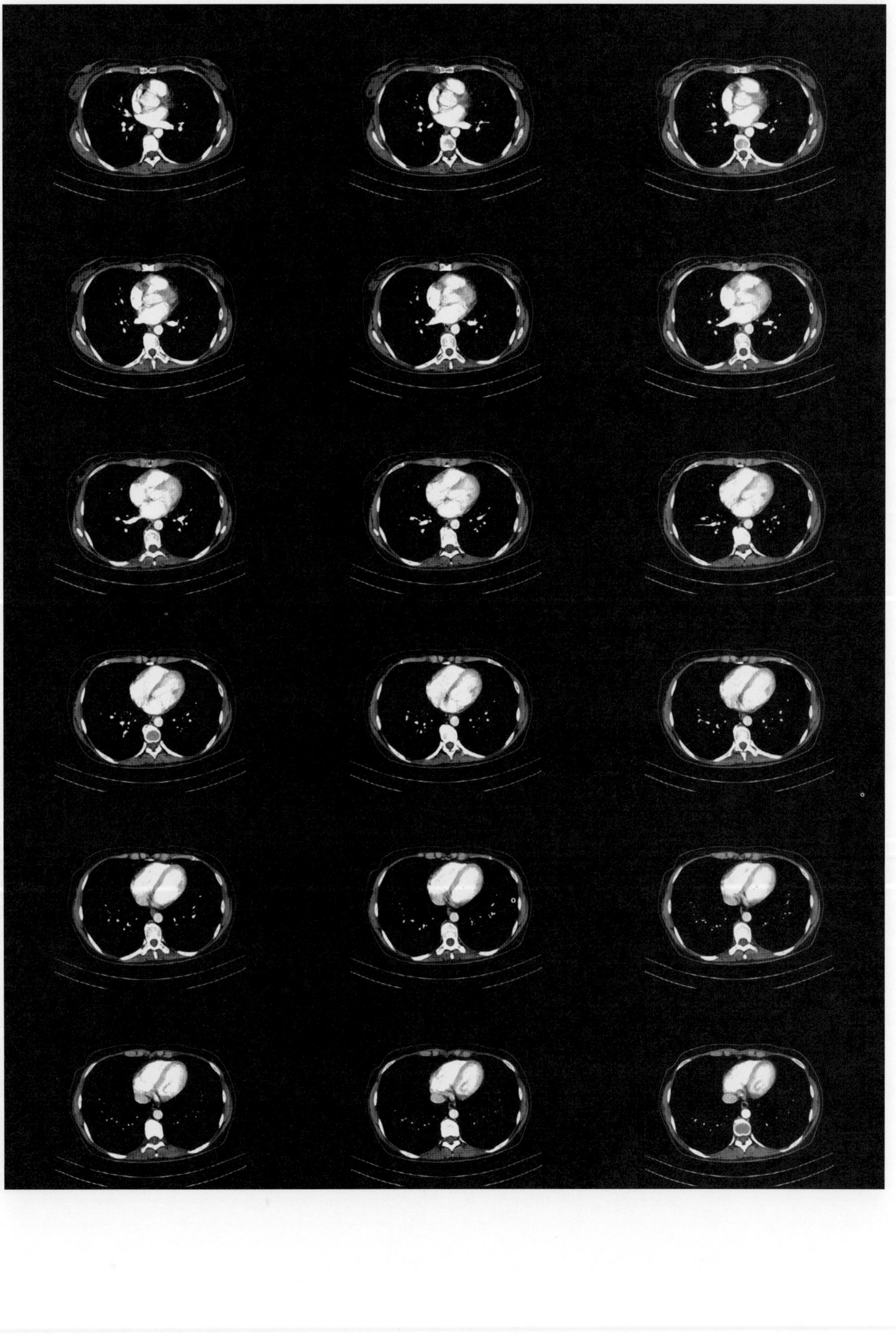

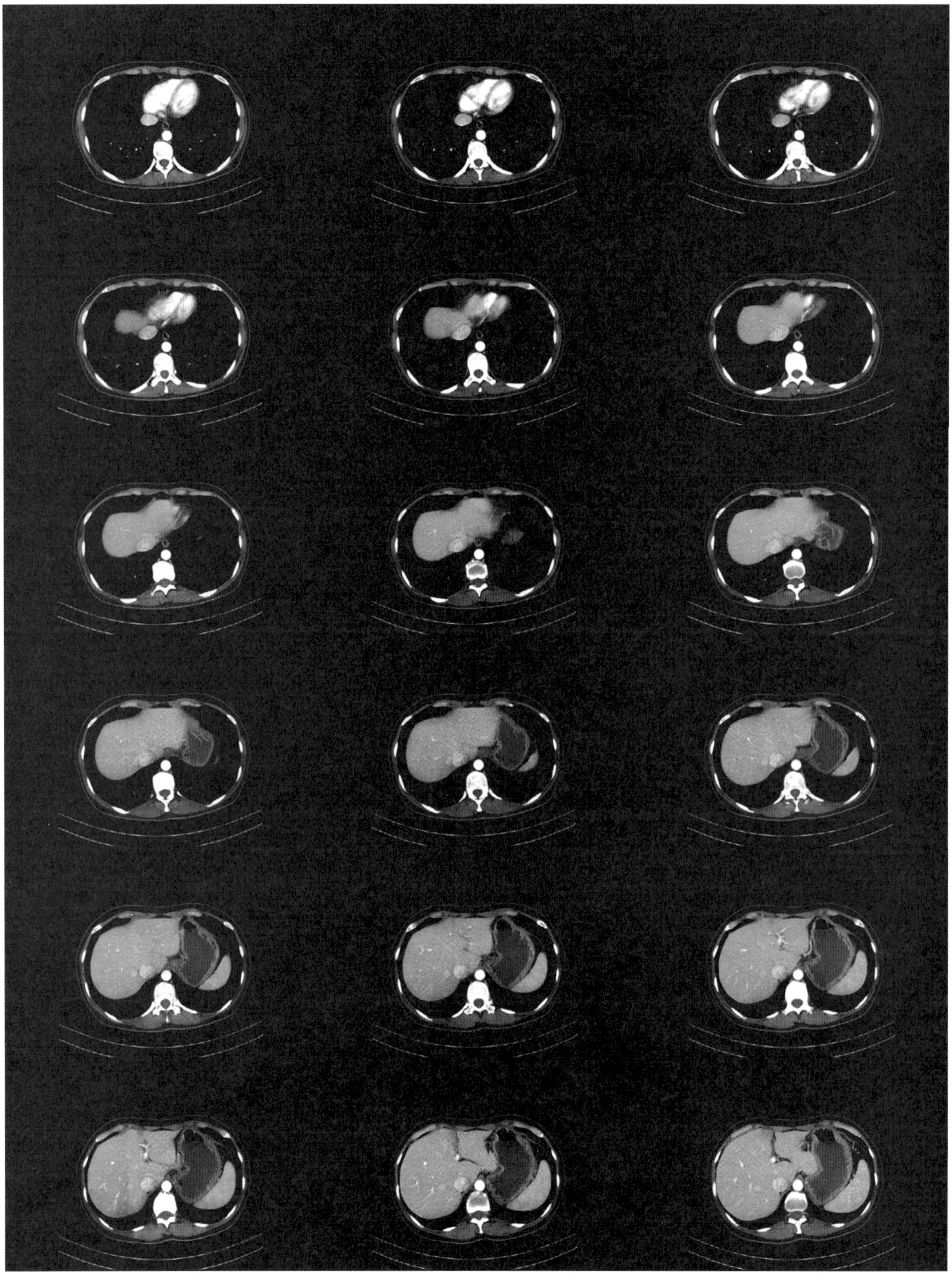

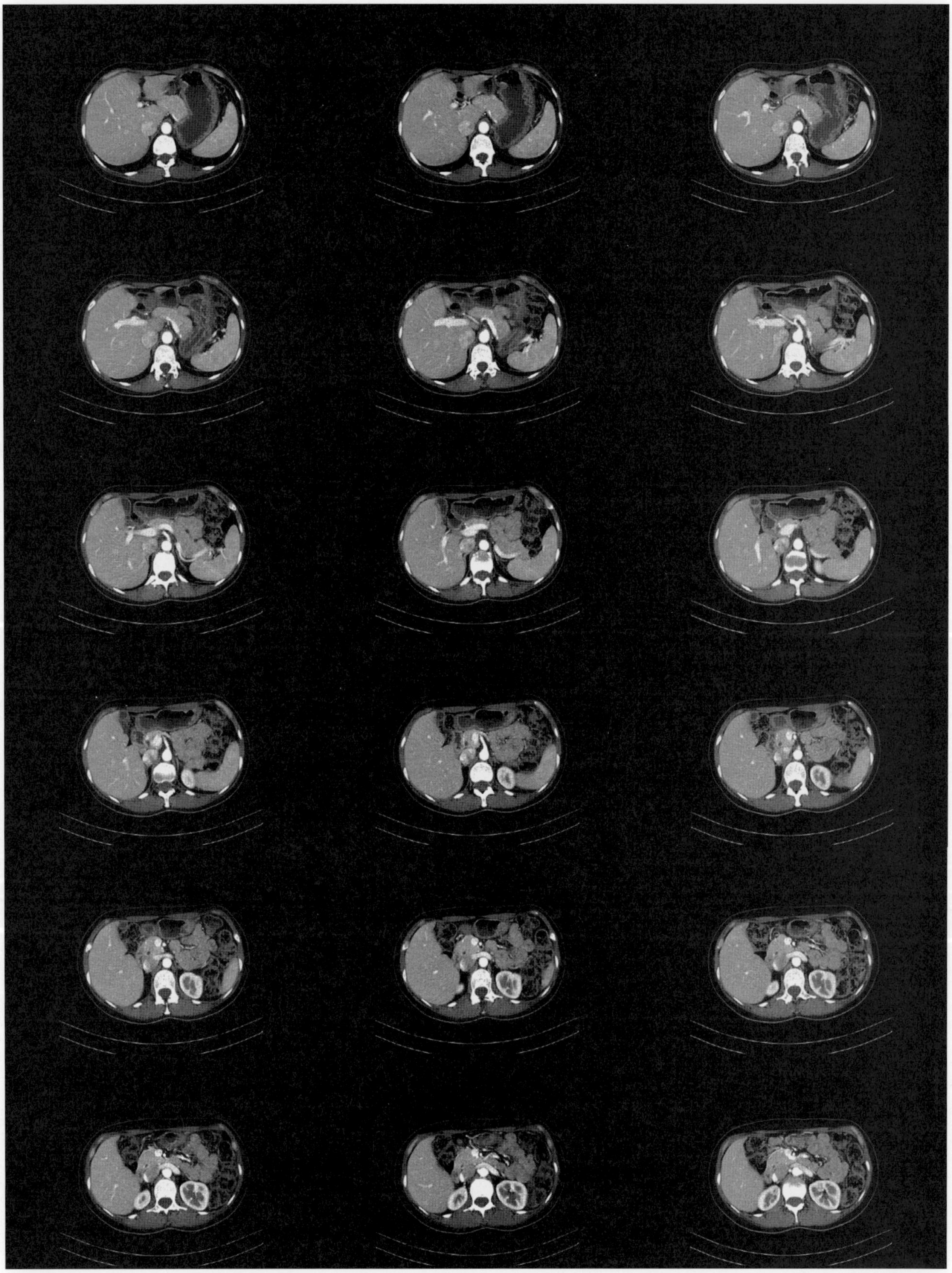

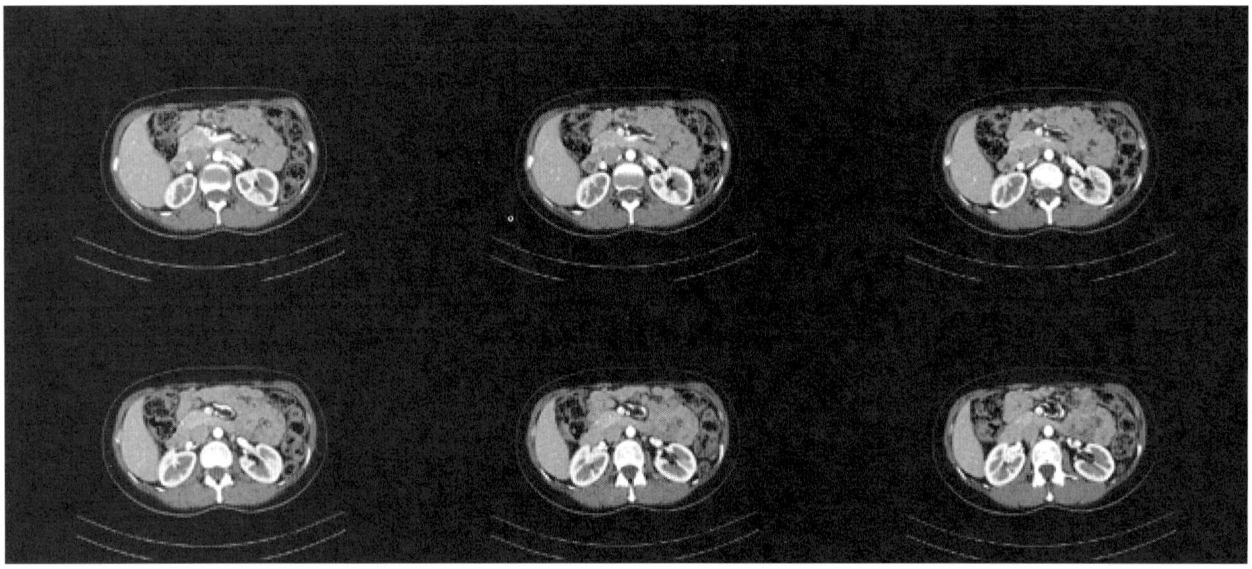

⑩ Chest CT(Contrast) Coronal 영상

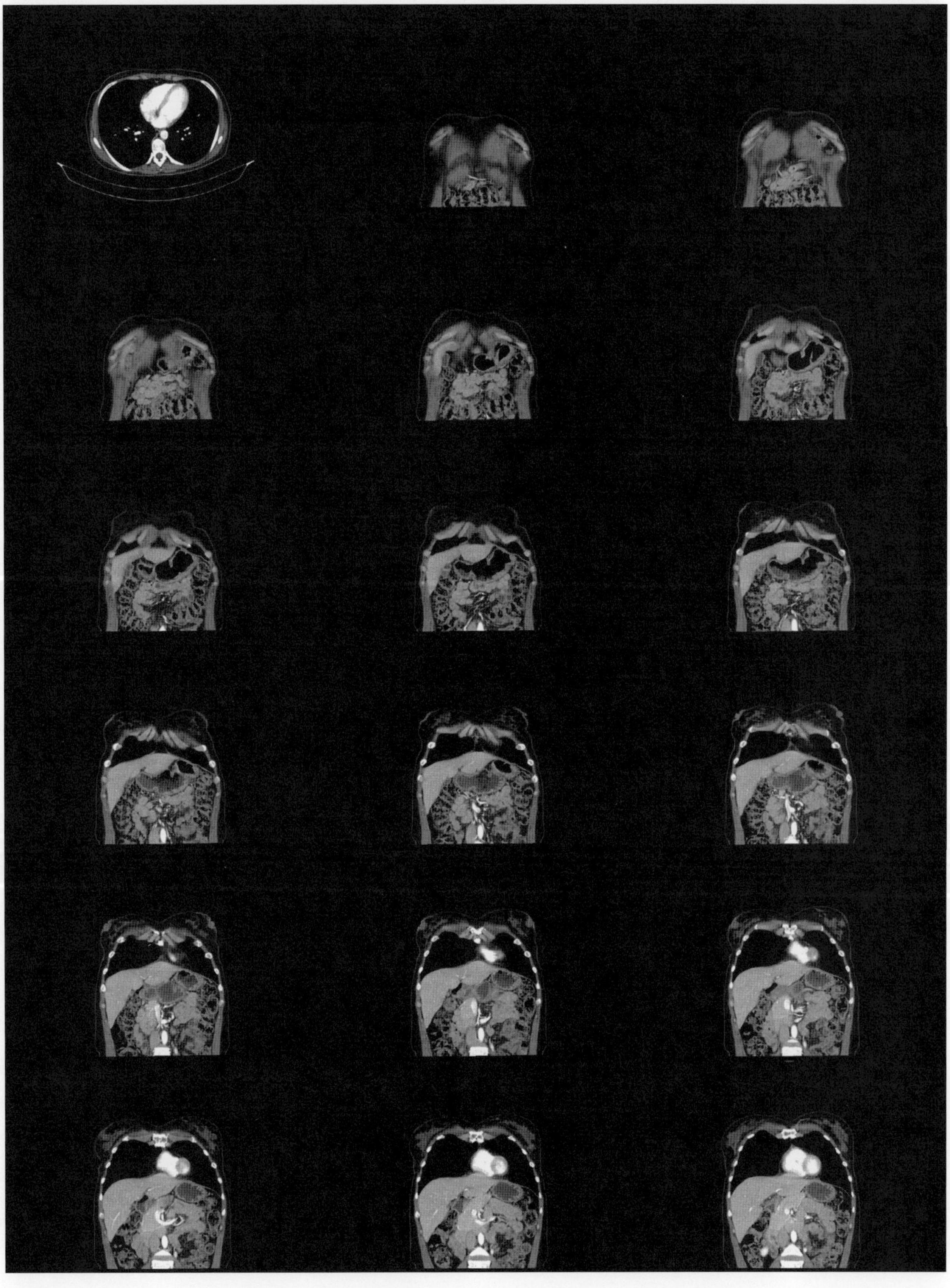

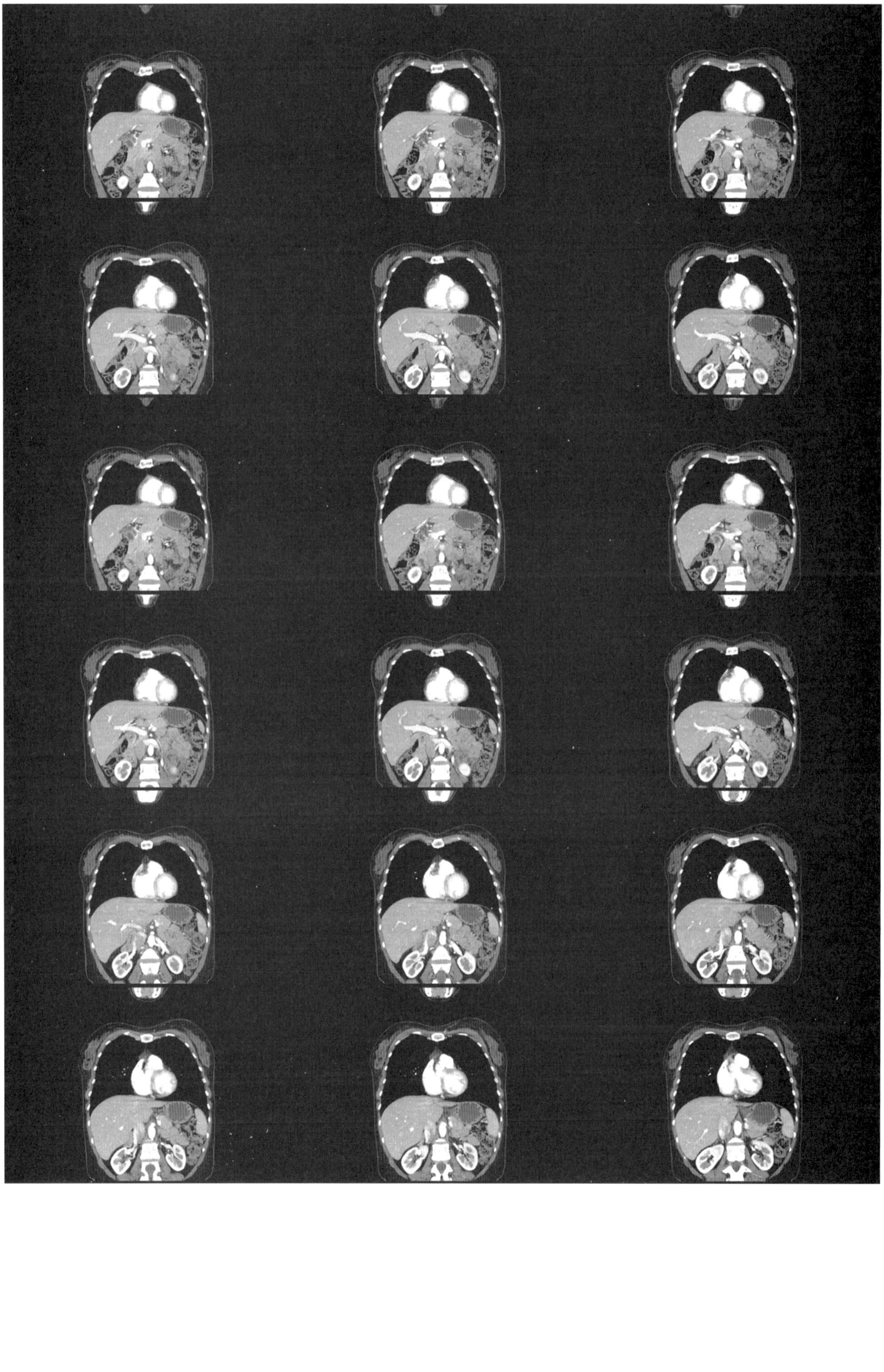

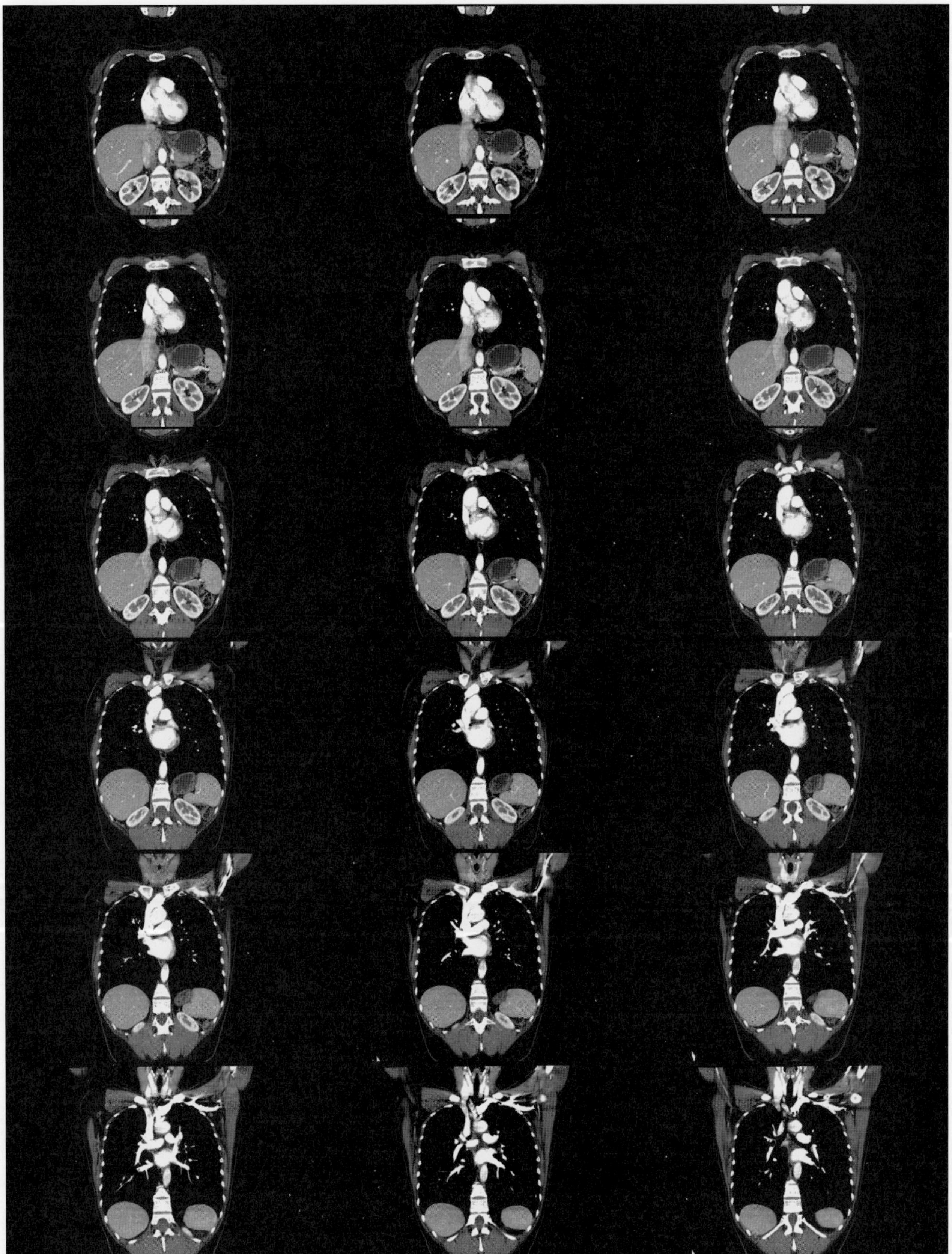

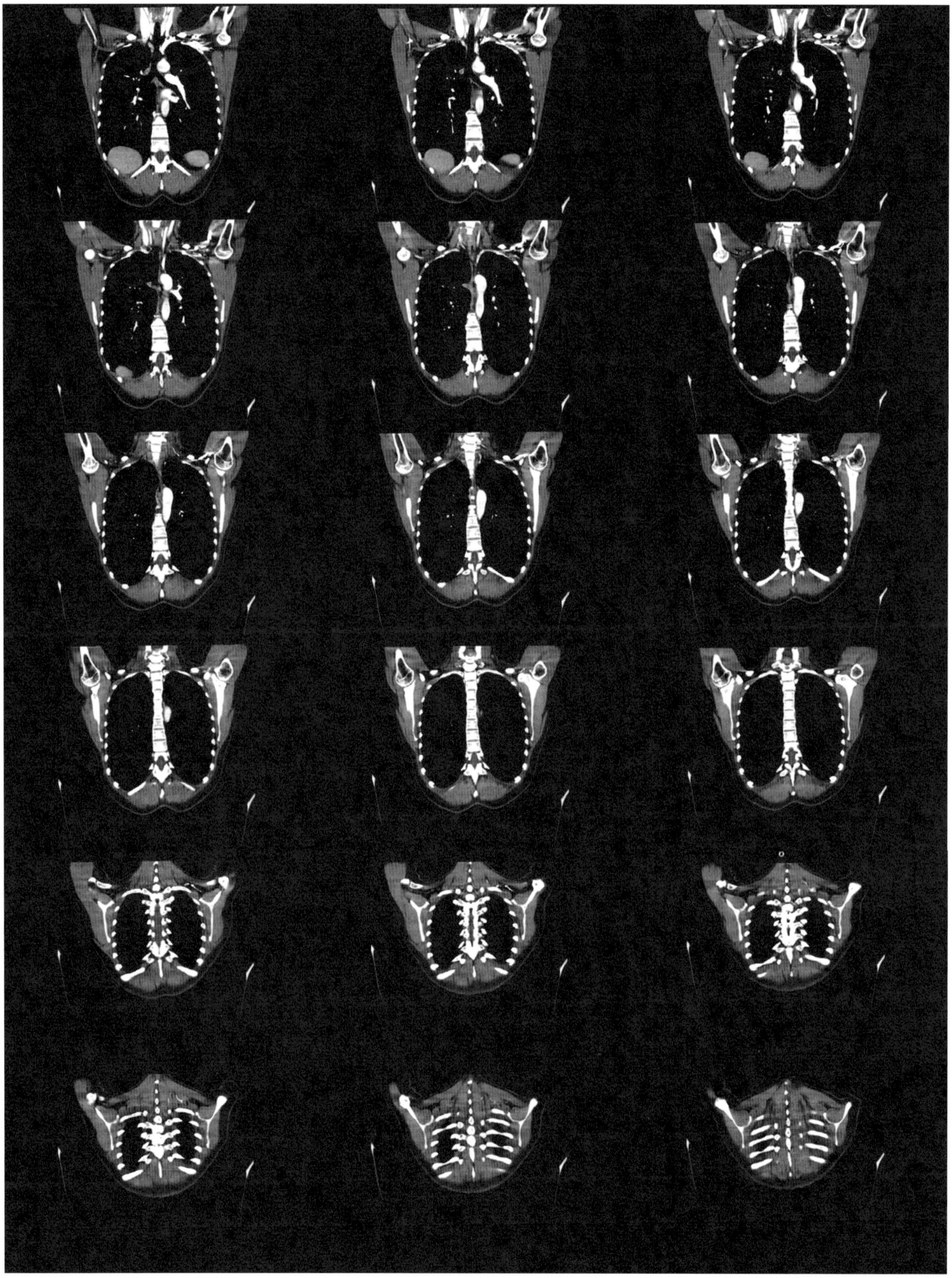

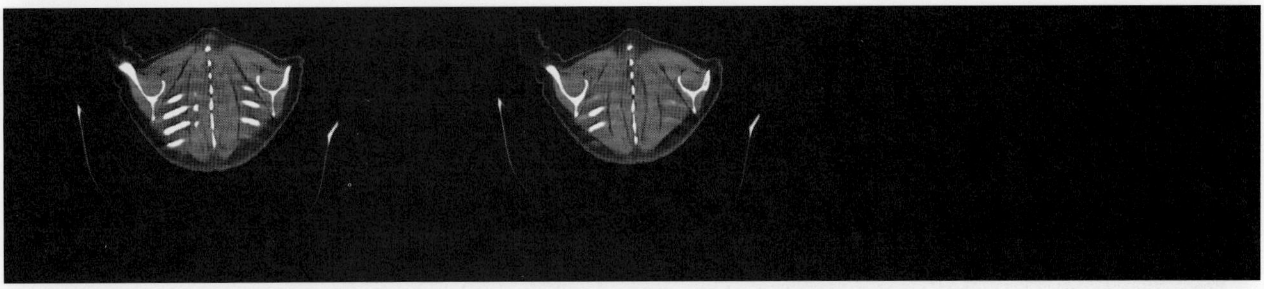

실습 Chest routine CT(Contrast) 검사에서 조영제 주입 시 적용되는 추적 기법(Bolus tracking)에 대해 알아보고 특징을 작성해 봅시다.

실습 Chest routine CT(Contrast) 검사방법에 대해 작성해 봅시다.

Chapter

07 Abdomen CT

배울내용

1. Abdomen-Pelvis CT
2. Liver CT

학습목표

1. Abdomen-Pelvis CT 검사에 대한 내용을 이해하고 검사에 적용할 수 있다.
2. Liver CT 검사에 대한 내용을 이해하고 검사에 적용할 수 있다.

1. Abdomen-Pelvis CT (Contrast)

① 전처치

(1) 옷을 탈의실에서 검사 가운으로 갈아입는다.
(2) 4~6시간 이상 금식
(3) IV Line 확보
(4) 동의서 확인

② 검사목적 및 적용

상복부 및 하복부 소화기계 질환, 암, 전이, 비뇨기계 질환 등의 진단에 주로 적용된다.

- Carcinoma(암, 악성종양)
- Abscess(종양)
- Ulcerative colitis(궤양성 대장염)
- Lymphoma(림프종)

③ 환자 자세

Supine position & Feet first

④ 검사범위

가로막(Diaphragm level) ~ 두덩결합(Pubic symphysis)

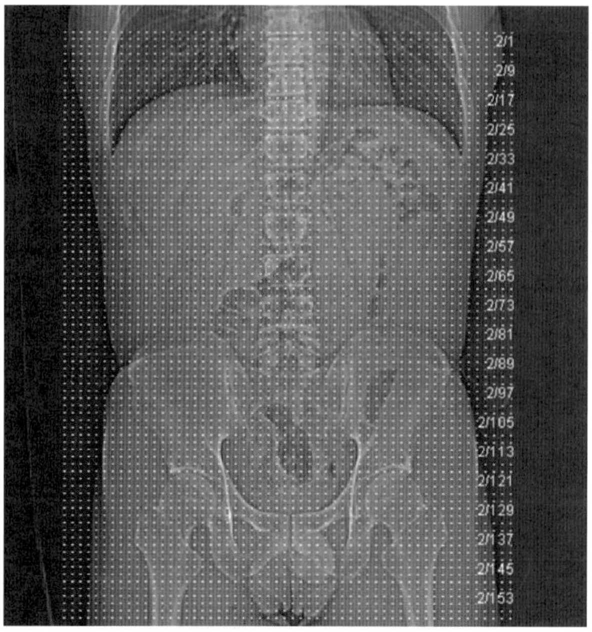

Abdomen-Pelvis CT Scout 영상과 검사범위

⑤ 절편두께

3~5mm

⑥ 재구성 알고리즘

Standard algorithm

⑦ 영상 재구성

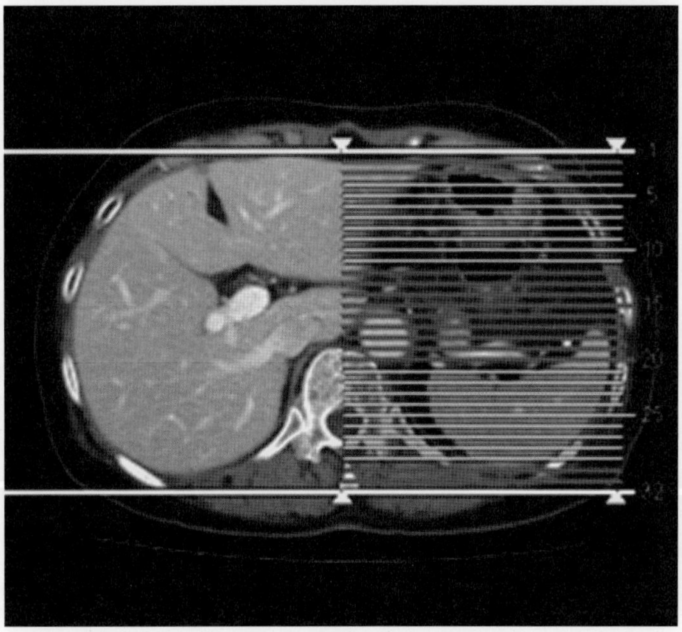

MPR 재구성 영상 (Coronal)

⑧ CT 영상해부학

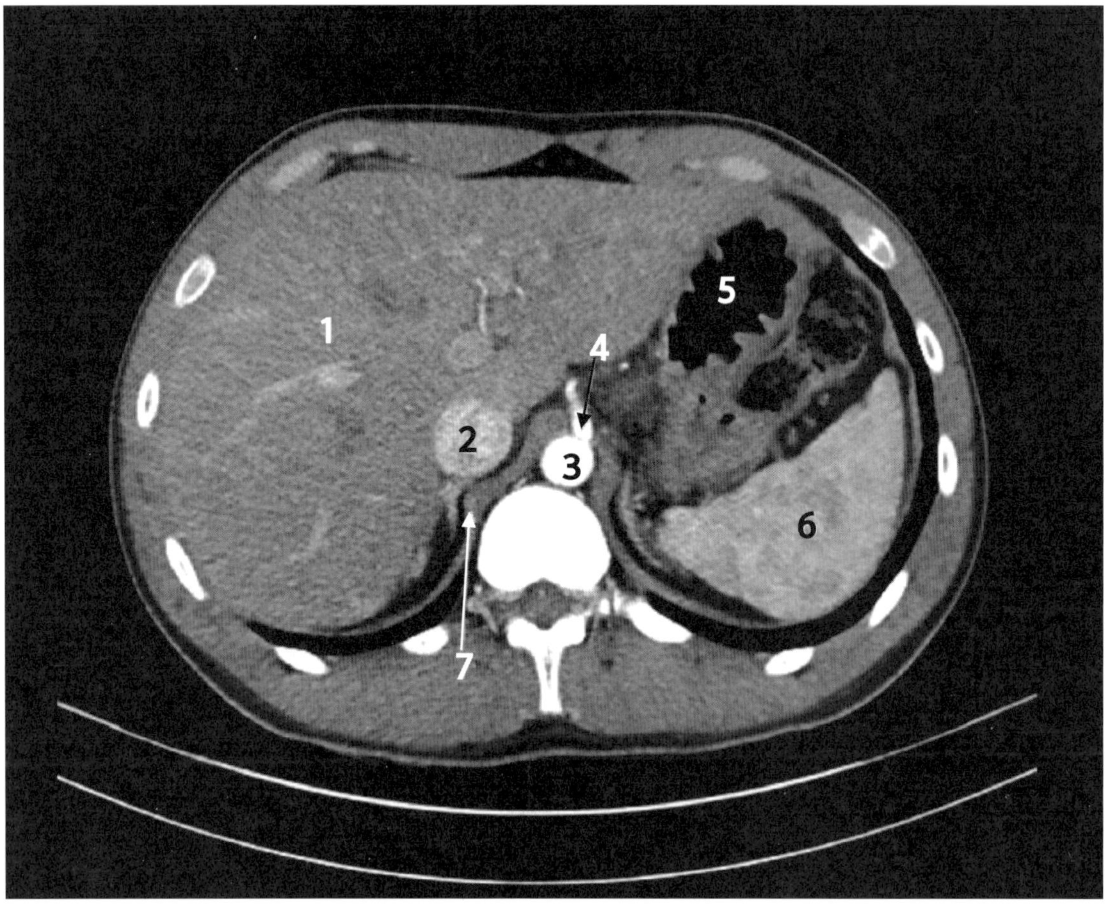

Abdomen-Pelvis CT Axial 영상

1 : Liver (간)
2 : Inferior vena cava (아래대정맥)
3 : Descending aorta (내림대동맥)
4 : Celiac artery (복강동맥)
5 : Stomach (위)
6 : Spleen (지라)

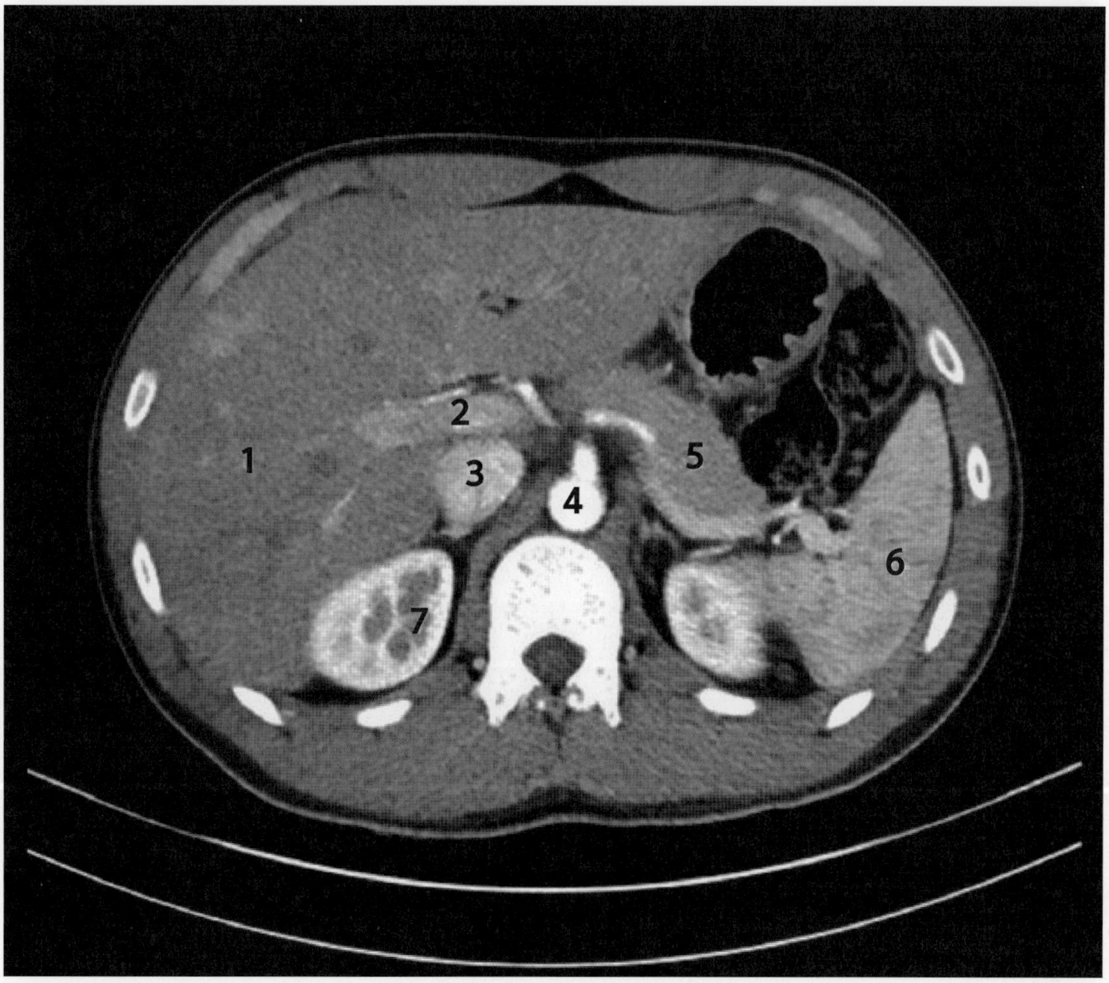

Abdomen-Pelvis CT Axial 영상

1 : Liver (간)
2 : Portal vein (문맥)
3 : Inferior vena cava (아래대정맥)
4 : Descending aorta (내림대동맥)
5 : Pancreas (이자)
6 : Spleen (지라)

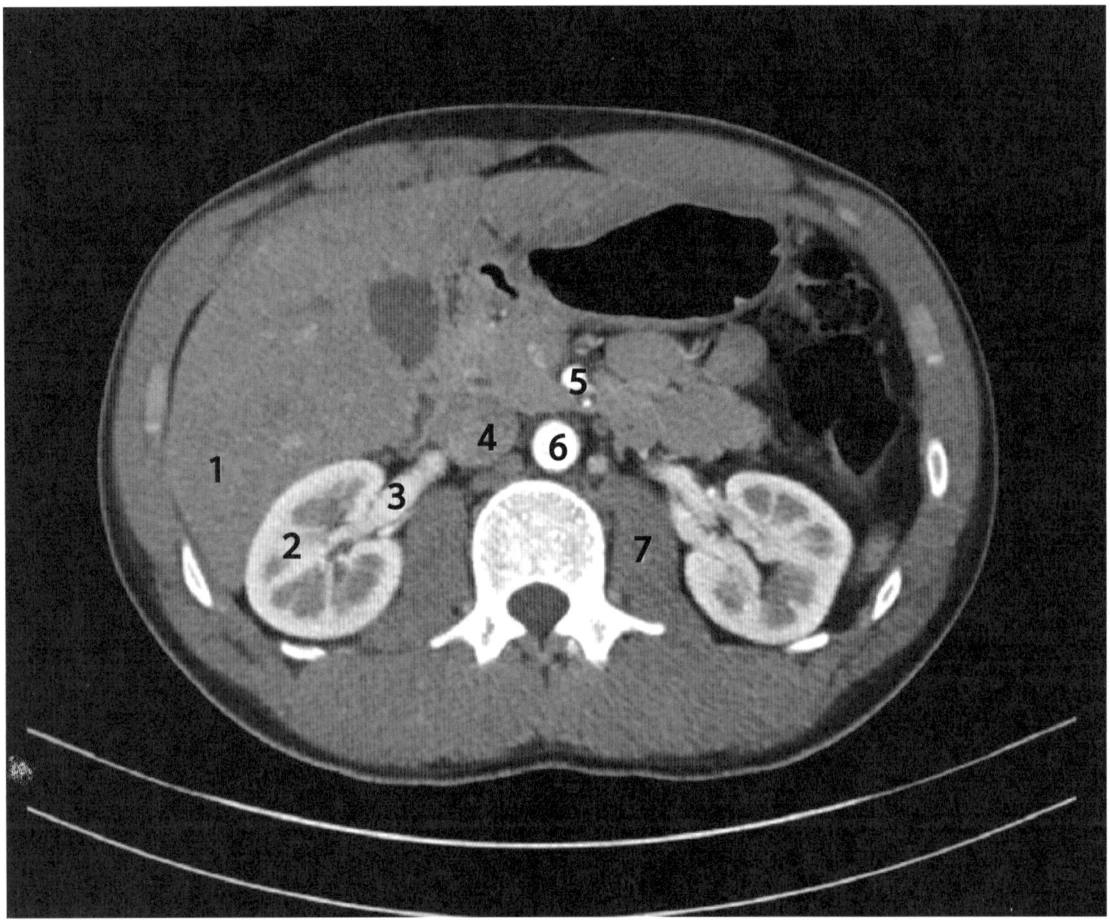

Abdomen-Pelvis CT Axial 영상

1 : Liver (간)
2 : Right Kidney (오른쪽 콩팥)
3 : Right renal vein (오른쪽 콩팥정맥)
4 : Inferior vena cava (아래대정맥)
5 : Superior mesenteric vein (위창자간막정맥)
6 : Descending aorta (내림대동맥)

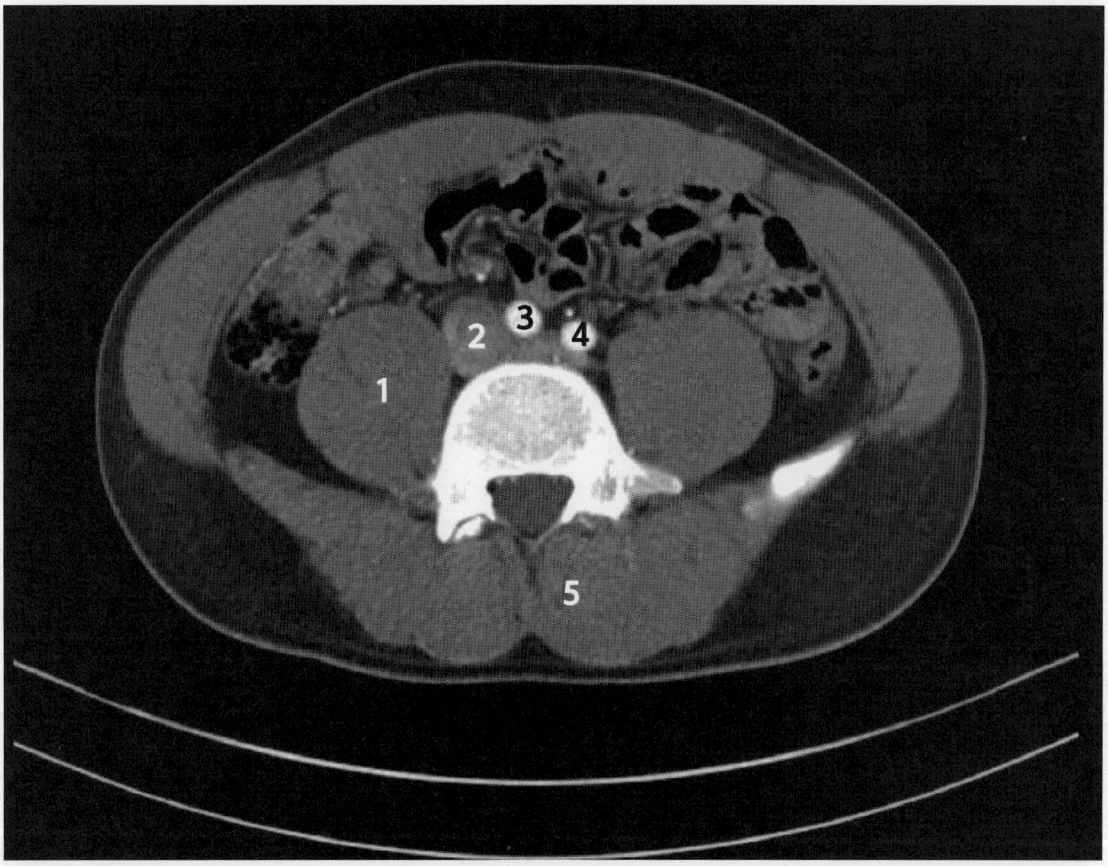

Abdomen-Pelvis CT Axial 영상

1 : Psoas muscle (허리근)
2 : Inferior vena cava (아래대정맥)
3 : Right common iliac artery (오른쪽 온엉덩동맥)
4 : Left common iliac artery (왼쪽 온엉덩동맥)
5 : Spinalis muscle (가시근)

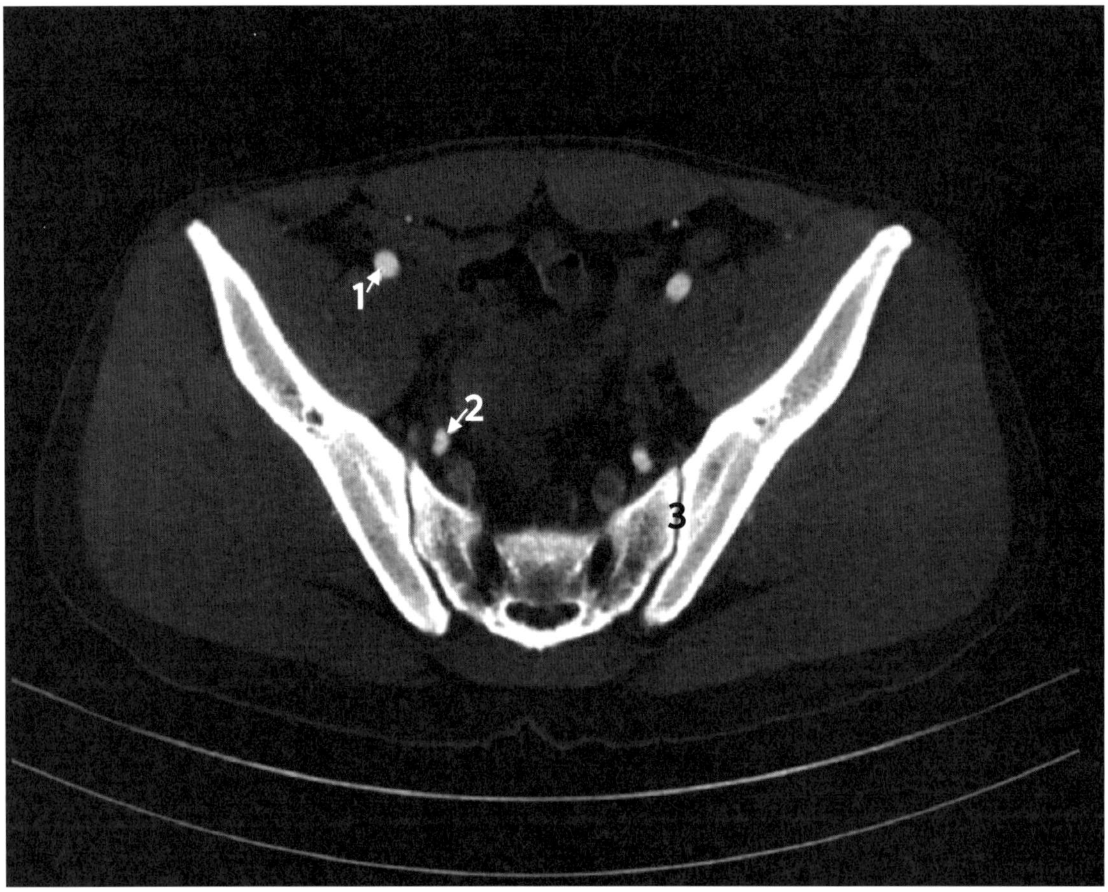

Abdomen-Pelvis CT Axial 영상

1 : Right external iliac artery (오른쪽 바깥엉덩동맥)
2 : Right internal iliac artery (오른쪽 속엉덩동맥)
3 : SI joint (sacroiliac joint, 엉치엉덩관절)

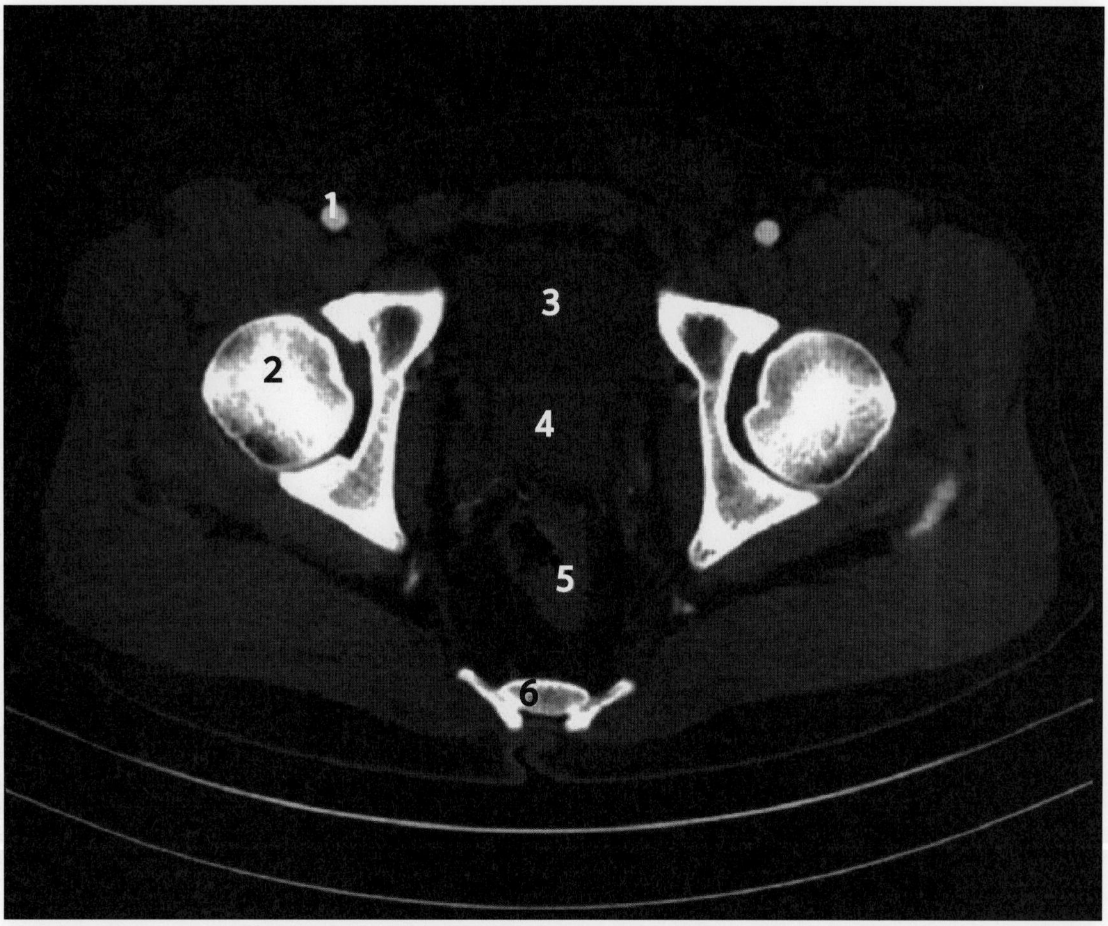

Abdomen-Pelvis CT Axial 영상

1 : Right external iliac artery (오른바깥엉덩동맥)
2 : Femoral head (넙다리뼈 머리)
3 : Bladder (방광)
4 : Prostate (전립샘)
5 : Rectum (곧창자)
6 : Coccyx (꼬리뼈)

⑨ Abdomen-Pelvis CT(Contrast) Axial 영상 : 동맥기(Arterial phase)

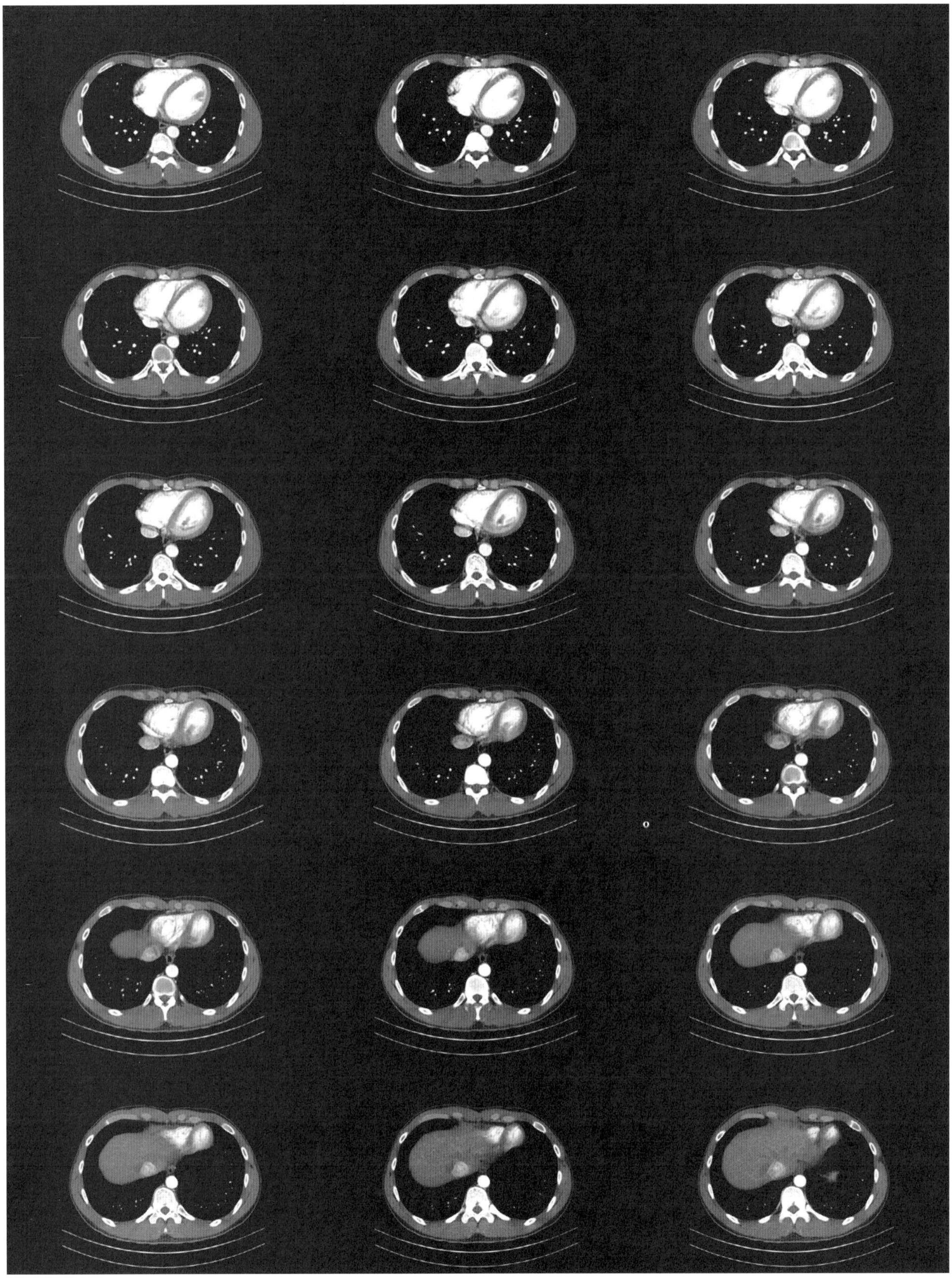

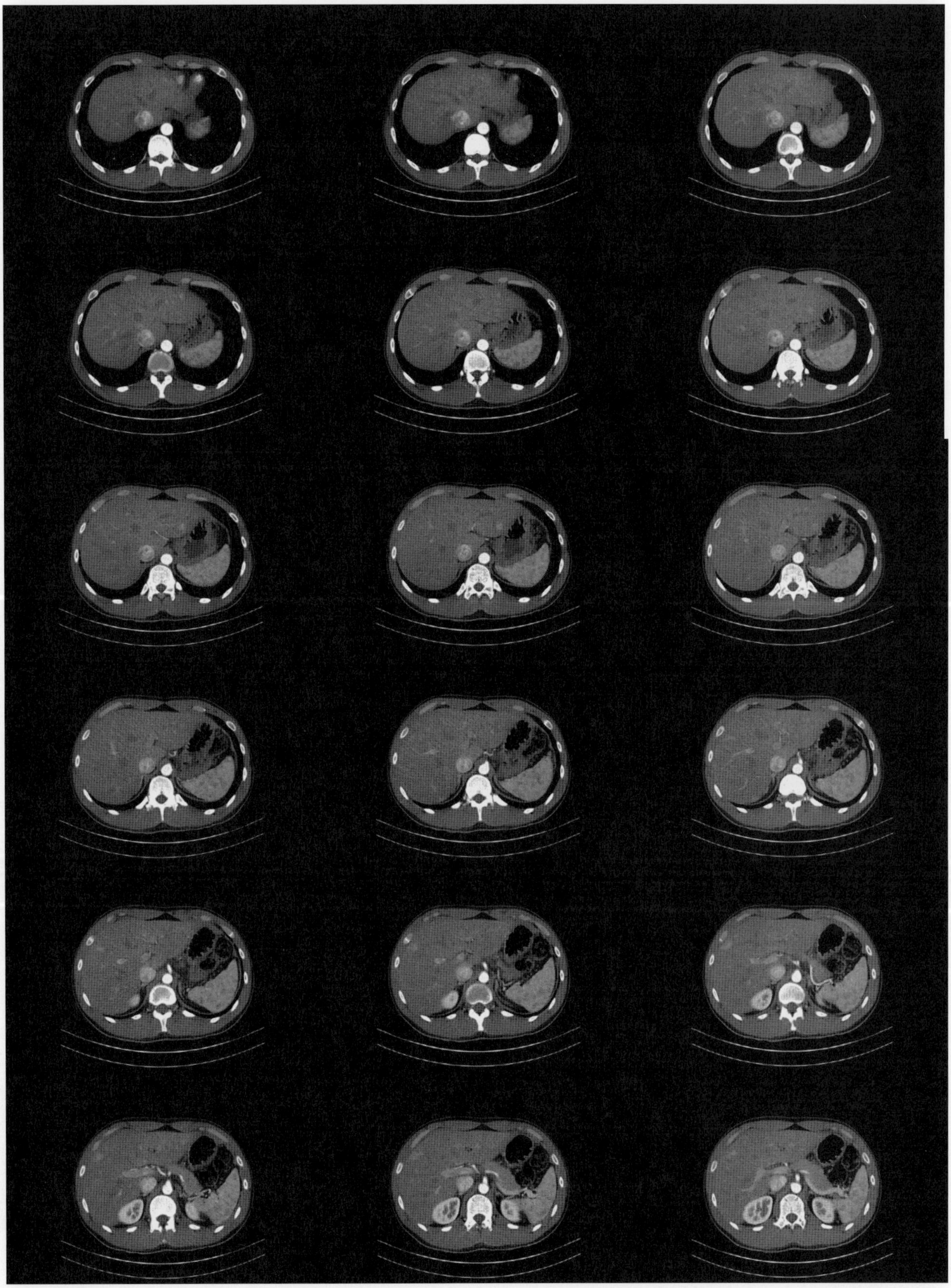

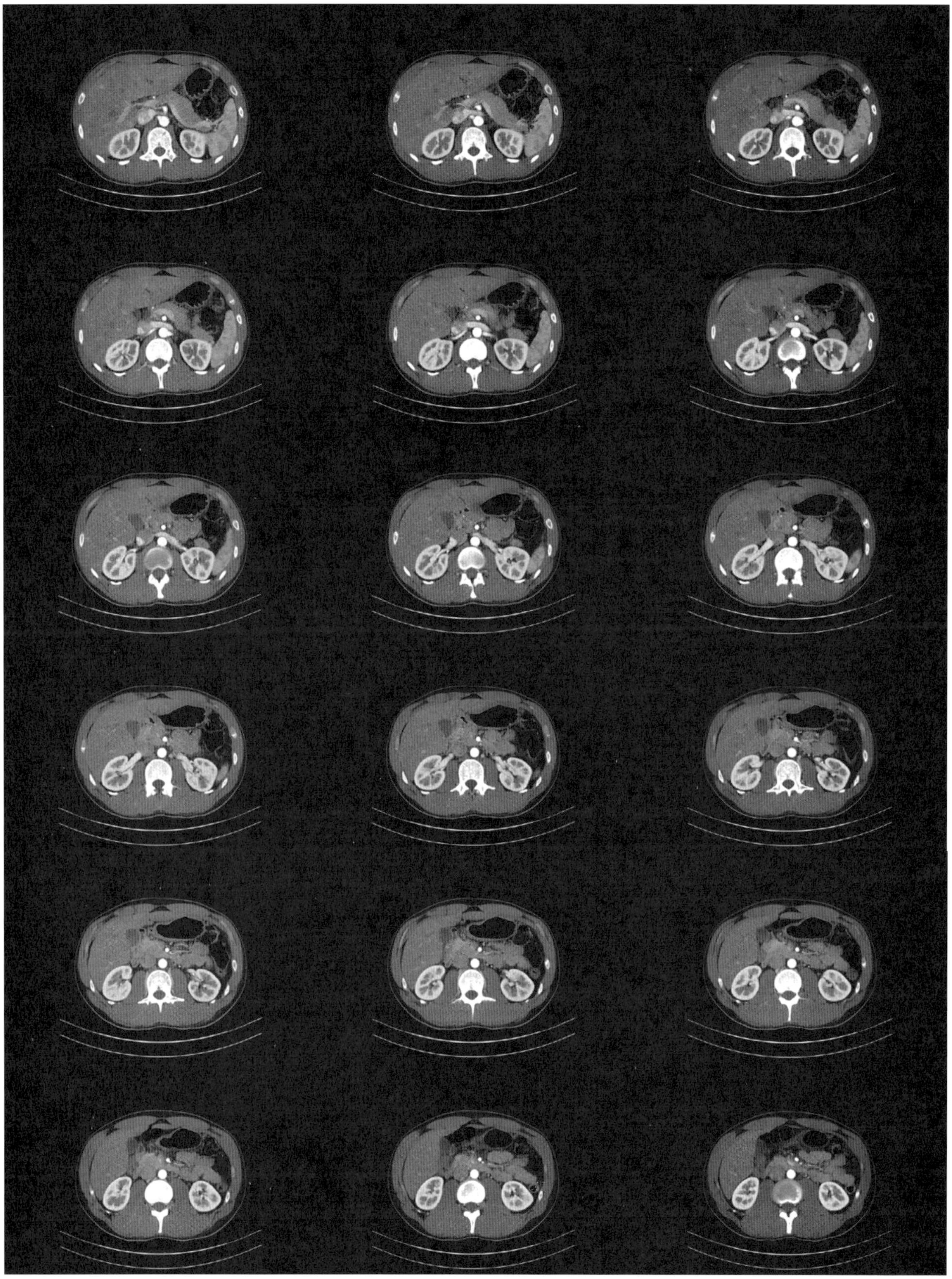

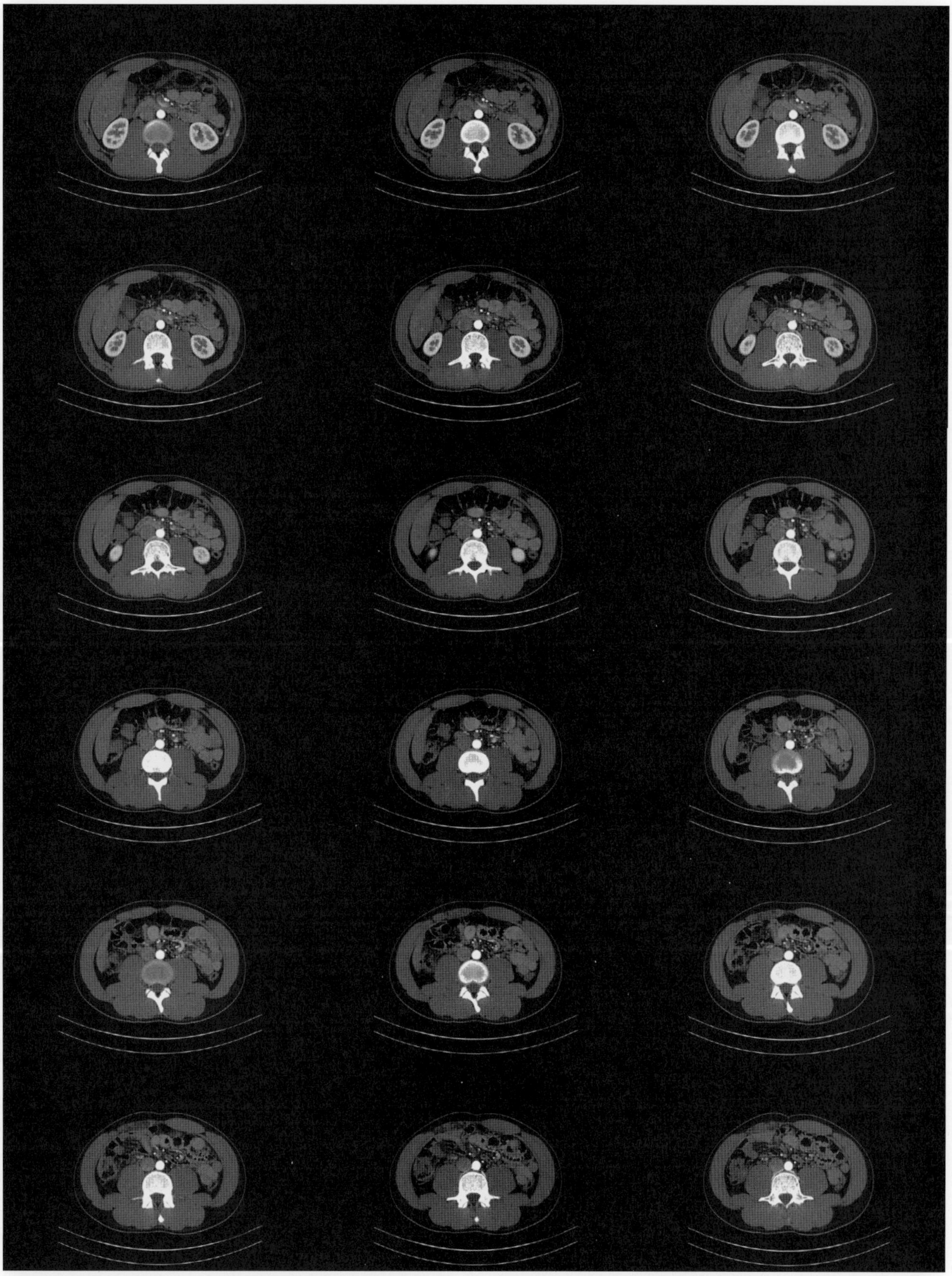

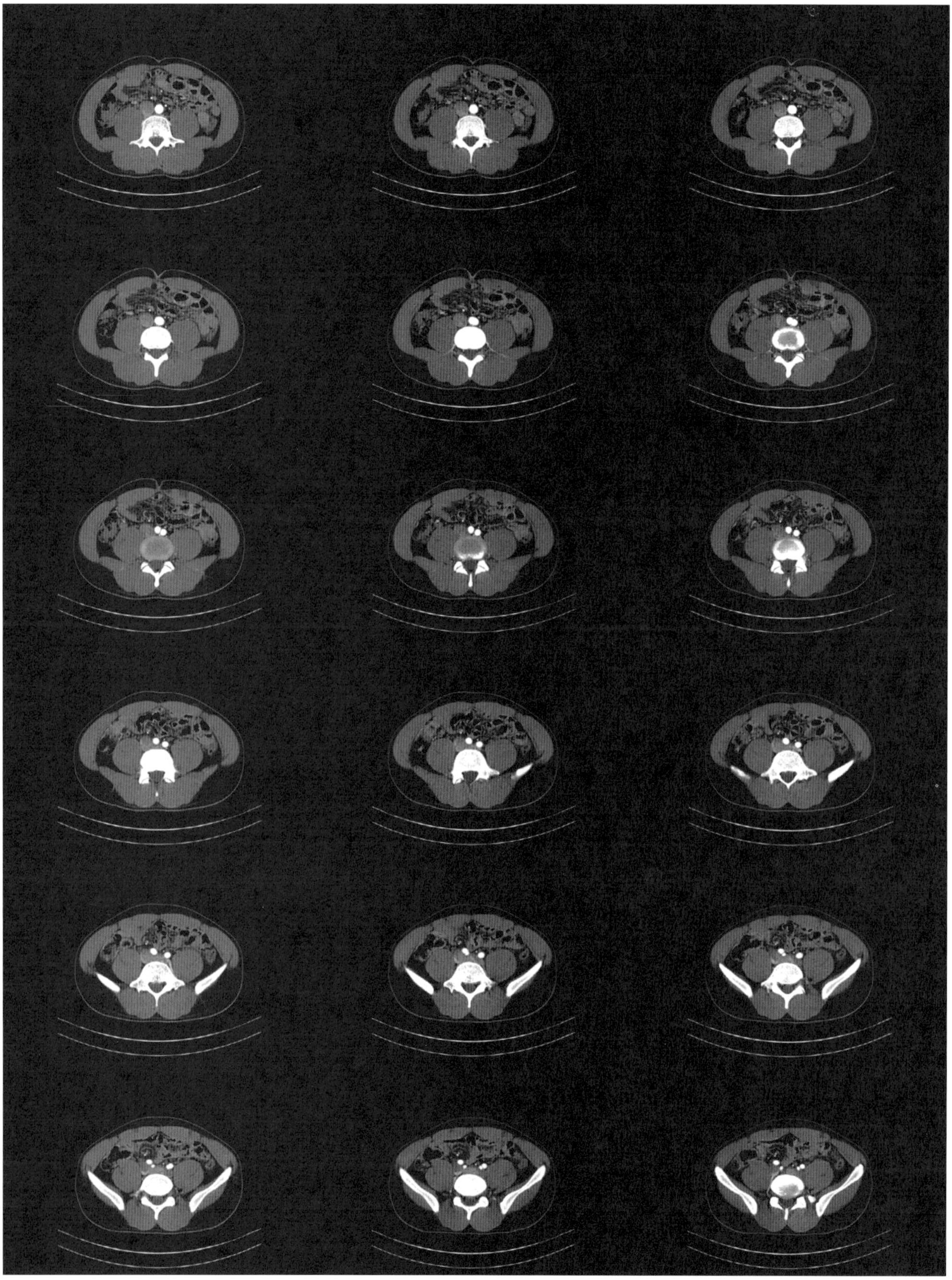

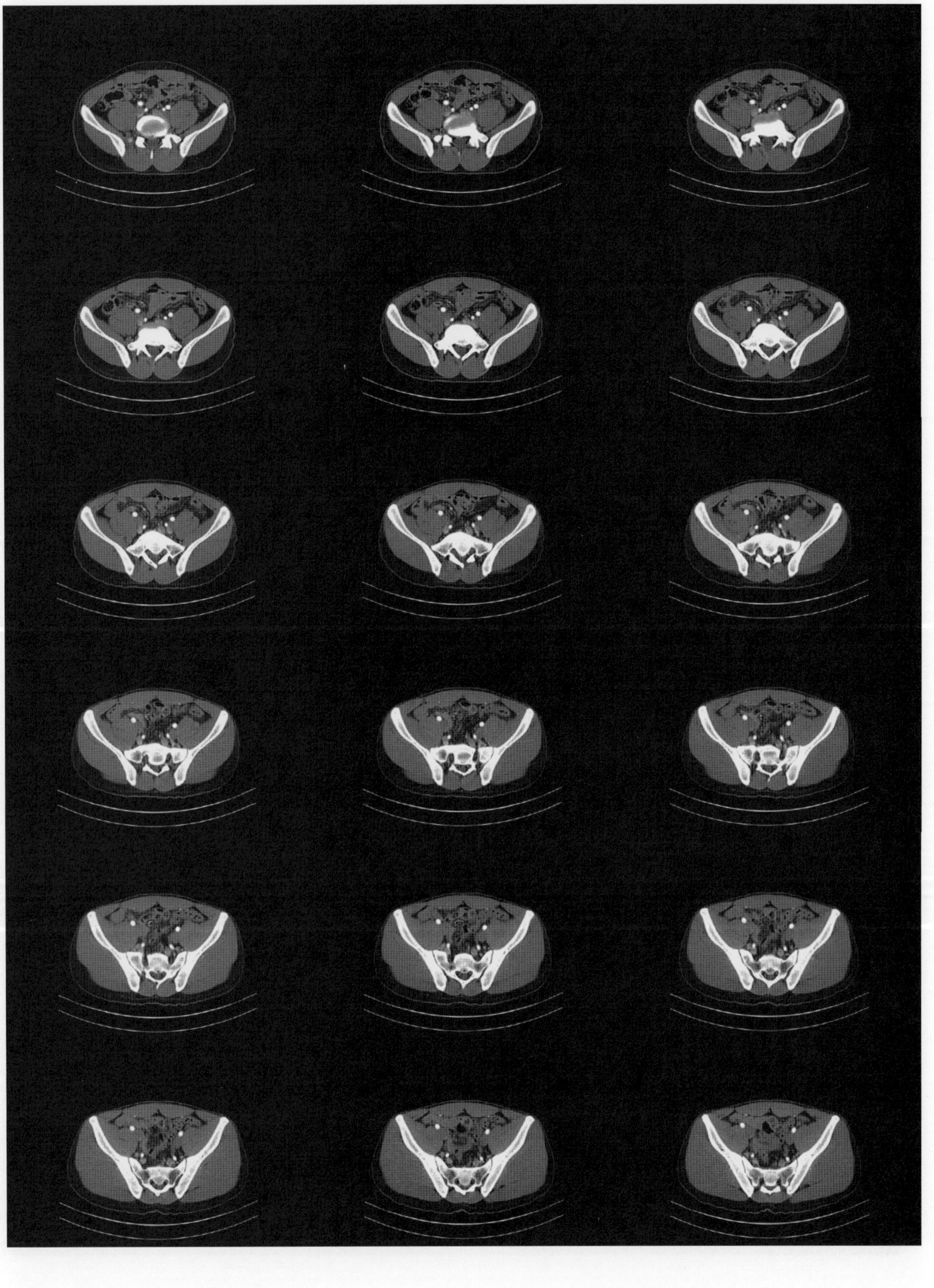

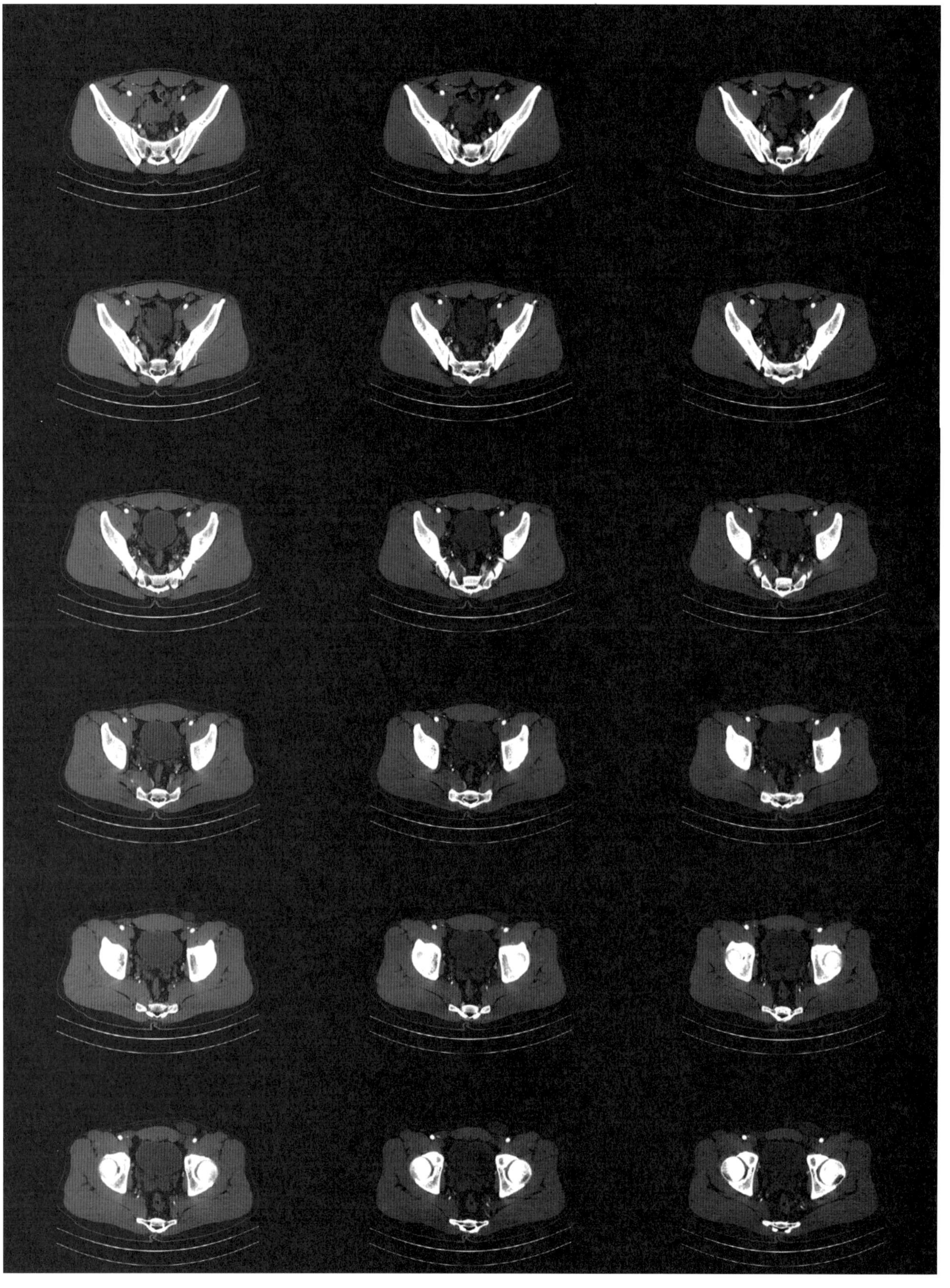

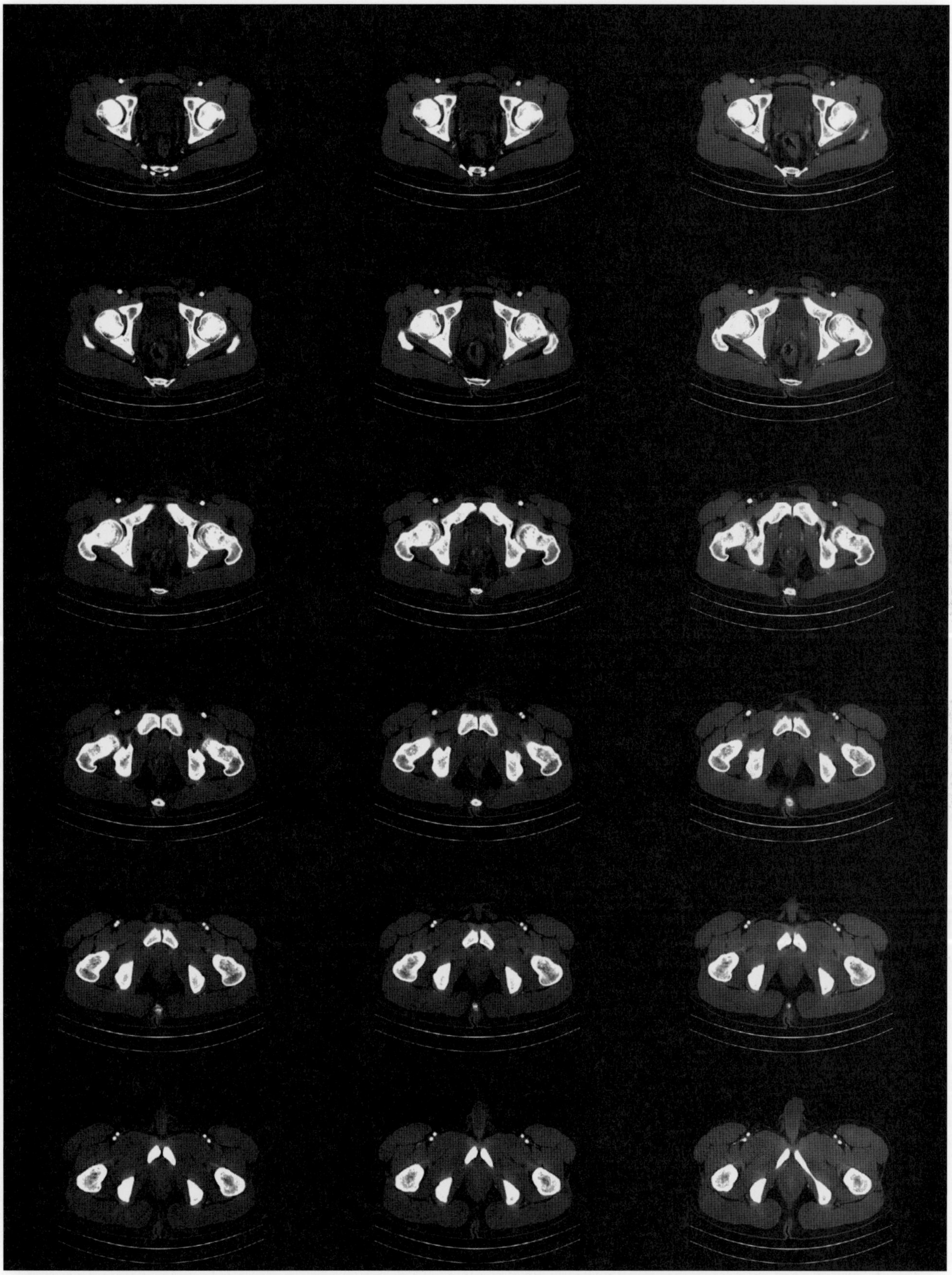

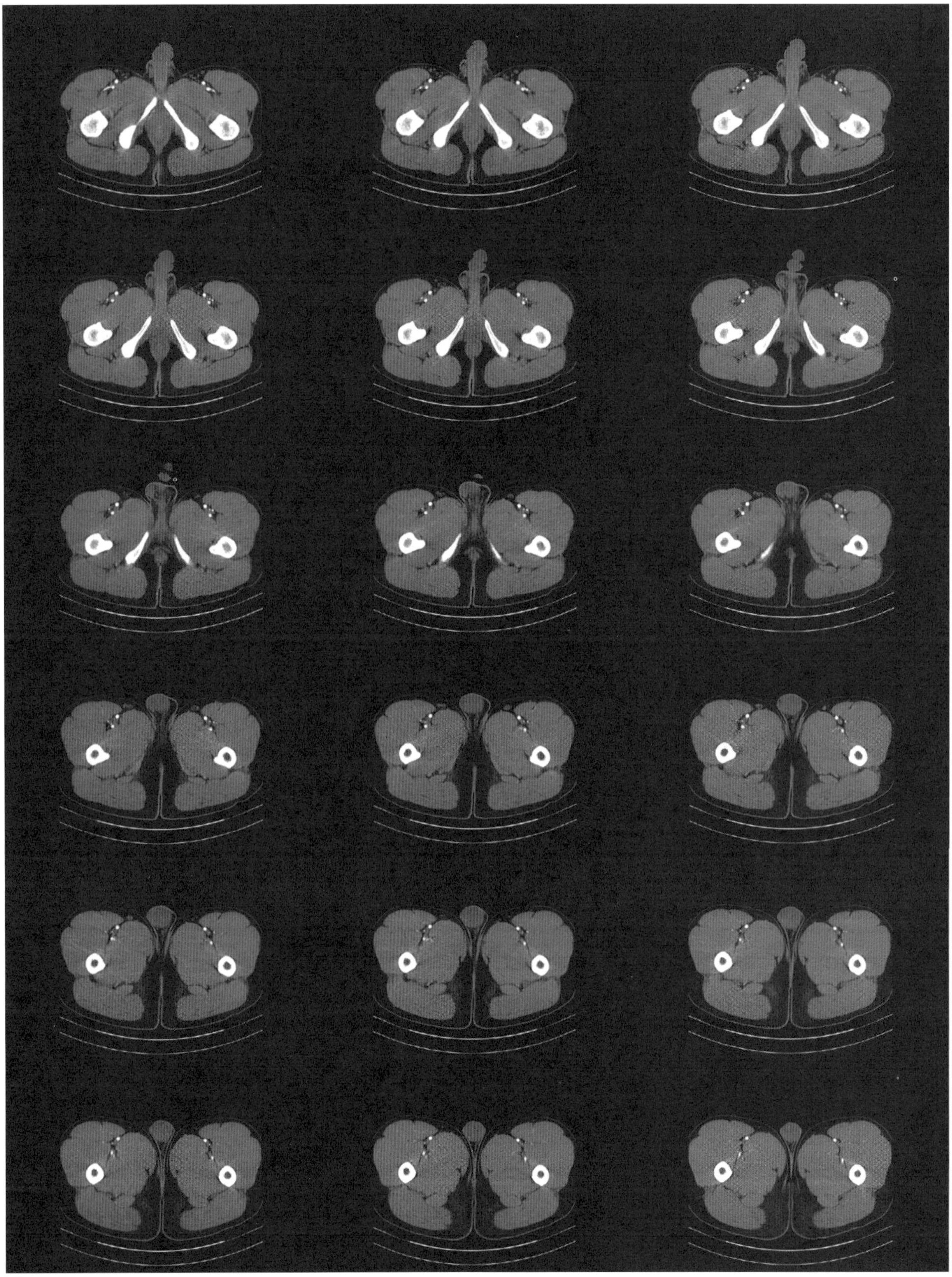

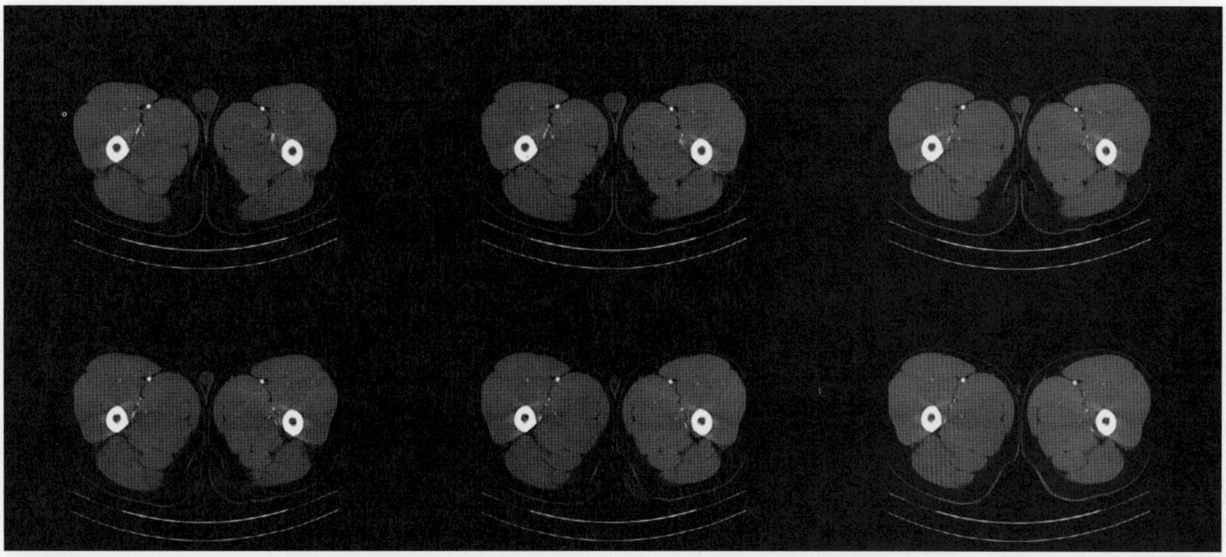

⑩ Abdomen-Pelvis CT(Contrast) Coronal 영상

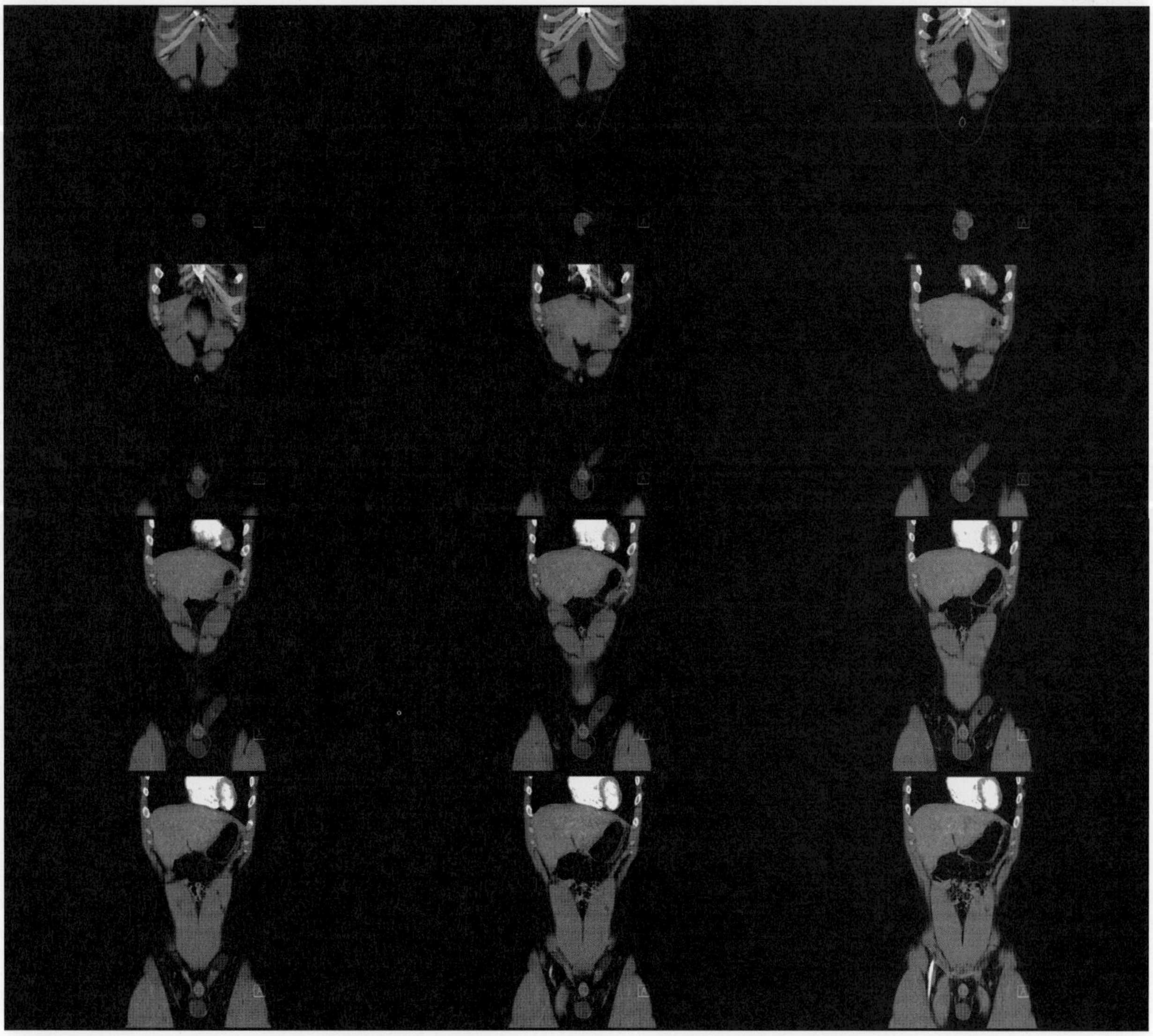

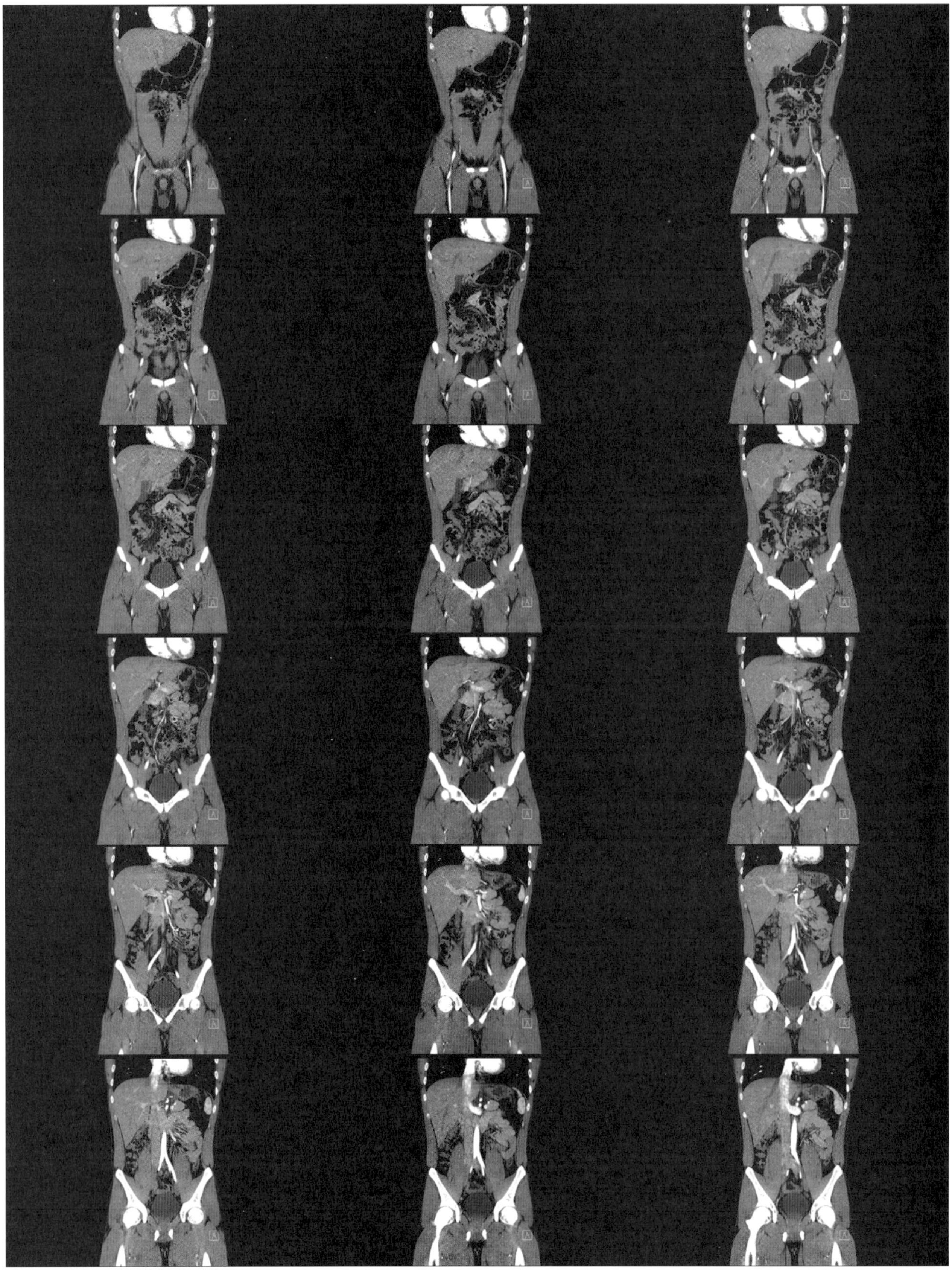

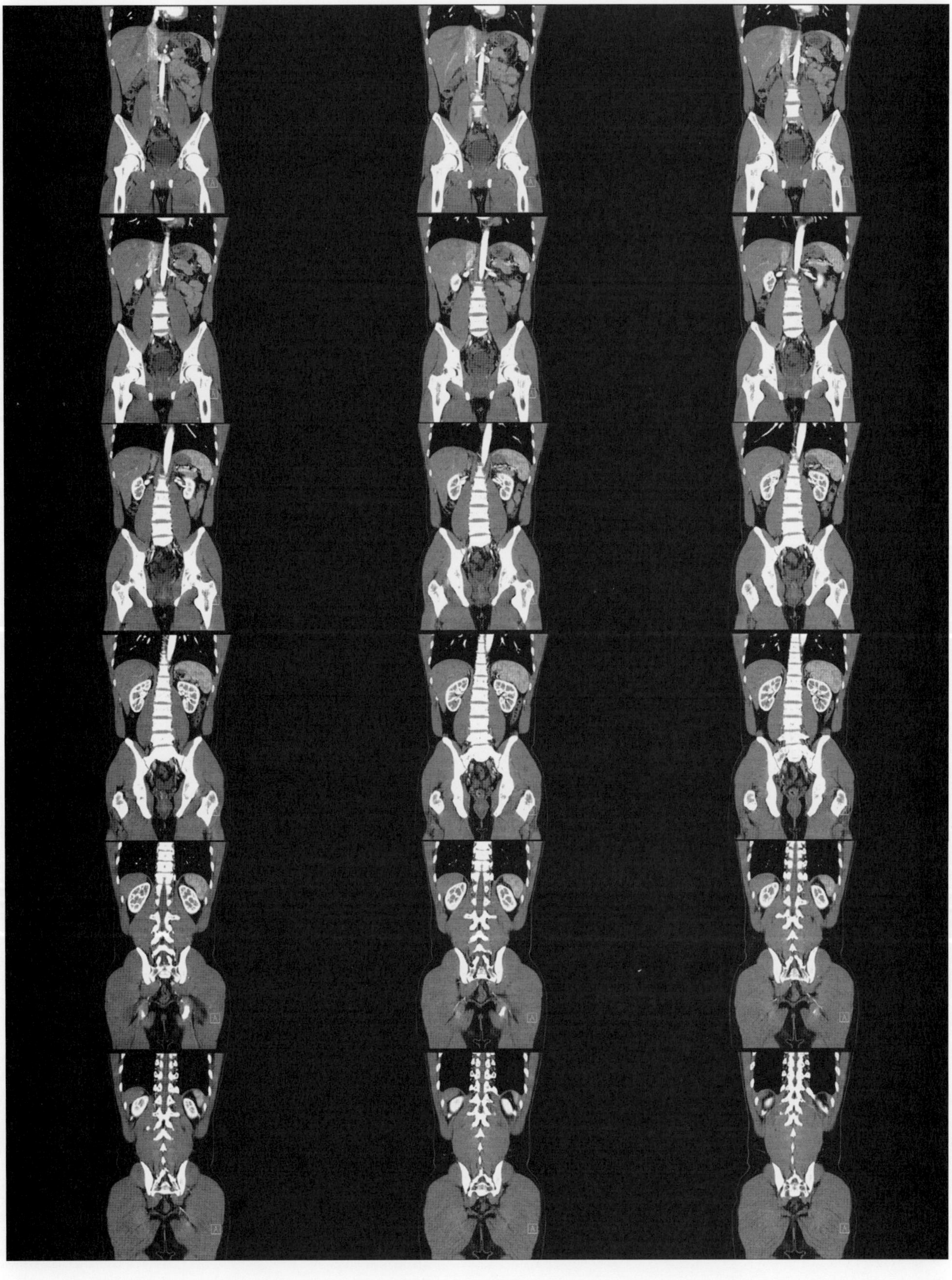

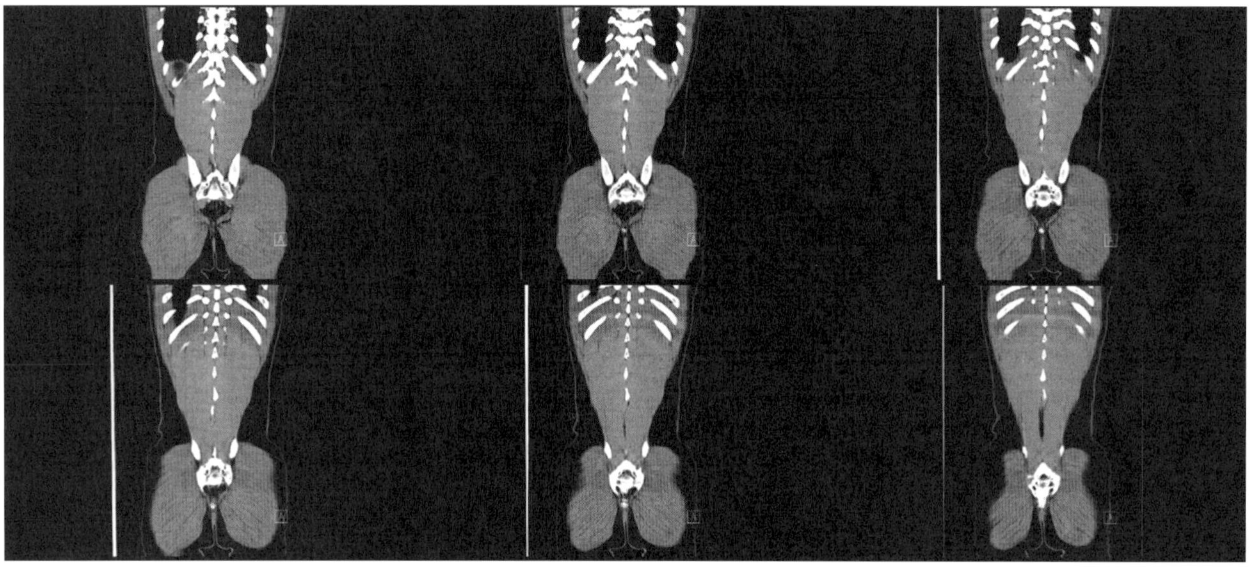

실습 Abdomen-Pelvis CT(Contrast) 검사방법에 대해 작성해 봅시다.

2. Liver CT (Contrast)

① 전처치

(1) 옷을 탈의실에서 검사 가운으로 갈아입는다.
(2) 4~6시간 이상 금식
(3) IV Line 확보
(4) 동의서 확인

② 검사목적 및 적용

악성 간암, 간 내 실질성 병변 및 혈관병변, 폐색성 황달 등의 진단에 주로 적용된다.

- Hepatocellular carcinoma (HCC)
- Hemangioma(혈관종)
- Liver abscess & cyst
- Fatty liver

③ 환자 자세

Supine position & Feet first

④ 검사범위

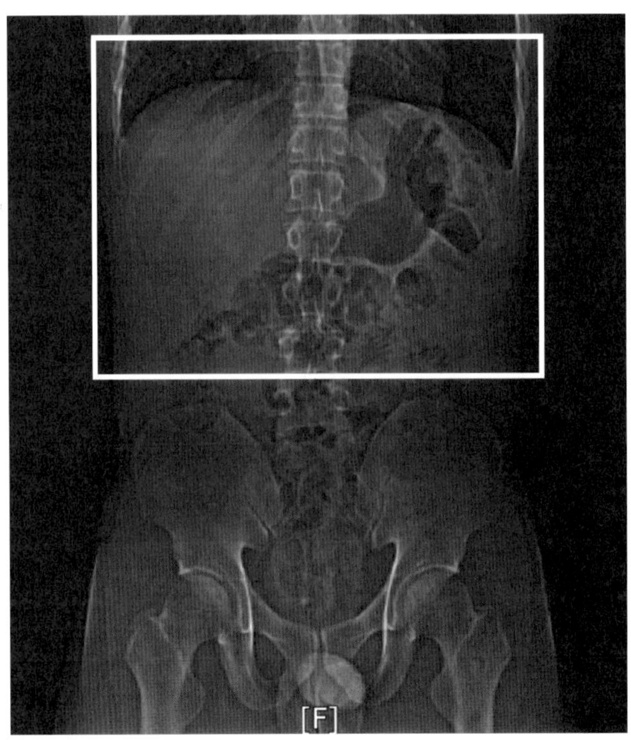

Liver CT Scout 영상과 검사범위

⑤ 절편두께

3~5mm

⑥ 재구성 알고리즘

Standard algorithm

⑦ 영상 재구성

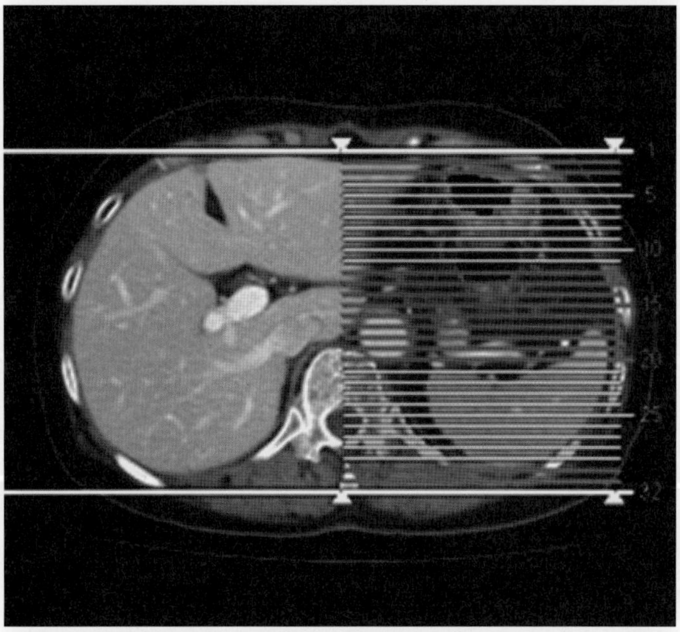

MPR 재구성 영상 (Coronal)

⑧ Liver CT(Contrast) Axial 영상 : 동맥기(Arterial phase)

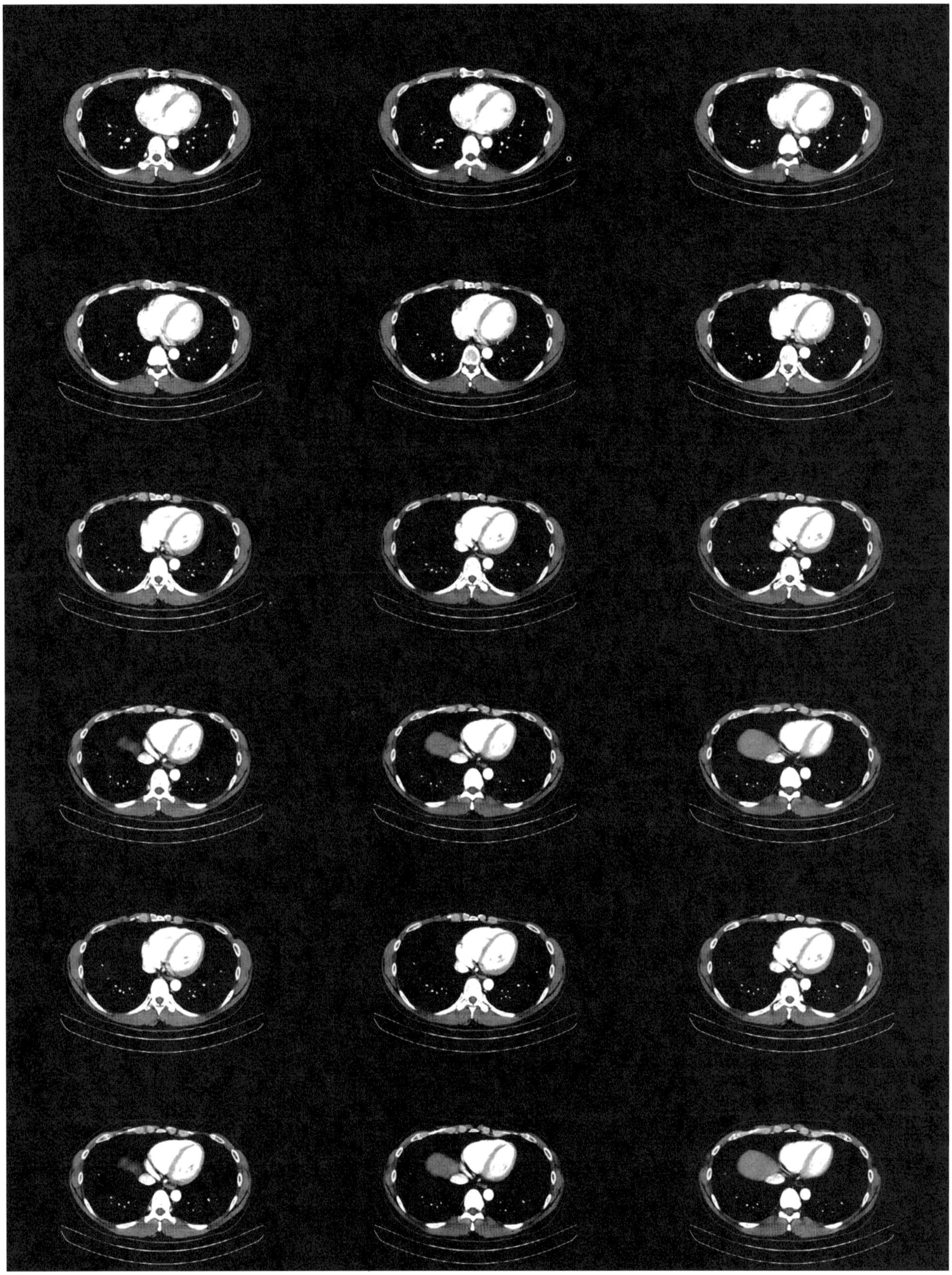

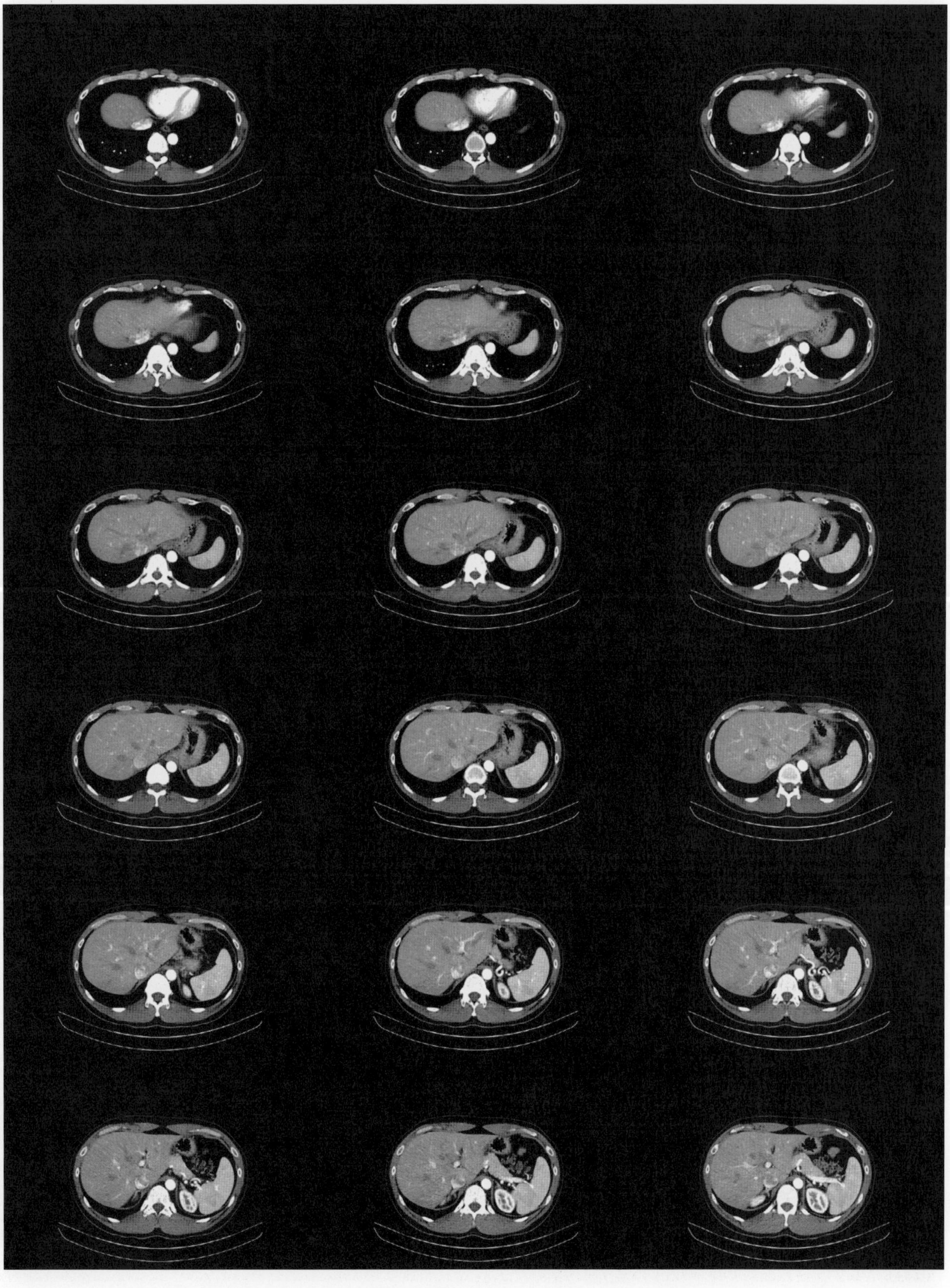

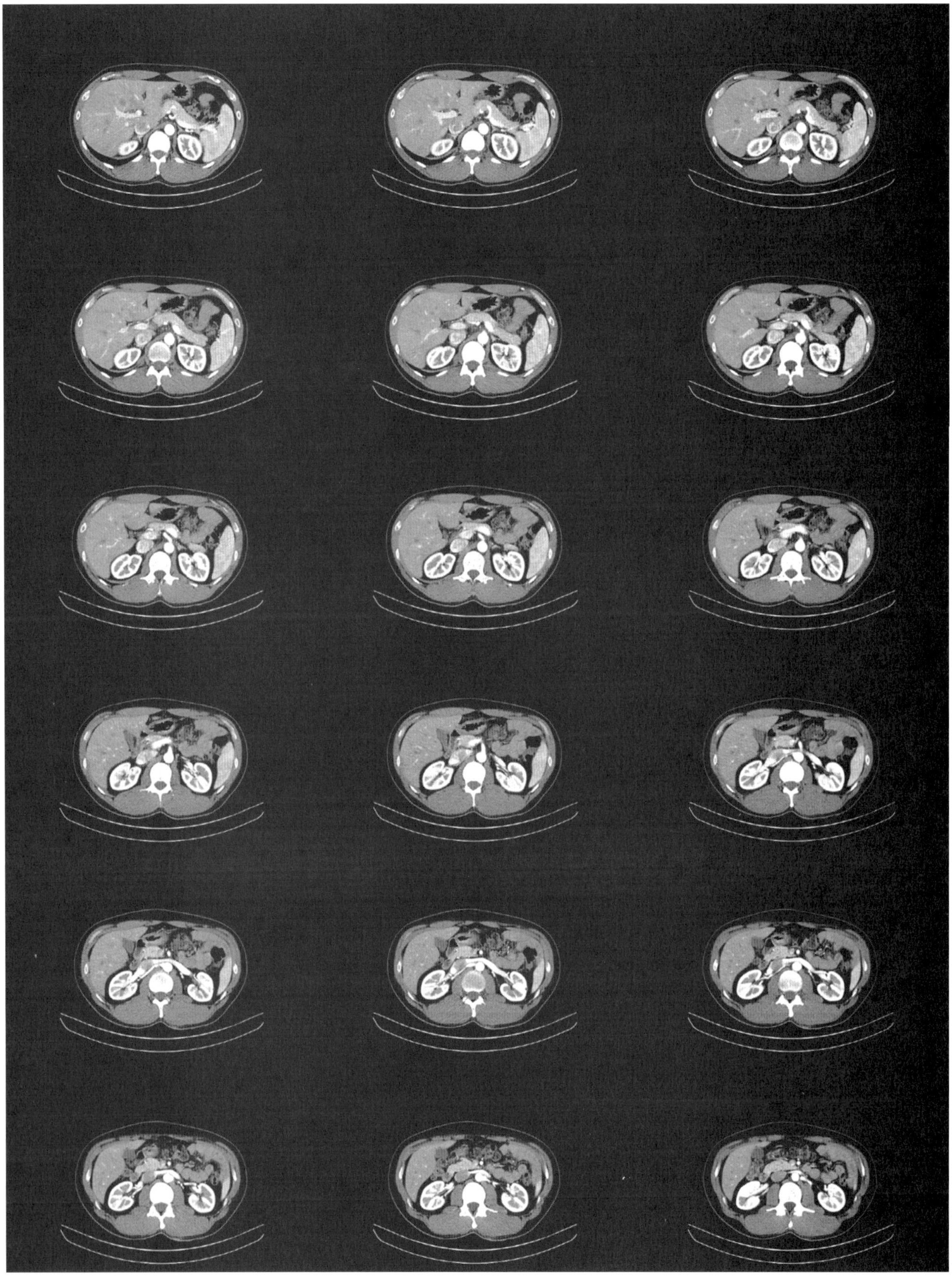

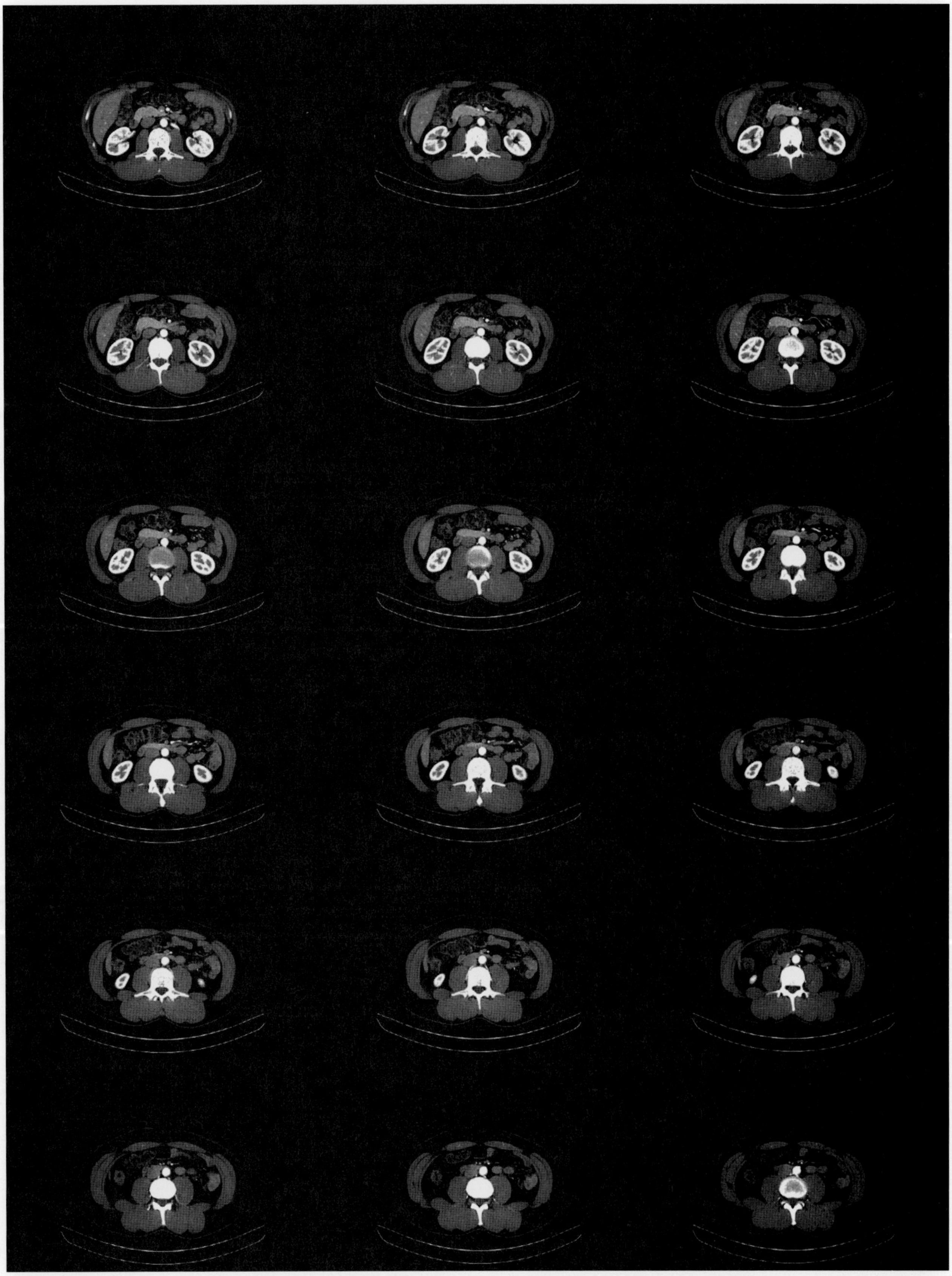

⑨ Liver CT(Contrast) Axial 영상 : 지연기(Delay phase)

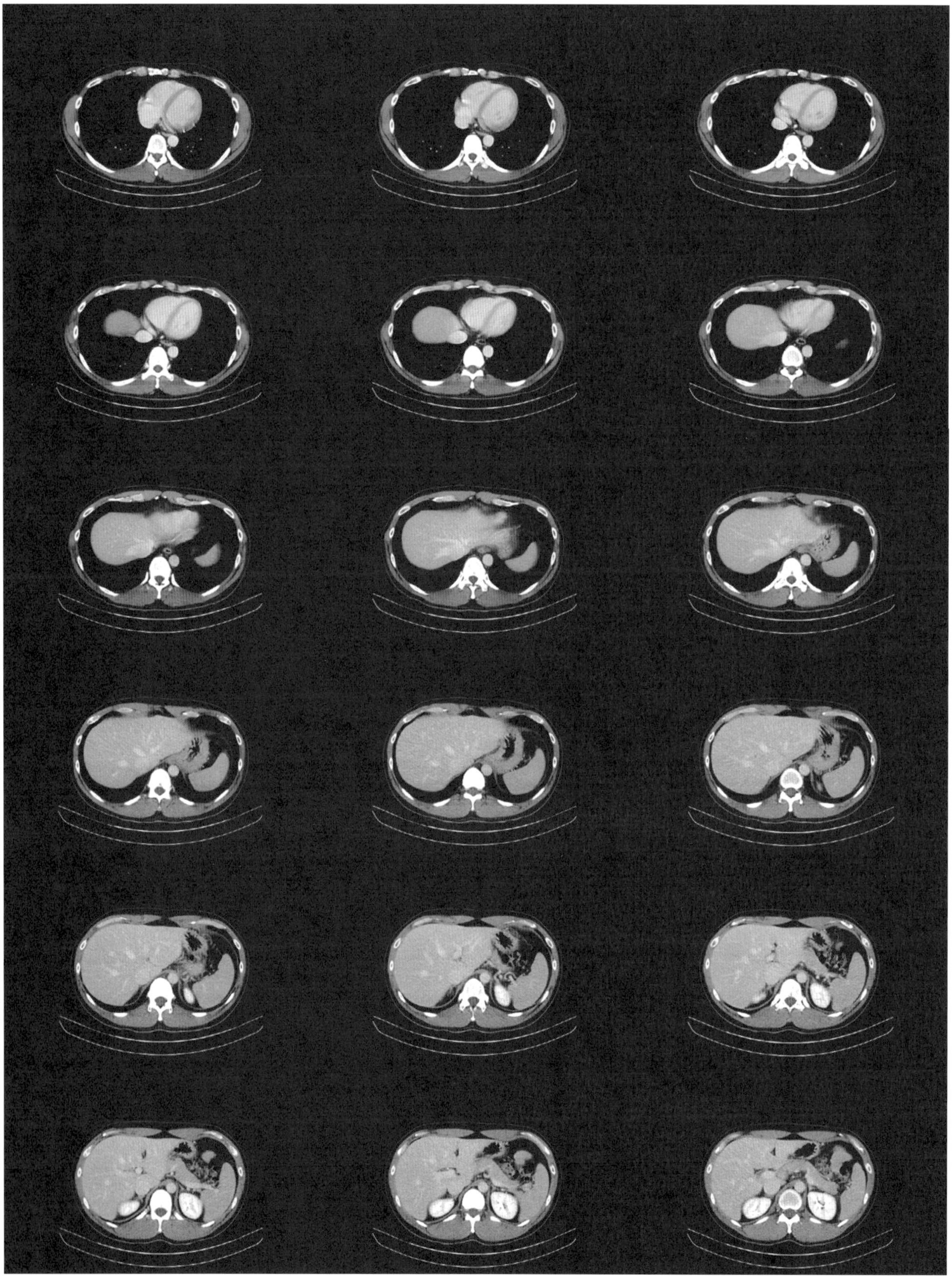

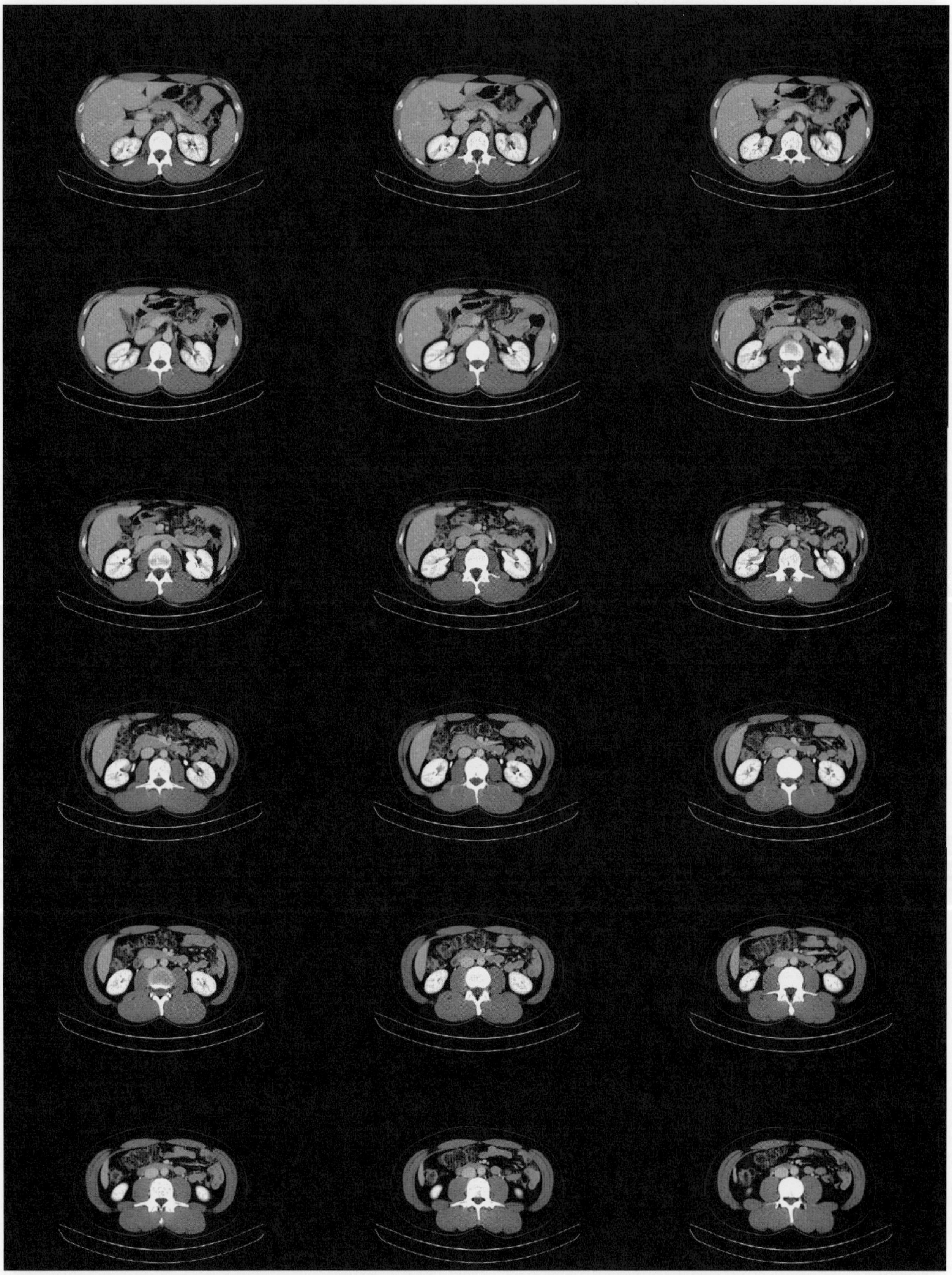

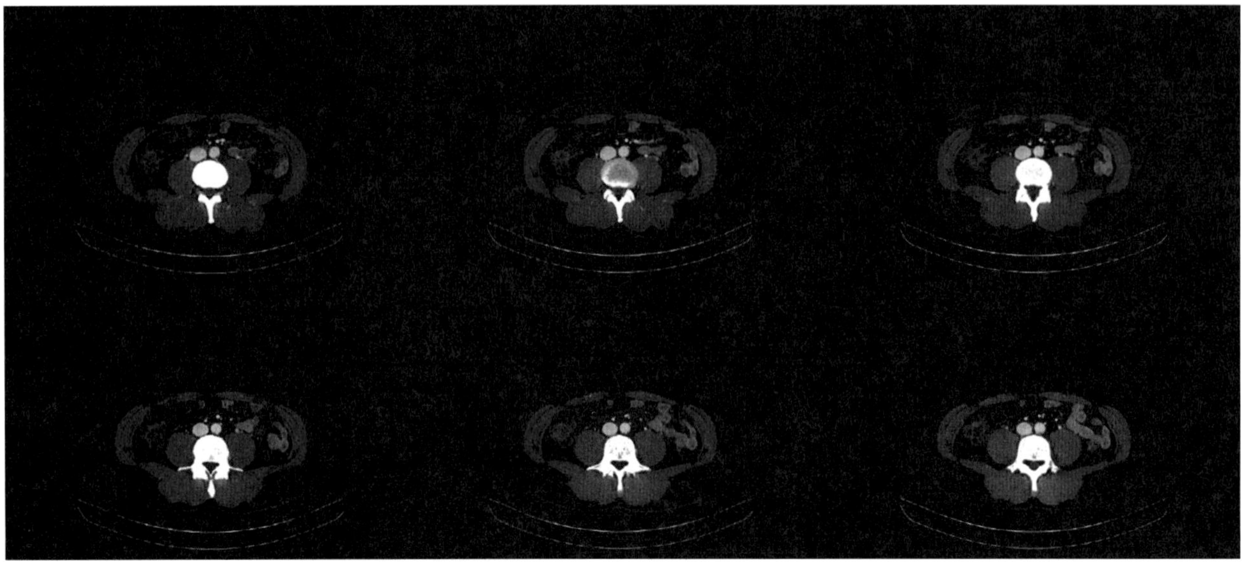

실습 Liver CT(Contrast) 검사에서 간세포암과 간혈관종의 영상에 대한 특징을 작성해 봅시다.

실습 Liver CT(contrast) 검사방법에 대해 작성해 봅시다.

Chapter

08 Spine CT

배울내용

1. C-spine(cervical spine) CT
2. T-spine(thoracic spine) CT
3. L-spine(lumbar spine) CT

학습목표

1. C-spine CT 검사에 대한 내용을 이해하고 검사에 적용할 수 있다.
2. T-spine CT 검사에 대한 내용을 이해하고 검사에 적용할 수 있다.
3. L-spine CT 검사에 대한 내용을 이해하고 검사에 적용할 수 있다.

1. C-spine CT

① 전처치

(1) 윗옷을 탈의실에서 검사 가운으로 갈아입는다.

(2) 머리, 목부위의 금속물질 제거

② 검사목적 및 적용

목뼈의 골절 및 탈구, 척추사이원반 탈출증, 종괴, 협착증 등의 진단에 주로 적용된다.

- tumor를 관찰하고자 하는 경우 조영제 검사를 실시할 수 있다.
- Spine fracture
- Disc herniation
- Bone dislocation
- Spine stenosis

③ 환자 자세

Supine position & Head first

④ 검사범위

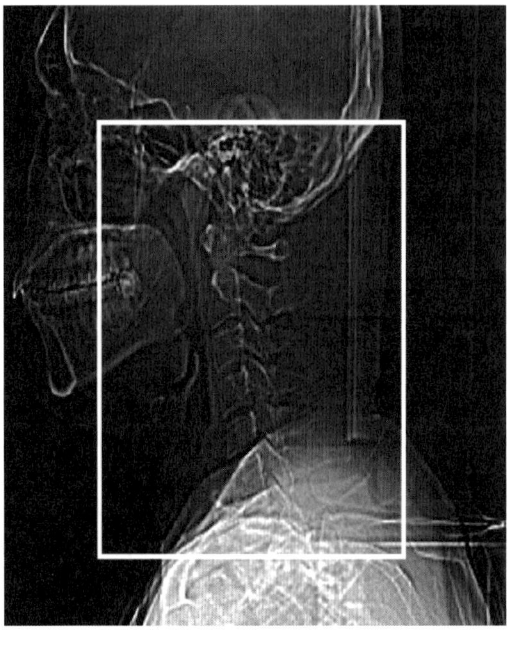

C-spine CT Scout 영상과 검사범위

⑤ 절편두께

2~3mm

⑥ 재구성 알고리즘

Standard algorithm

⑦ 영상 재구성

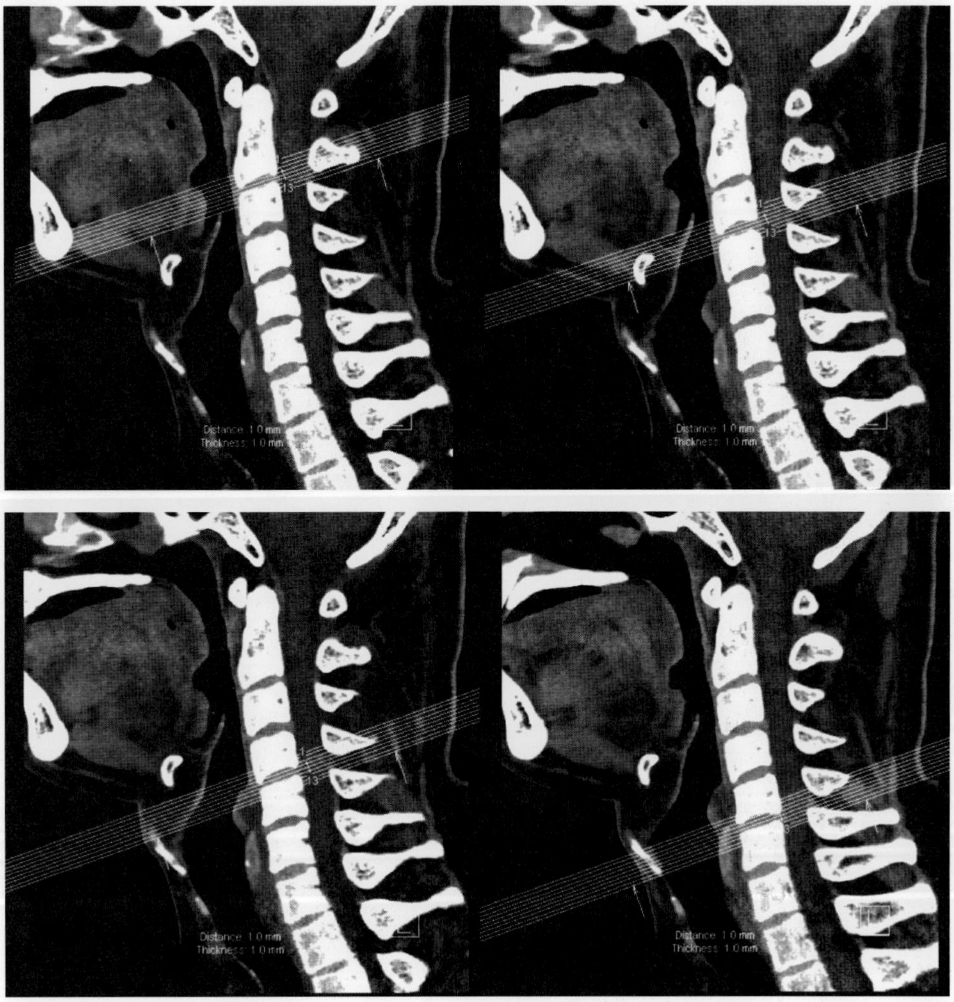

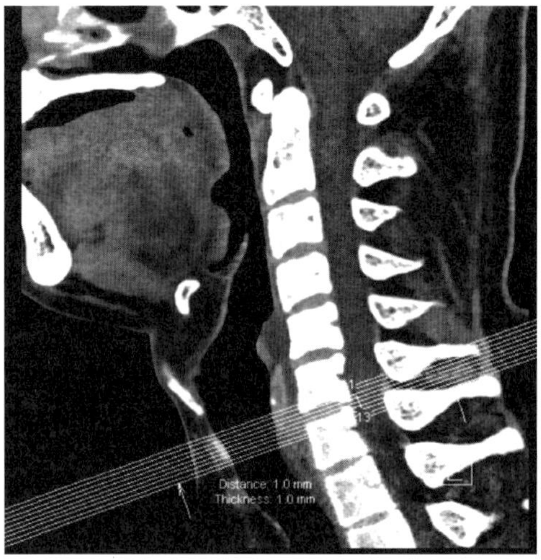

MPR 재구성 영상 (Axial)

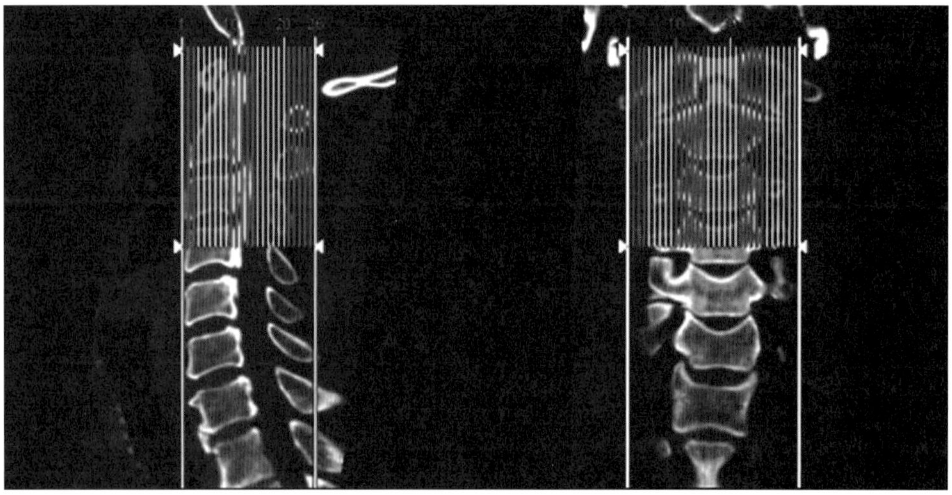

MPR 재구성 영상 (Coronal & Sagittal)

⑧ CT 영상해부학

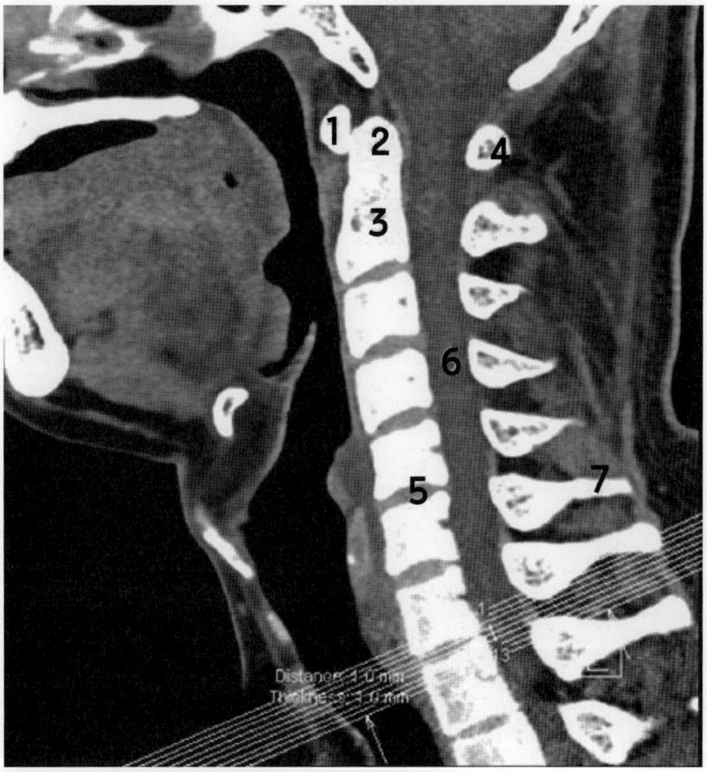

C-spine CT Sagittal 영상

1 : Anterior tubercle (앞결절)
2 : Odontoid process (치아돌기)
3 : C2 body (목뼈 두 번째 몸통)
4 : Posterior tubercle (뒤결절)
5 : Intervertebral disc (척추사이원반)
6 : Spinal cord (척수)
7 : Spinous process (가시돌기)

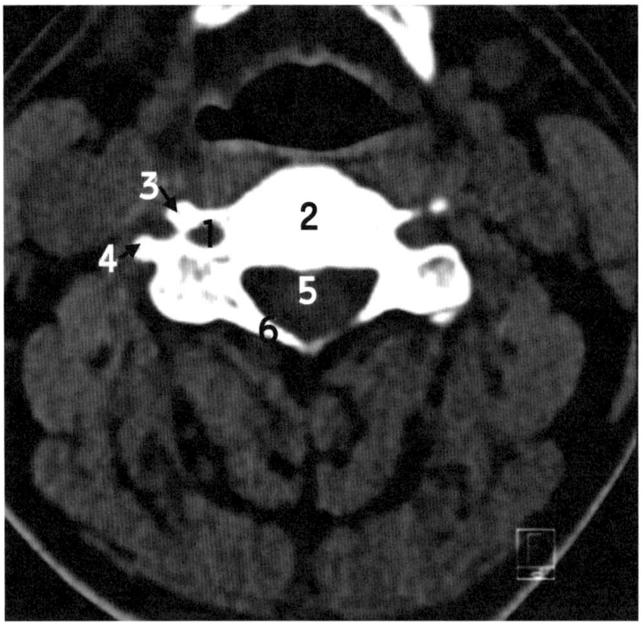

C-spine CT Axial 영상

1 : Transverse foramen (가로돌기구멍)
2 : C3 body (목뼈 세번째 몸통)
3 : Anterior tubercle of transverse process (가로돌기의 앞결절)
4 : Posterior tubercle of transverse process (가로돌기의 뒤결절)
5 : Spinal cord (척수)
6 : Lamina (척추뼈 고리판)

⑨ C-spine CT Axial 영상

- C2-C3

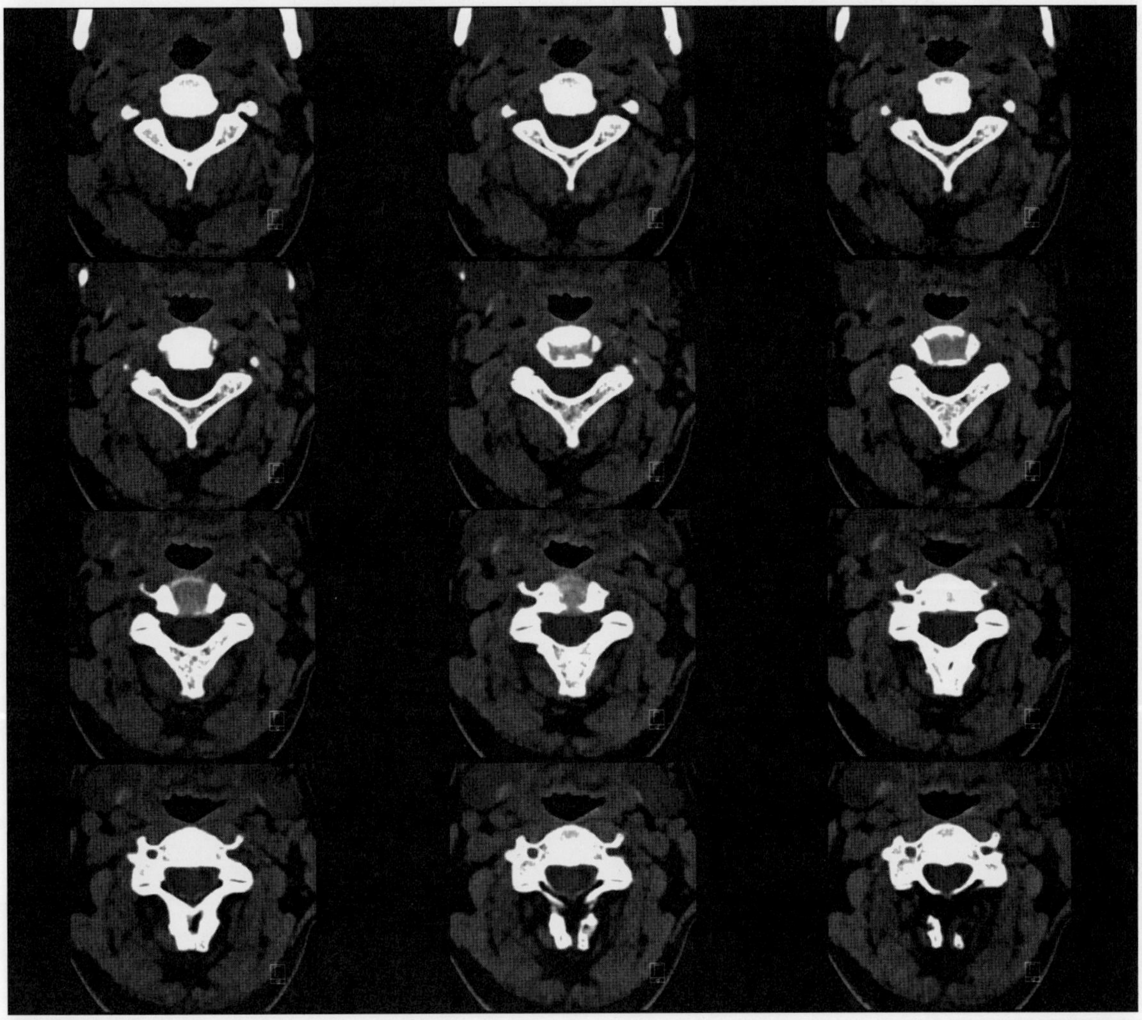

- C3-C4

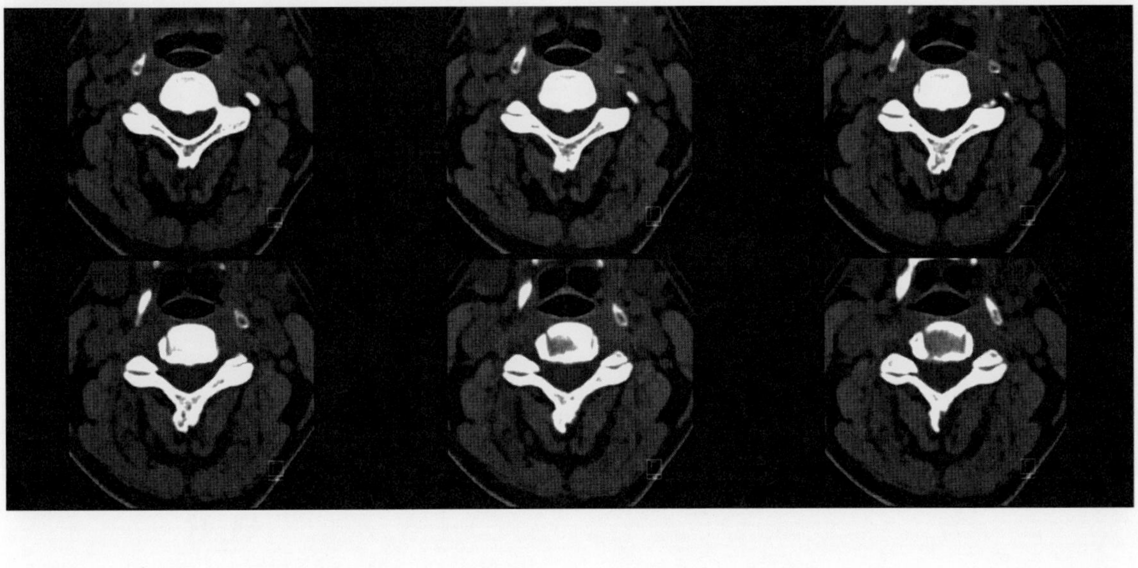

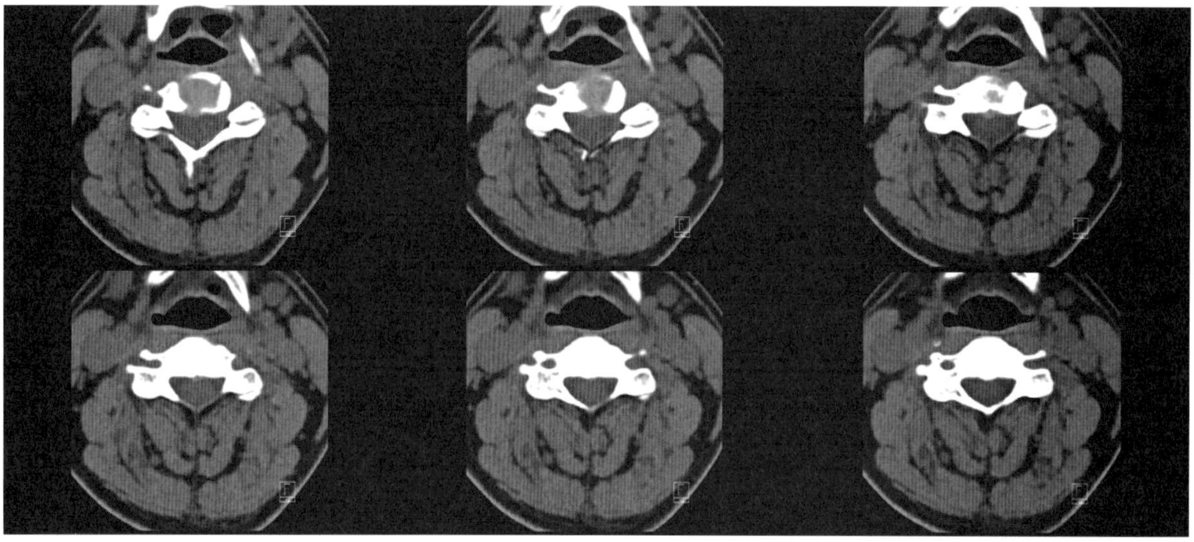

■ C4-C5

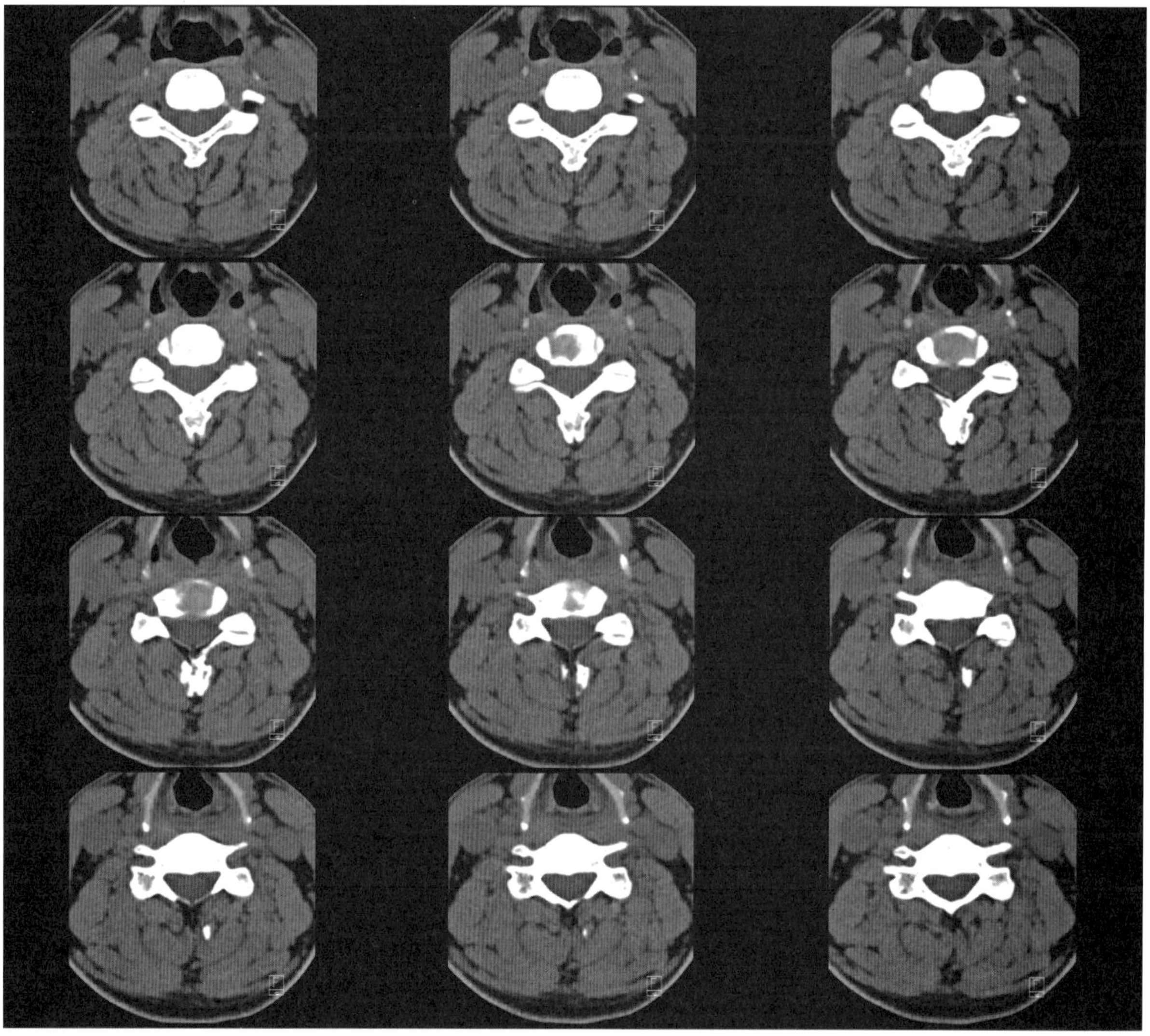

- C5-C6

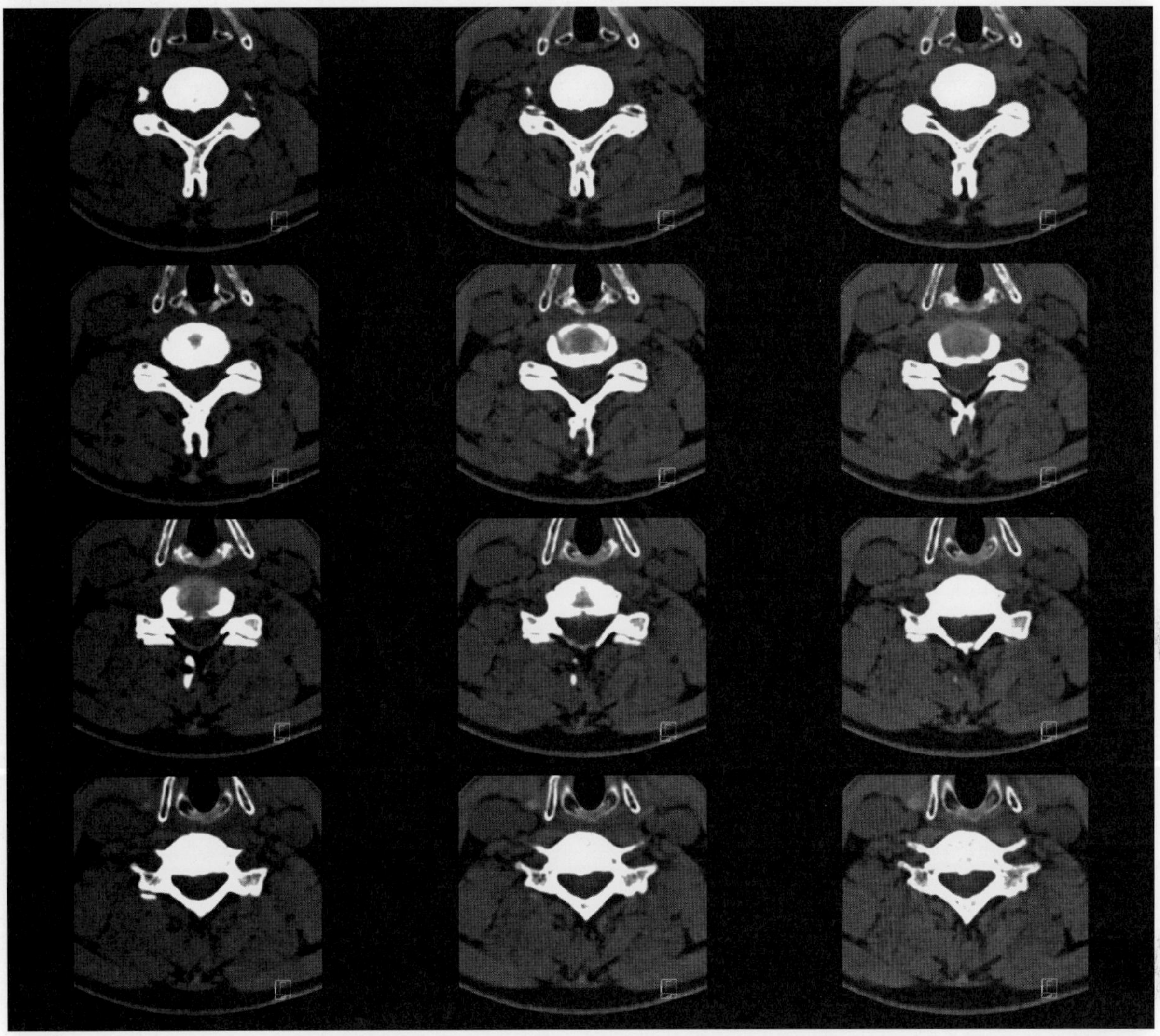

- C6-C7

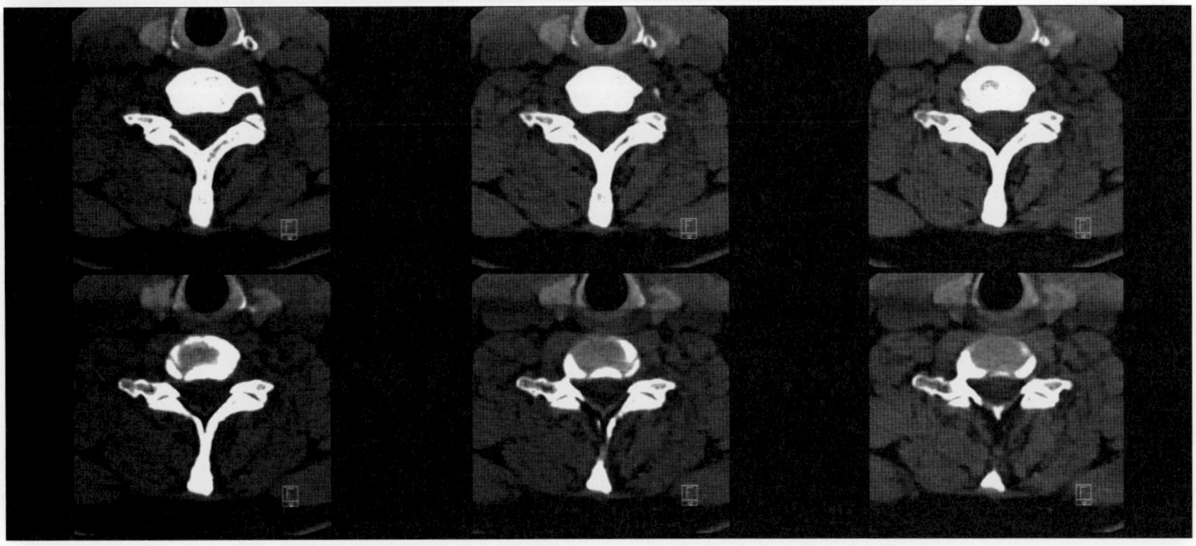

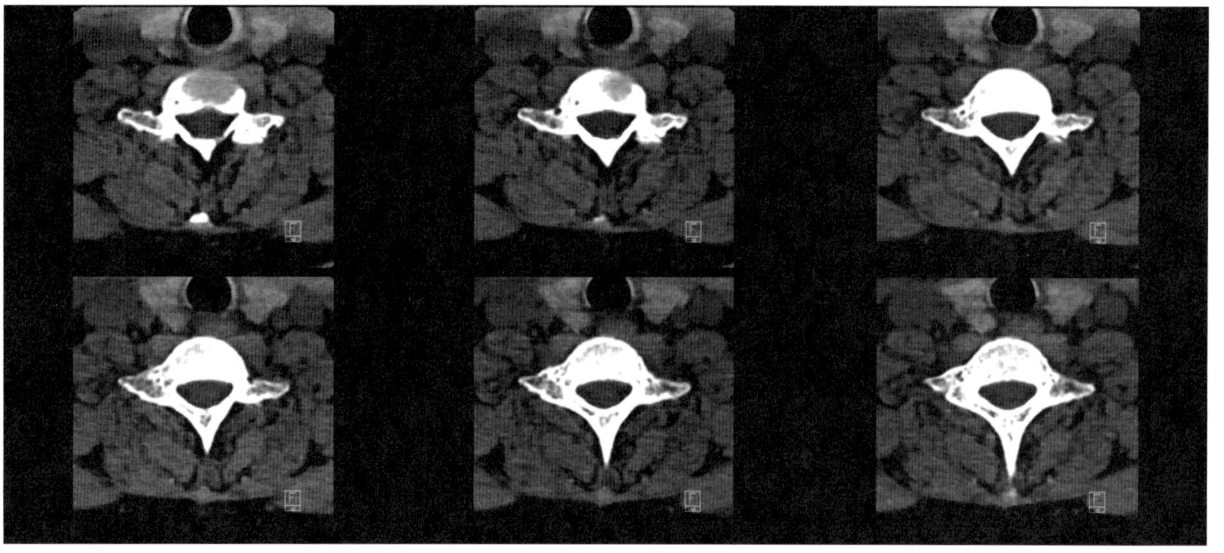

■ C7-T1

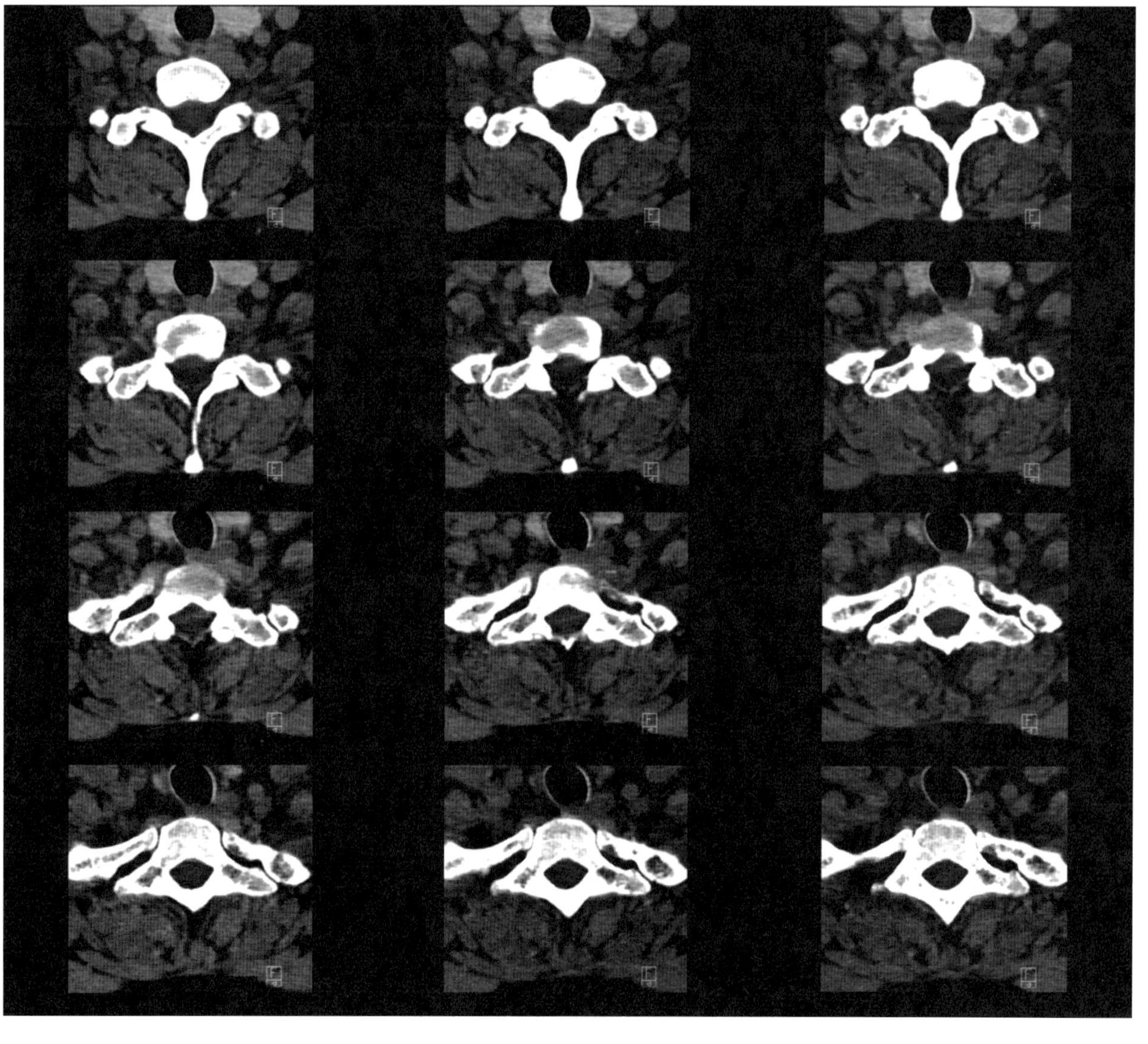

⑩ C-spine CT Sagittal 영상

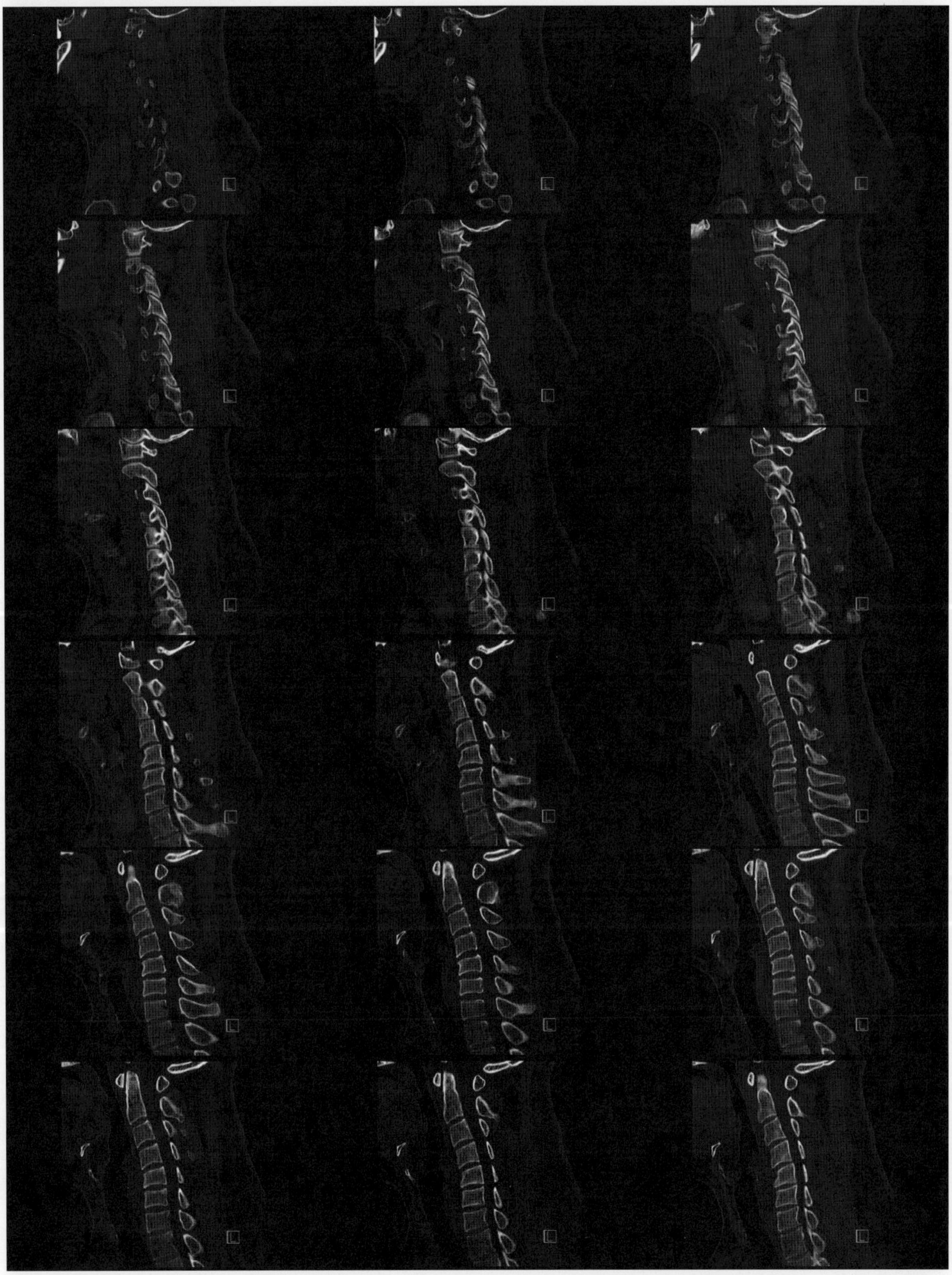

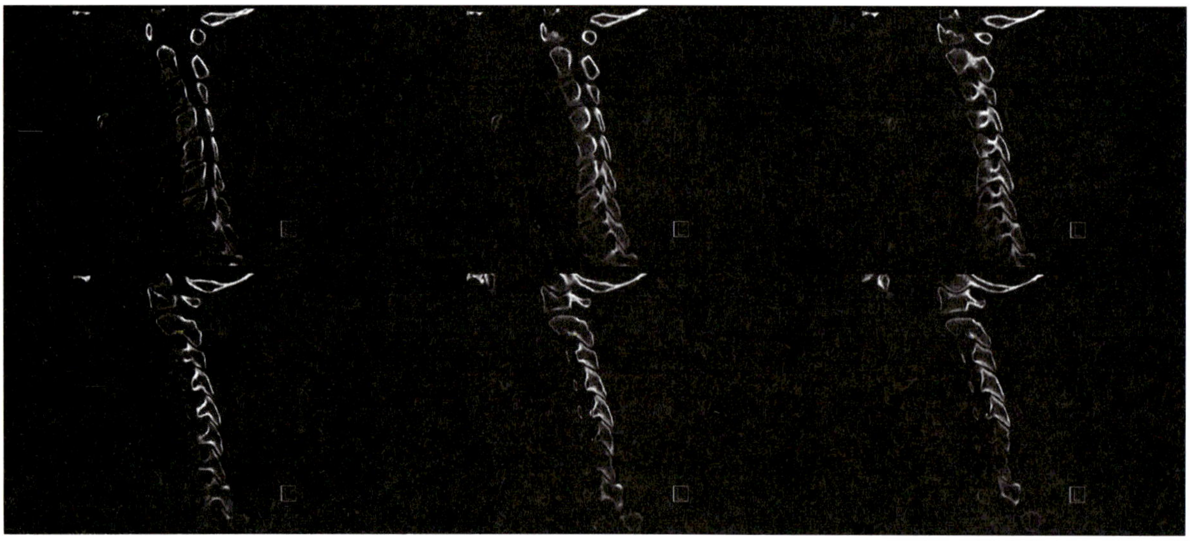

⑪ C-spine CT VRT 영상

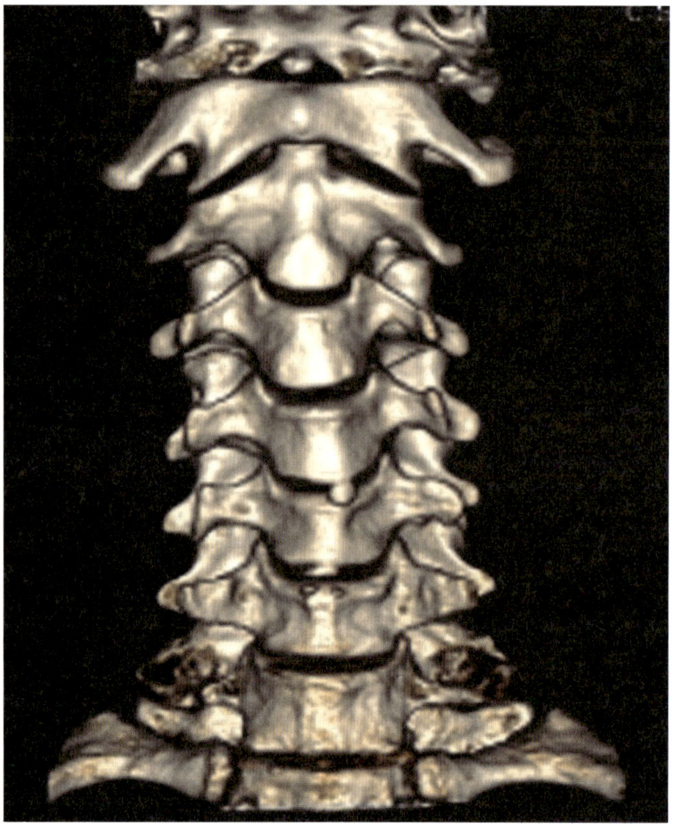

실습 C-spine CT 검사방법에 대해 작성해 봅시다.

실습 C-spine CT 검사의 raw data를 활용하여 Slice thickness 2mm, Interval 2mm로 설정해서 Coronal 영상을 재구성해 봅시다.

MEMO

실습한 영상 붙이는 곳

실습 C-spine CT 검사의 raw data를 활용하여 Slice thickness 2mm, Interval 2mm로 설정해서 Sagittal 영상을 재구성해 봅시다.

MEMO

실습한 영상 붙이는 곳

2. T-spine CT

① 전처치

(1) 윗옷을 탈의실에서 검사 가운으로 갈아입는다.

(2) 금속물질 제거

② 검사목적 및 적용

등뼈의 골절 및 탈구, 척추사이원반 탈출증, 종괴, 협착증 등의 진단에 주로 적용된다.

- tumor를 관찰하고자 하는 경우 조영제 검사를 실시할 수 있다.
- Spine fracture
- Disc herniation
- Bone dislocation
- Spine stenosis

③ 환자 자세

Supine position & Feet first

④ 검사범위

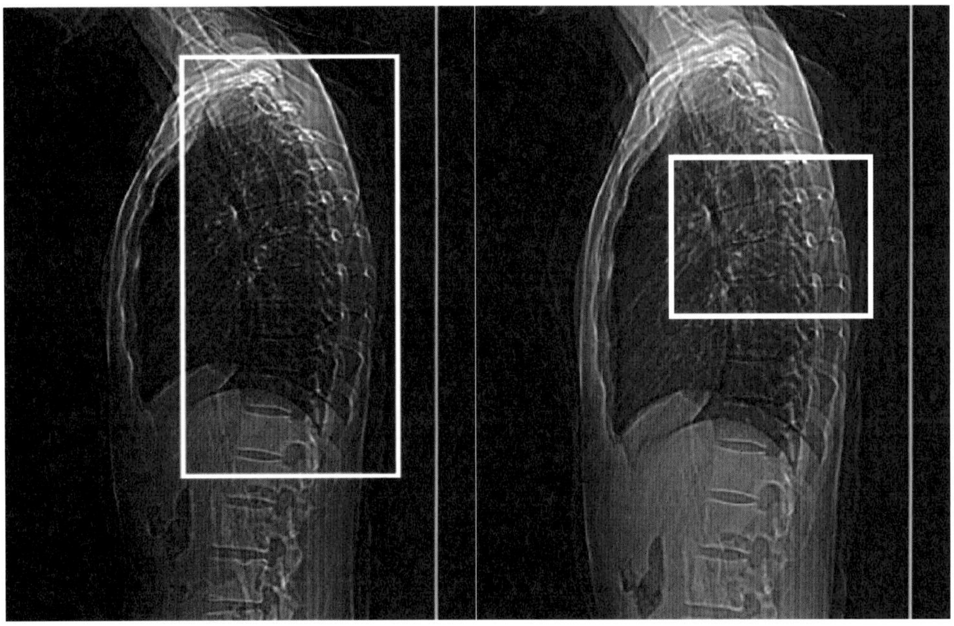

T-spine CT Scout 영상과 검사범위

⑤ 절편두께

2~3mm

⑥ 재구성 알고리즘

Standard algorithm

⑦ 영상 재구성

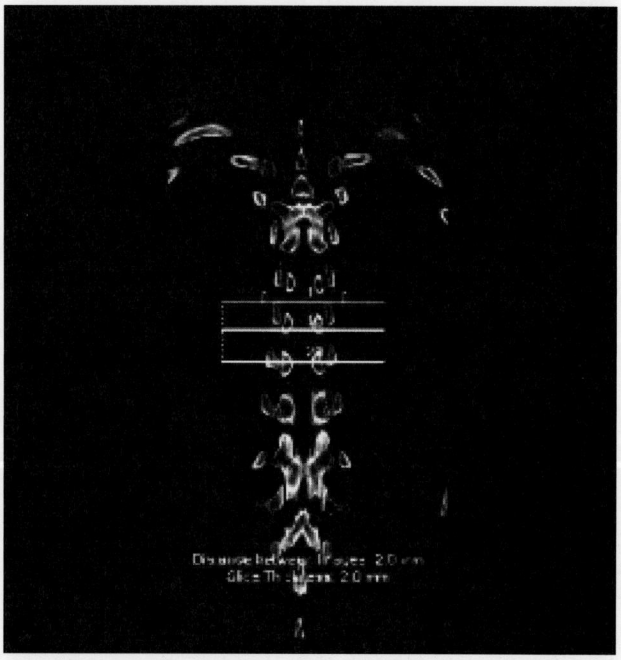

⑧ T-spine CT Axial 영상

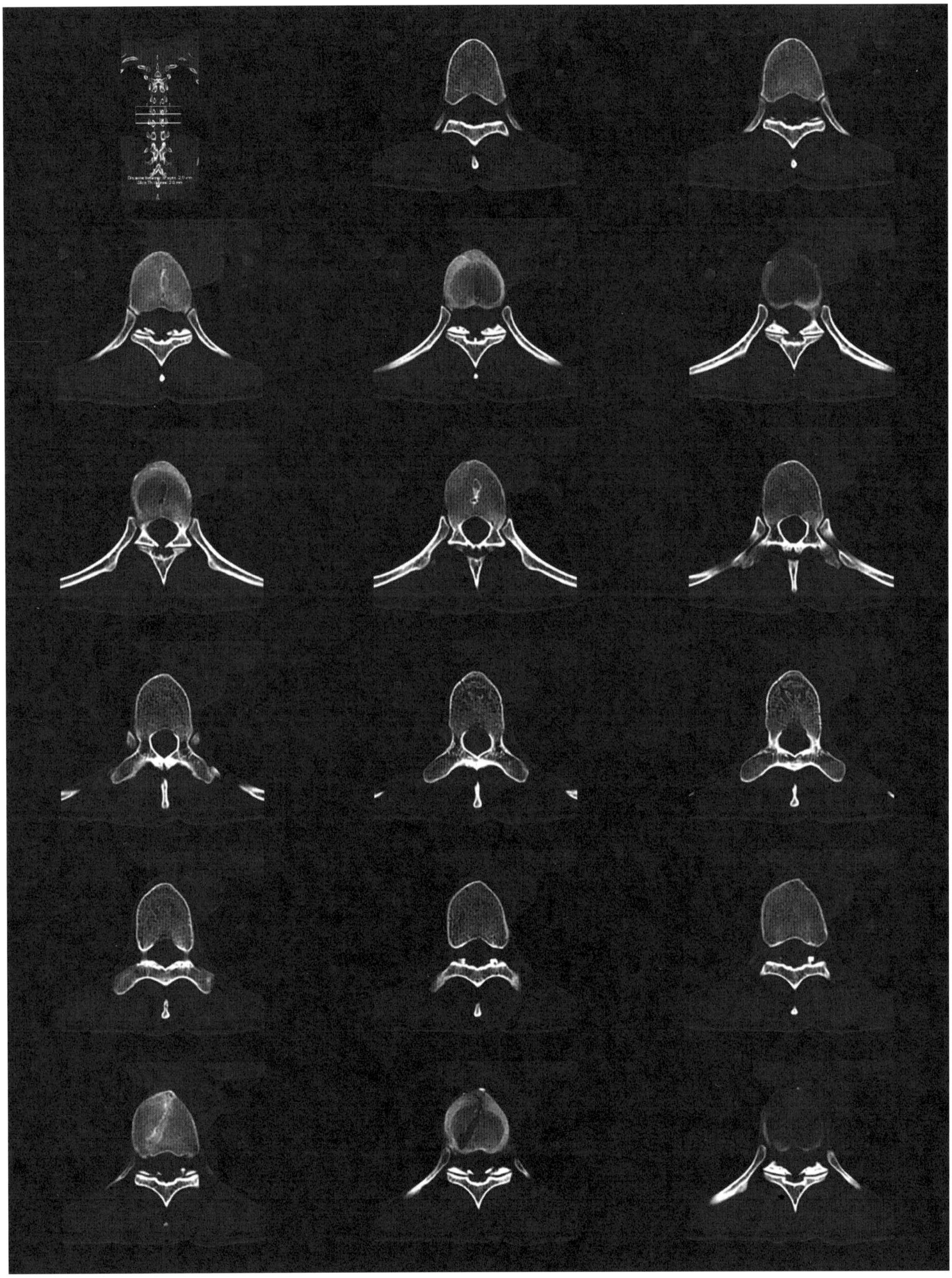

⑨ T-spine CT Coronal 영상

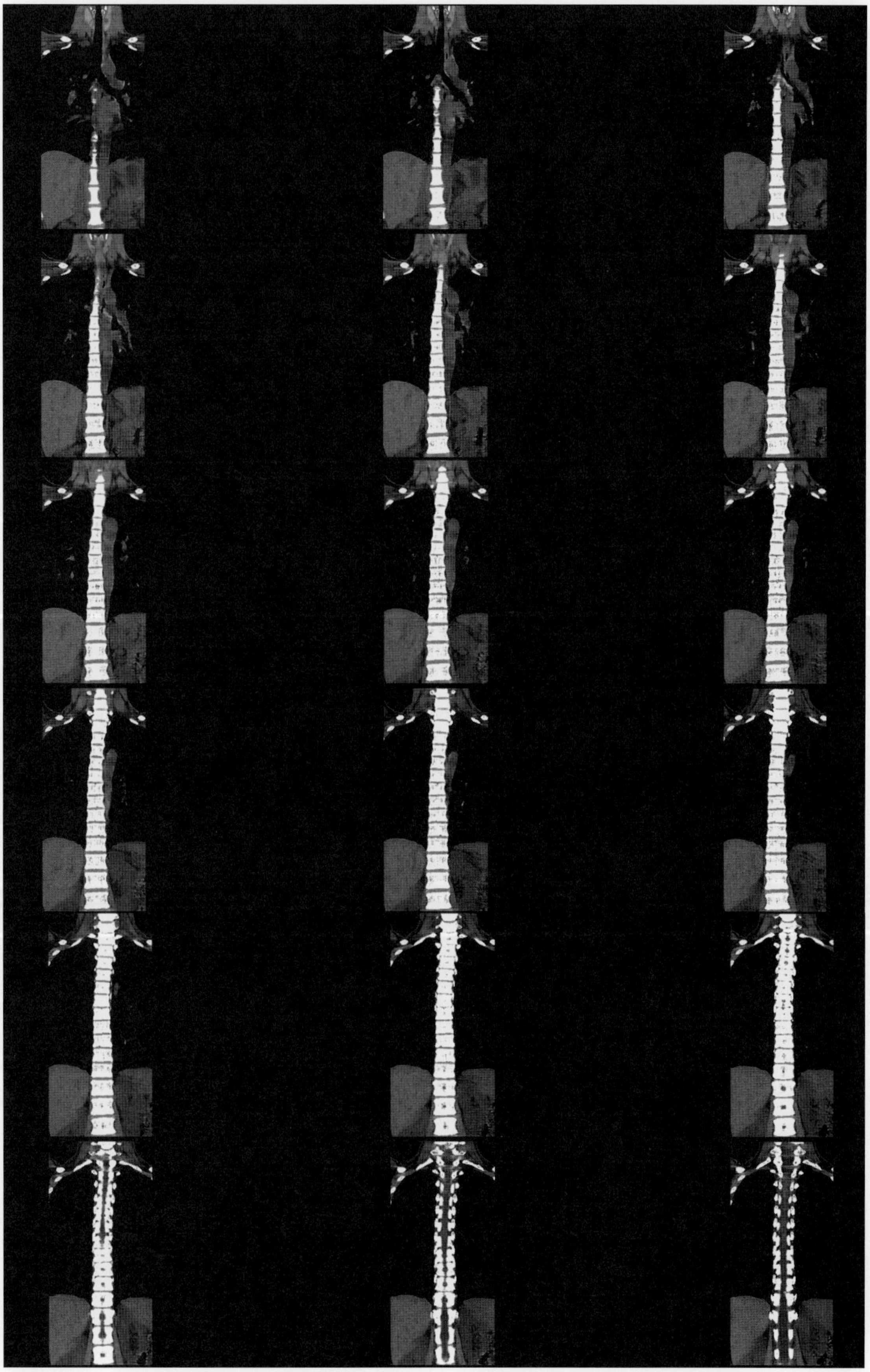

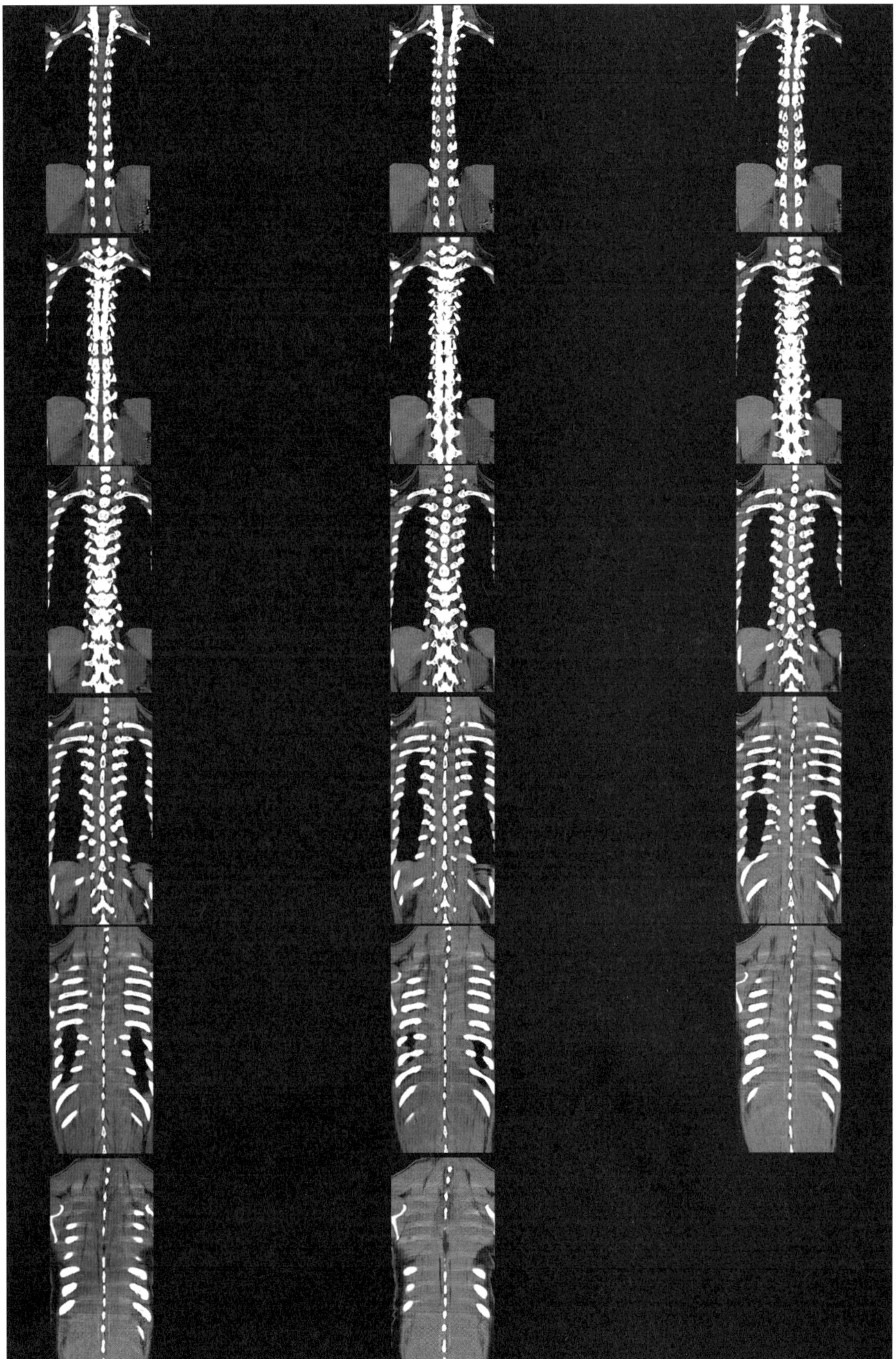

⑩ T-spine CT VRT 영상

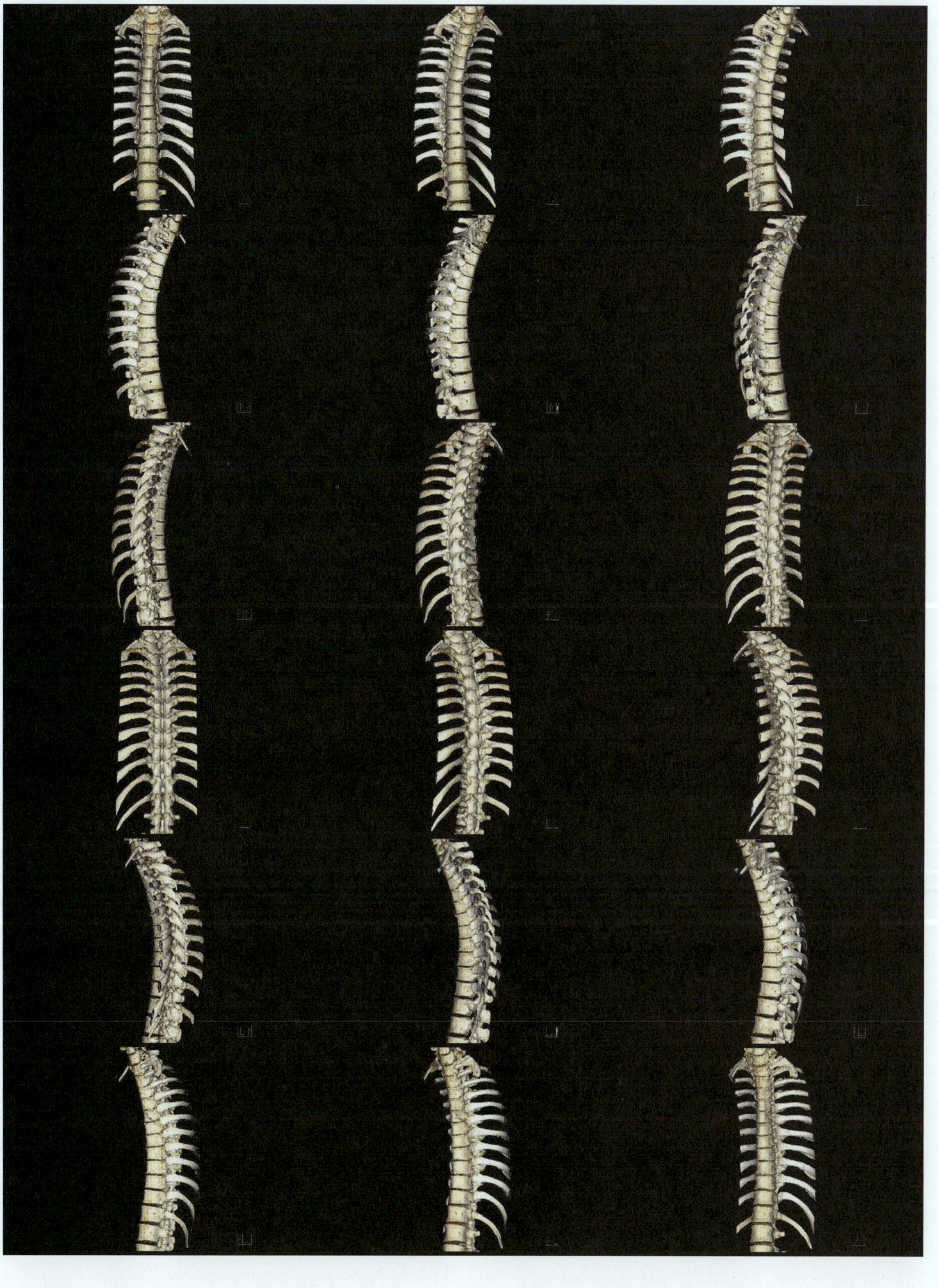

실습 T-spine CT 검사방법에 대해 작성해 봅시다.

실습 T-spine CT 검사의 raw data를 활용하여 Slice thickness 2mm, Interval 2mm로 설정해서 Coronal 영상을 재구성해 봅시다.

MEMO

실습한 영상 붙이는 곳

실습 T-spine CT 검사의 raw data를 활용하여 Slice thickness 2mm, Interval 2mm로 설정해서 Sagittal 영상을 재구성해 봅시다.

MEMO

실습한 영상 붙이는 곳

3. L-spine CT

① 전처치

(1) 옷을 탈의실에서 검사 가운으로 갈아입는다.

(2) 금속물질 제거

② 검사목적 및 적용

허리뼈의 골절 및 탈구, 척추사이원반 탈출증, 종괴, 협착증 등의 진단에 주로 적용된다.

- tumor를 관찰하고자 하는 경우 조영제 검사를 실시할 수 있다.
- Spine fracture
- Disc herniation
- Bone dislocation
- Spine stenosis

③ 환자 자세

Supine position & Feet first

④ 검사범위

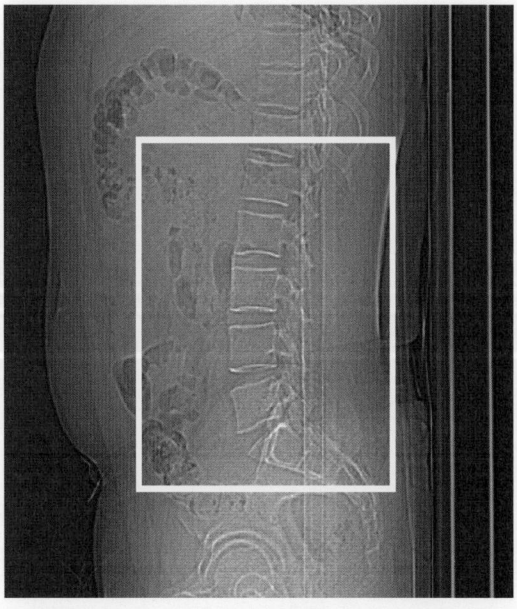

L-spine CT Scout 영상과 검사범위

⑤ 절편두께

3mm

⑥ 재구성 알고리즘

Standard algorithm

⑦ 영상 재구성

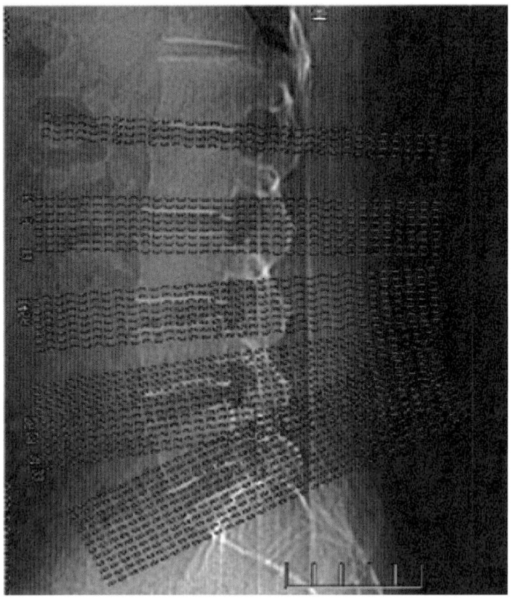

MPR 재구성 영상 (Axial)

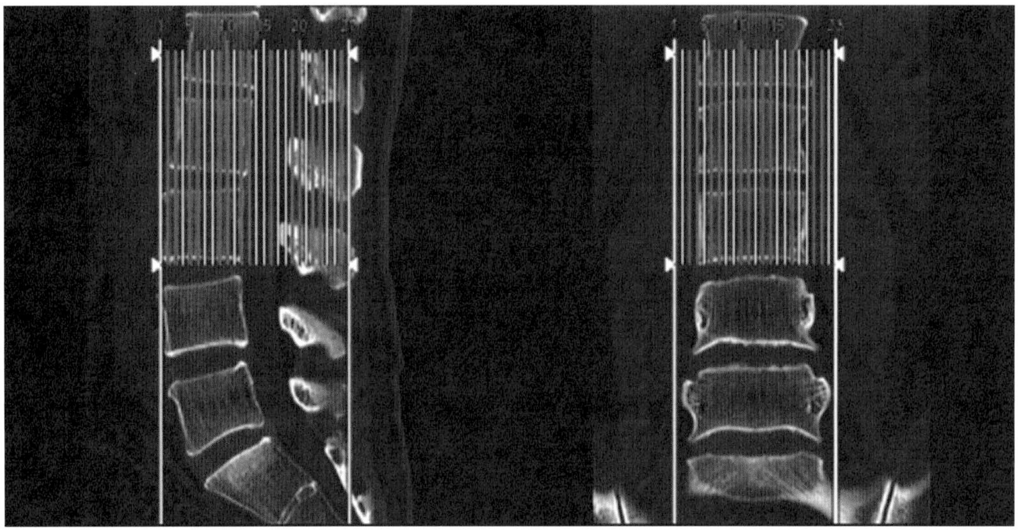

MPR 재구성 영상 (Coronal & Sagittal)

⑧ CT 영상해부학

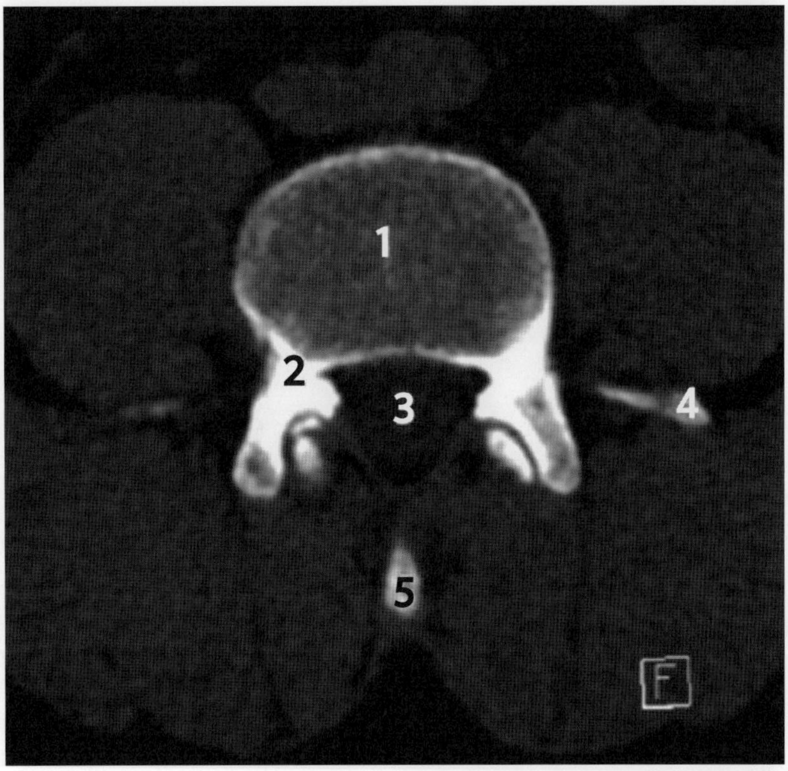

L-spine CT Axial 영상

1 : Vertebral body (척추뼈 몸통)
2 : Pedicle (척추뼈 고리뿌리)
3 : Spinal cord (척수)
4 : Transverse process (가로돌기)
5 : Spinous process (가시돌기)

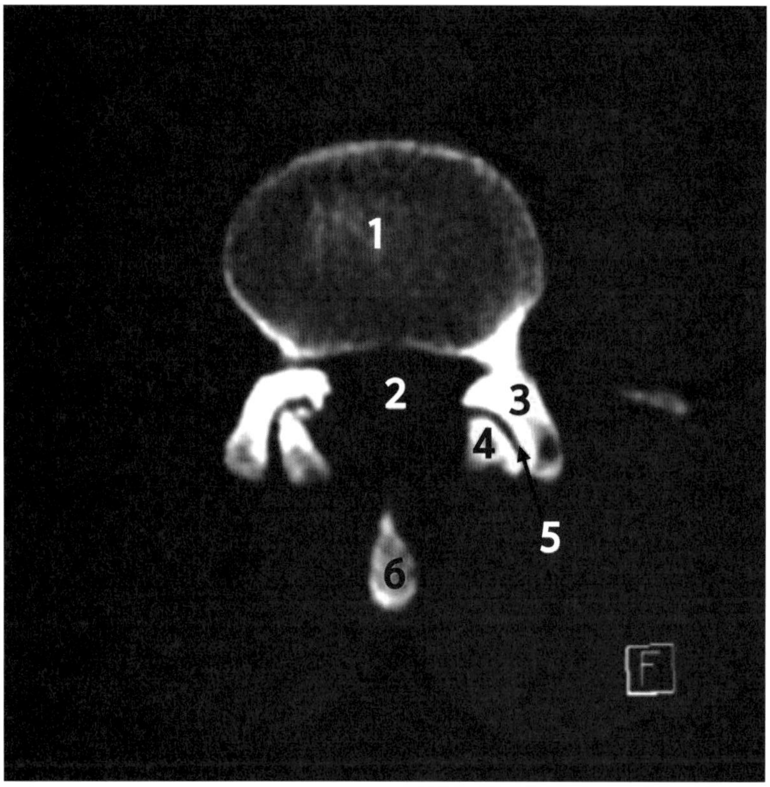

L-spine CT Axial 영상

1 : Vertebral body (척추뼈 몸통)
2 : Spinal cord (척수)
3 : Superior articular process (위관절돌기)
4 : Inferior articular process (아래관절돌기)
5 : Zygapophysial joint (돌기사이관절)
6 : Spinous process (가시돌기)

⑨ L-spine CT Axial 영상

- L1-L2

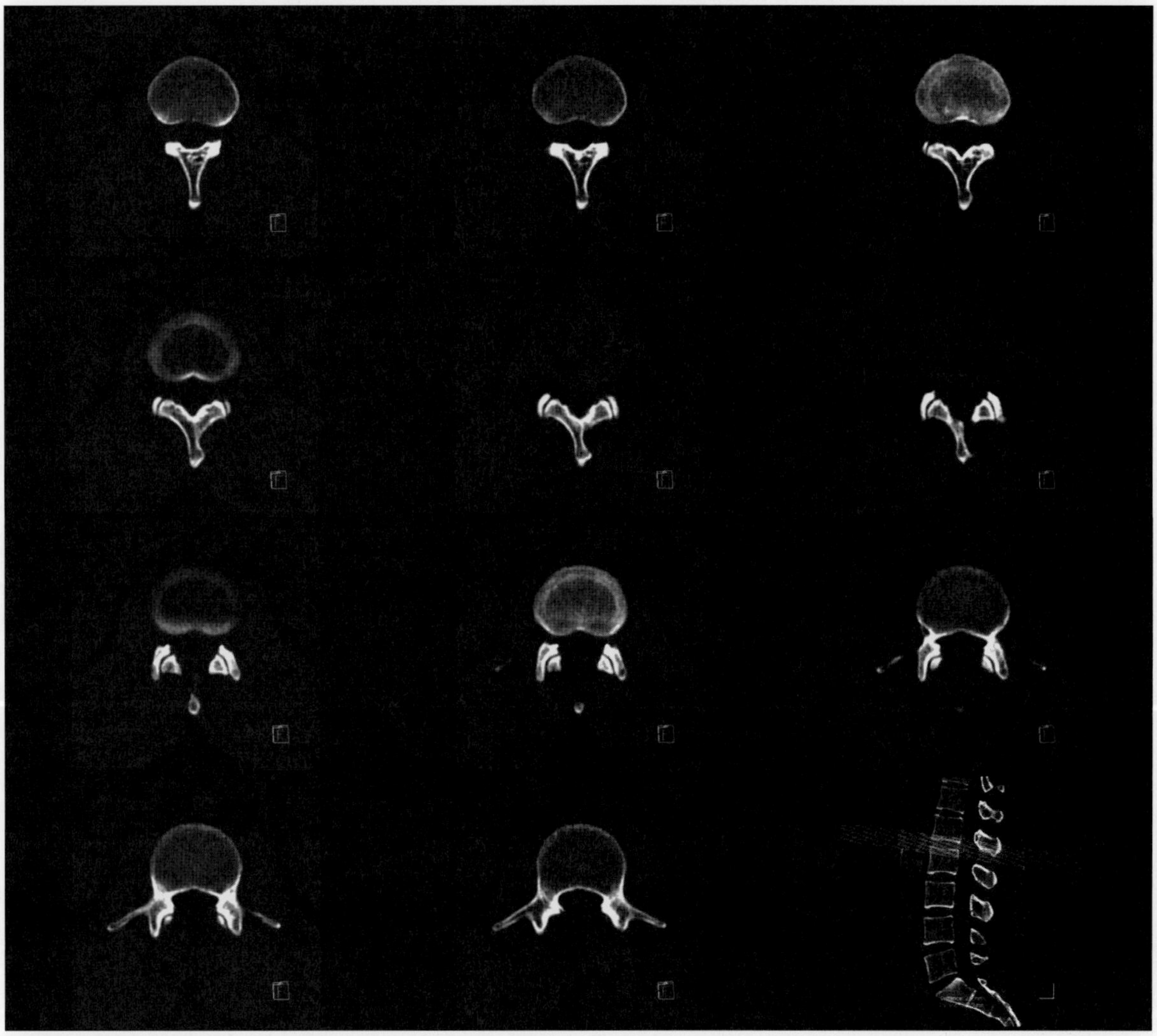

- L2-L3

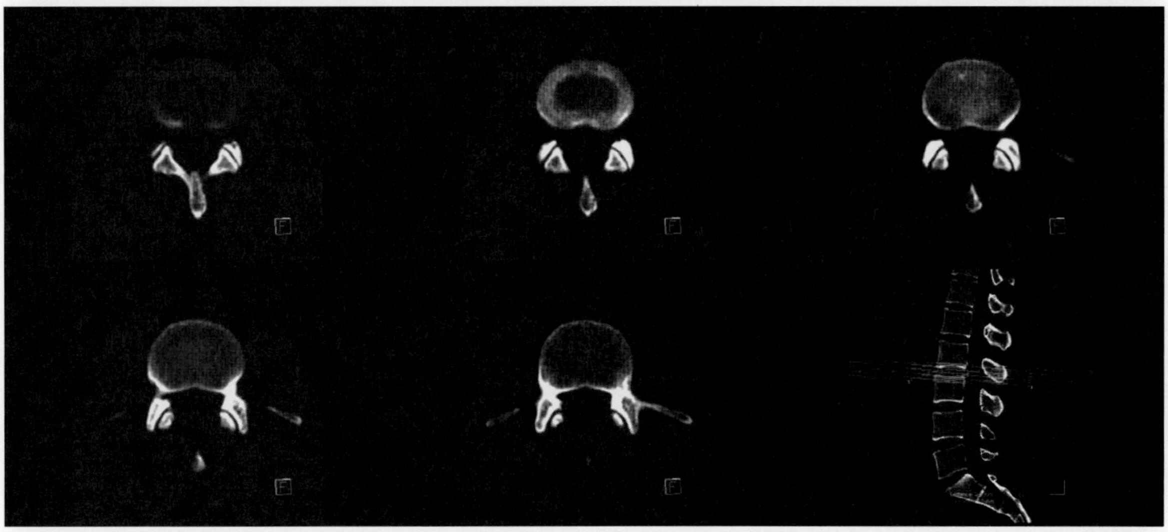

- L3-L4

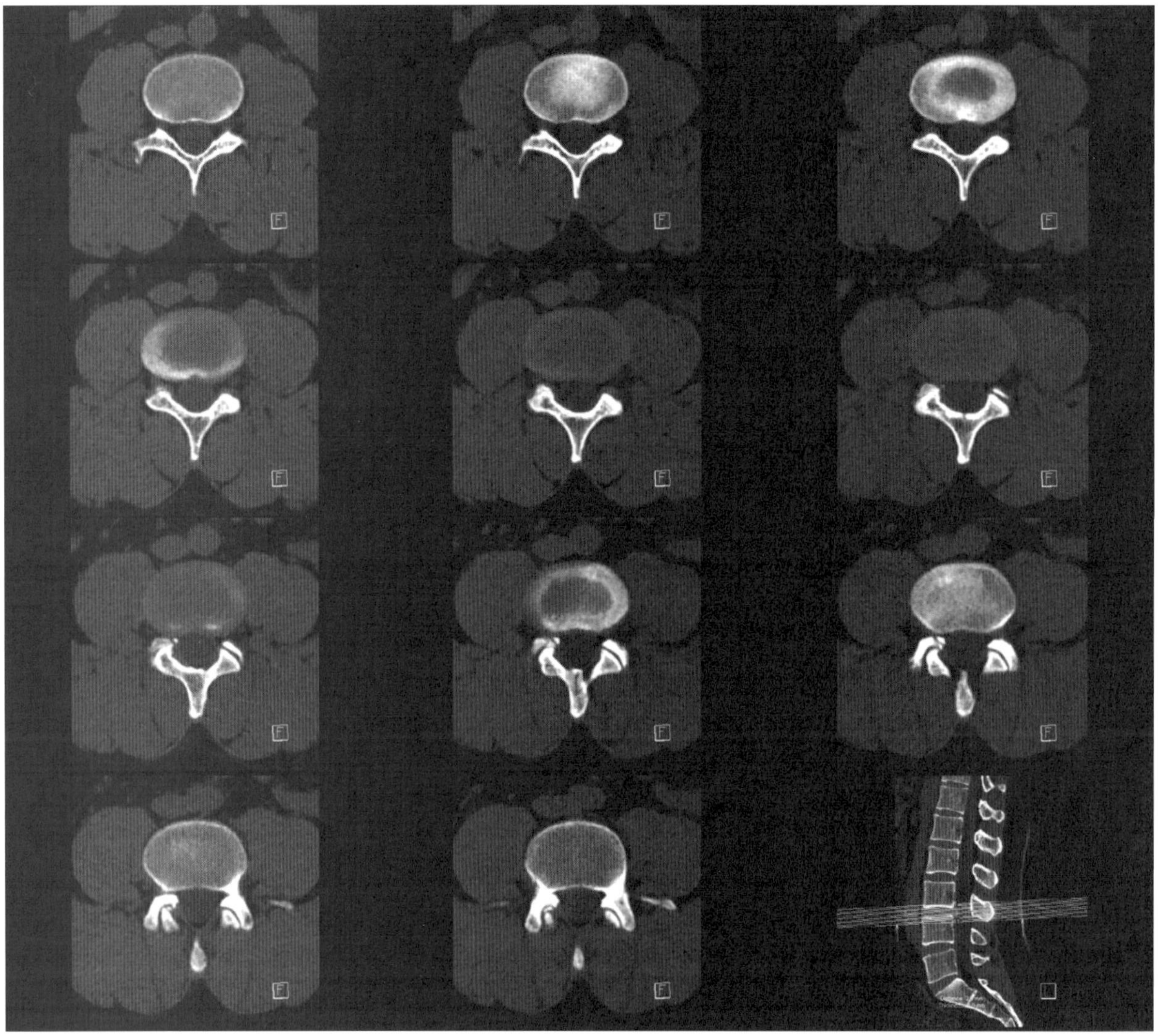

- L4-L5

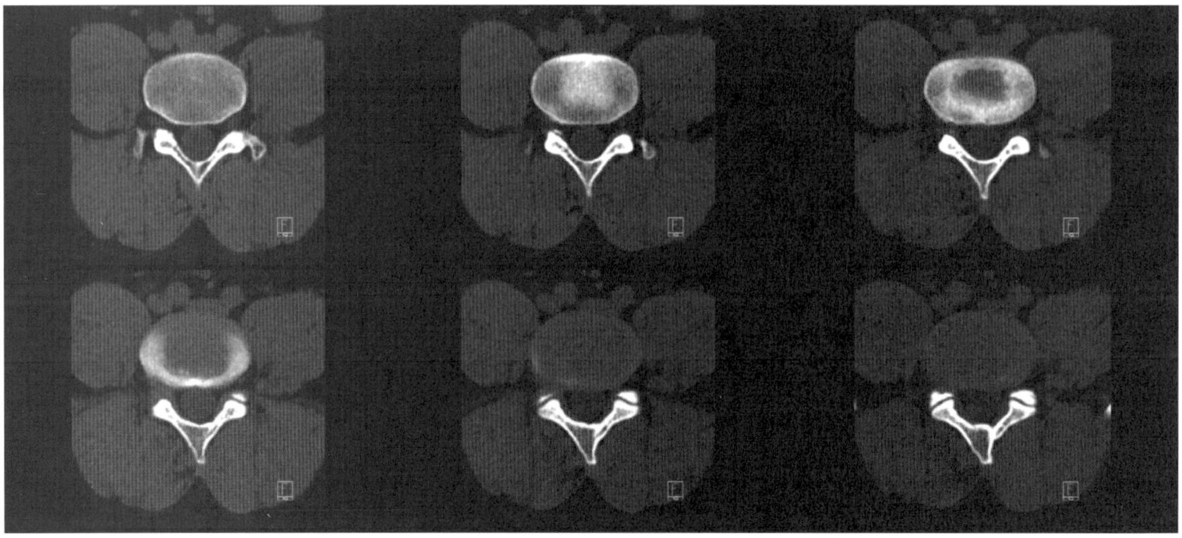

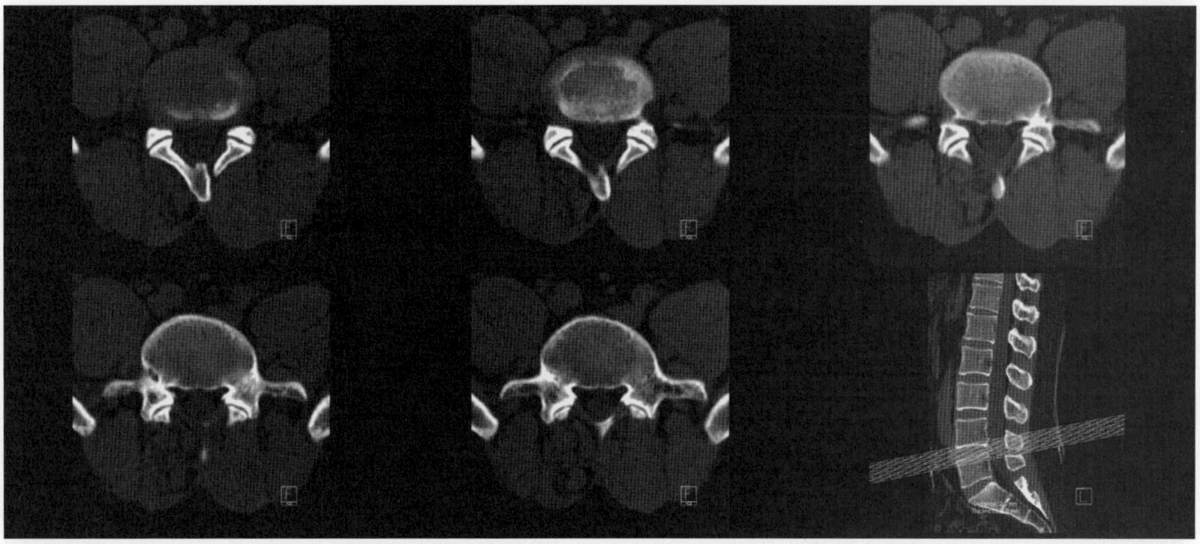

- L5-S1

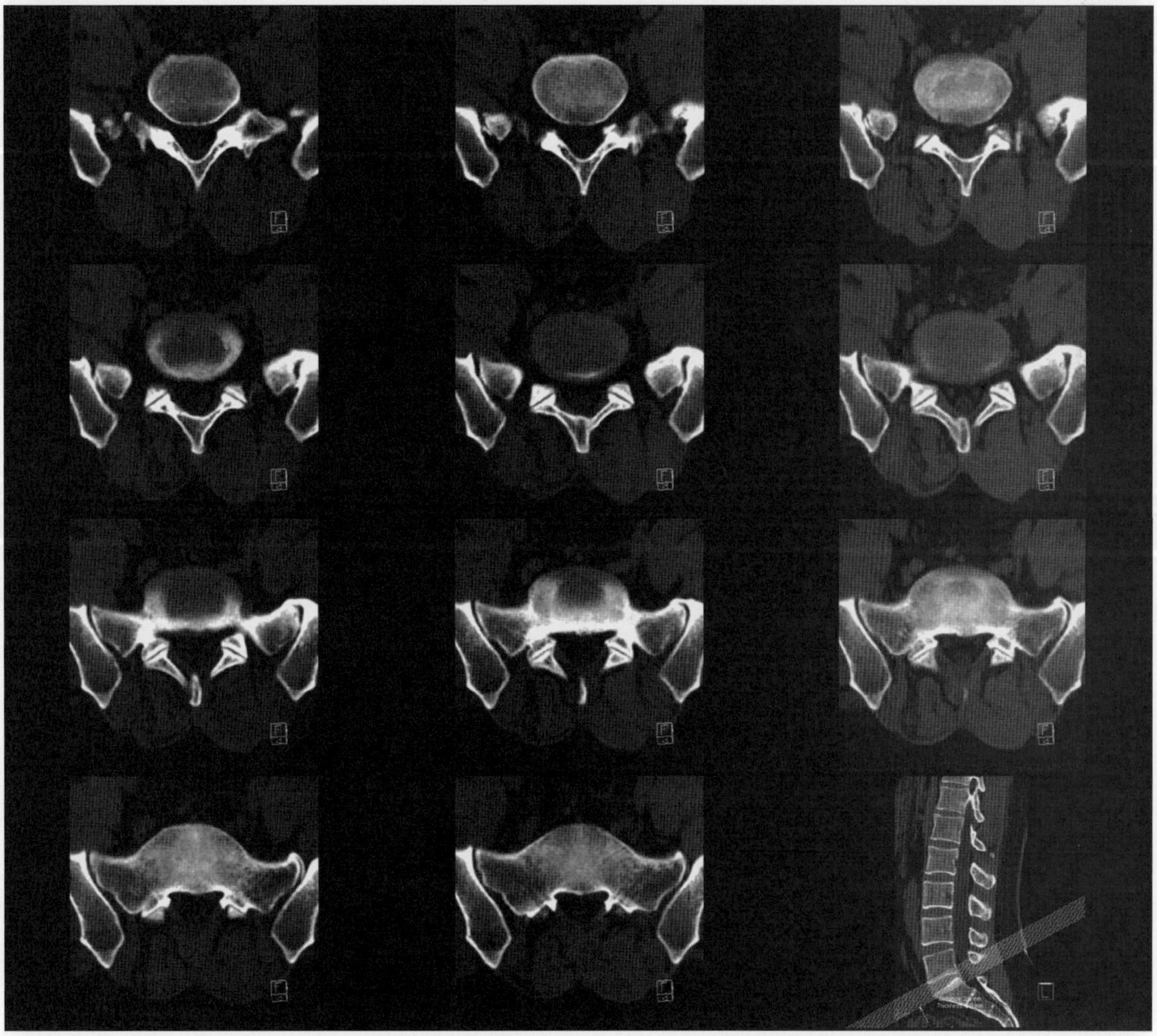

⑩ L-spine CT Coronal 영상

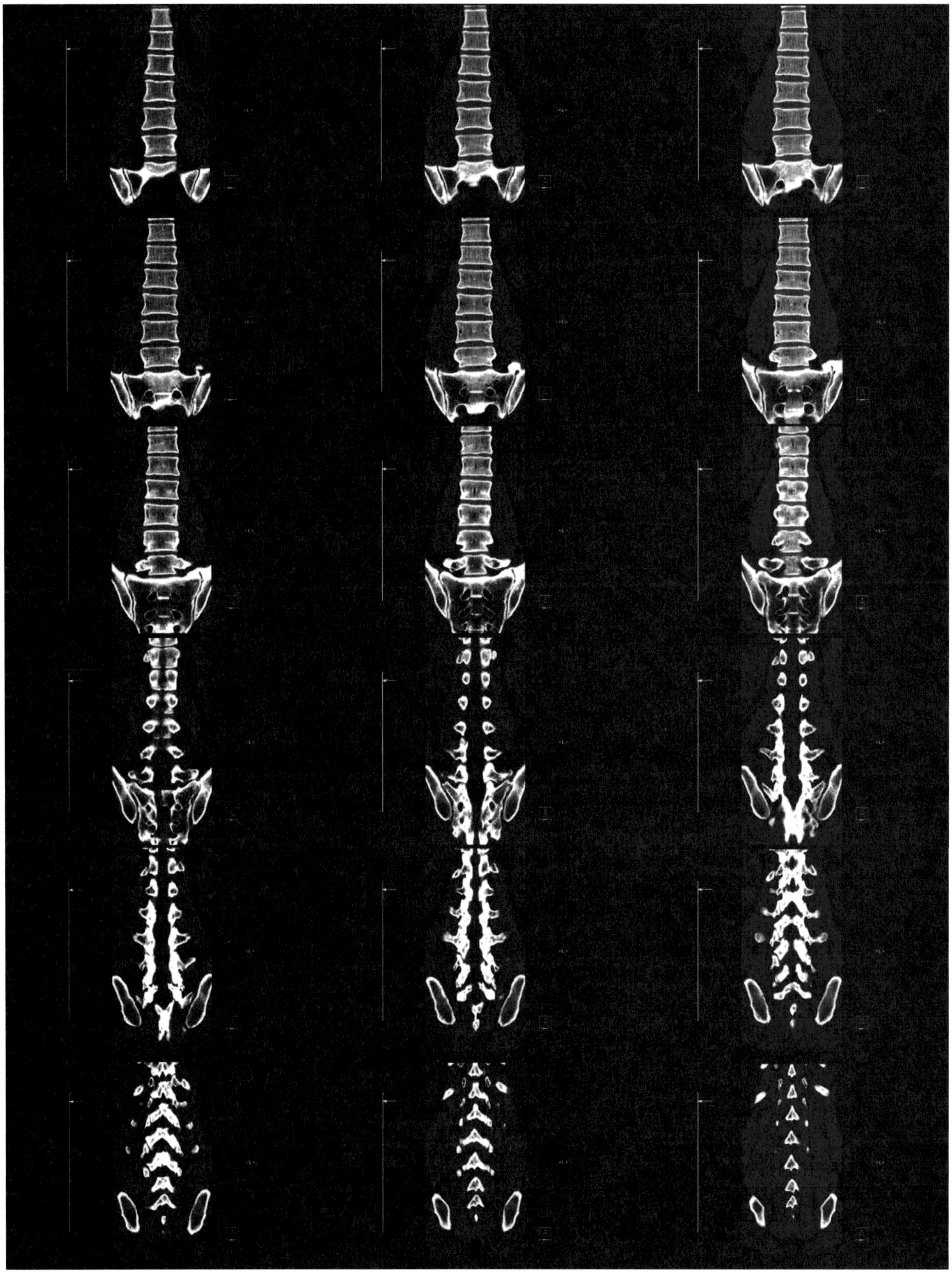

실습 L-spine CT 검사방법에 대해 작성해 봅시다.

실습 L-spine CT 검사의 raw data를 활용하여 Slice thickness 3mm, Interval 3mm로 설정해서 Coronal 영상을 재구성해 봅시다.

MEMO

실습한 영상 붙이는 곳

실습 L-spine CT 검사의 raw data를 활용하여 Slice thickness 3mm, Interval 3mm로 설정해서 Sagittal 영상을 재구성해 봅시다.

MEMO

실습한 영상 붙이는 곳

Chapter

09 Upper Extremity CT

배울내용

1. CT 검사 전 준비사항
2. CT 검사 전처치 및 조영제 주의사항
3. CT 검사 시 안전관리
4. CT 검사 시 환자응대법

학습목표

1. CT 검사 전 준비사항에 대한 내용을 이해하고 적용할 수 있다.
2. CT 검사 전처치 및 조영제 주의사항에 대한 내용을 이해하고 적용할 수 있다.
3. CT 검사 시 안전관리에 대한 내용을 이해하고 적용할 수 있다.
4. CT 검사 시 환자응대법에 대해 실습하여 임상에 적용할 수 있다.

1. Shoulder CT

① 전처치

(1) 윗옷을 탈의실에서 검사 가운으로 갈아입는다.

(2) 금속물질 제거

② 검사목적 및 적용

어깨관절의 골절 및 탈구, 뼈 종양, 농양, 선천적 기형, 수술 전 후 상태 등의 진단에 주로 적용된다.

- Fracture
- Dislocation
- Bone mass
- Congenital anomaly

③ 환자 자세

Supine position & Feet first
환자는 바로누운자세에서 손을 뒤침(Supination)자세로 한다.

④ 검사범위

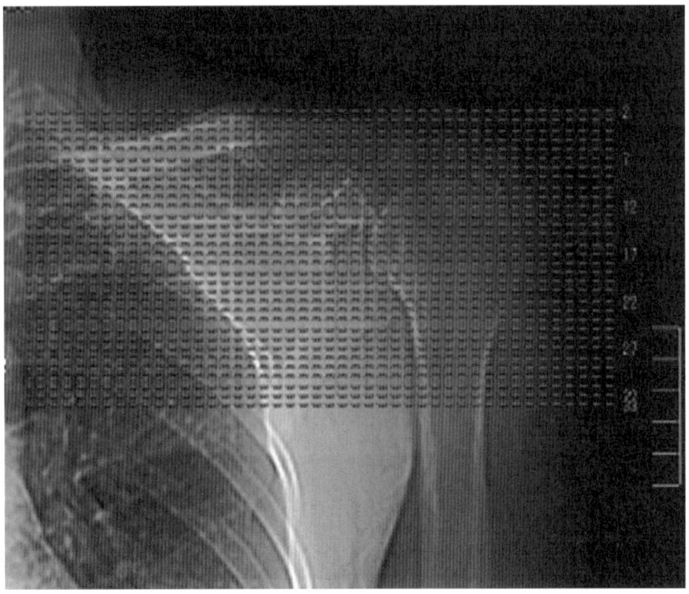

Shoulder CT Scout 영상과 검사범위

⑤ 절편두께

3mm

⑥ 재구성 알고리즘

Bone algorithm

⑦ 영상 재구성

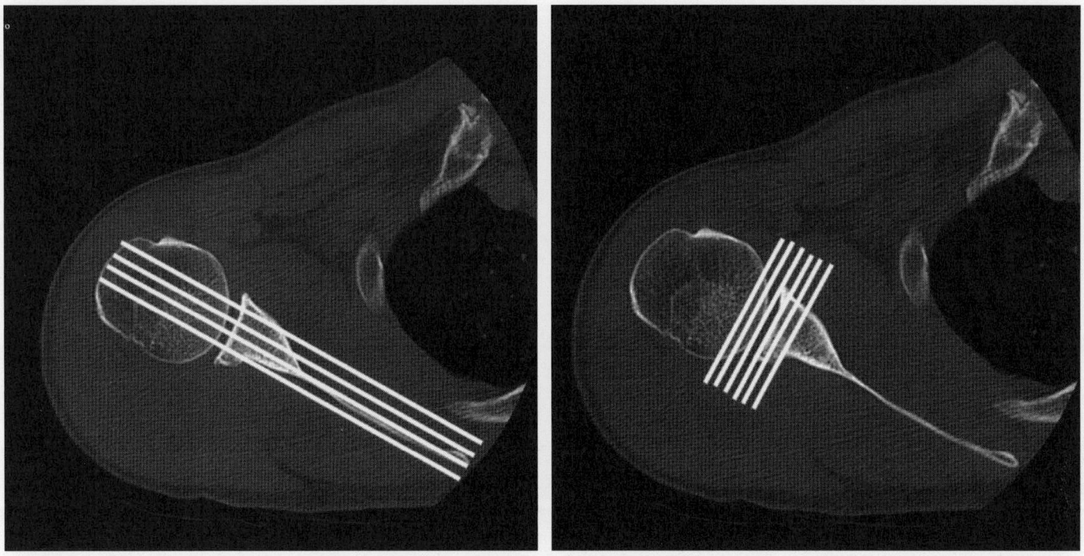

MPR 재구성 영상 (Coronal & Sagittal)

실습 Shoulder CT 검사방법에 대해 작성해 봅시다.

실습 Shoulder CT 검사의 raw data를 활용하여 Slice thickness 3mm, Interval 3mm로 설정해서 Coronal 영상을 재구성해 봅시다.

MEMO

실습한 영상 붙이는 곳

실습 Shoulder CT 검사의 raw data를 활용하여 Slice thickness 3mm, Interval 3mm로 설정해서 Sagittal 영상을 재구성해 봅시다.

MEMO

실습한 영상 붙이는 곳

2. Elbow CT

① 전처치

(1) 금속물질 제거

② 검사목적 및 적용

팔꿉관절의 골절 및 탈구, 뼈 종양, 농양, 선천적 기형, 수술 전 후 상태 등의 진단에 주로 적용된다.

- Fracture
- Dislocation
- Bone mass
- Congenital anomaly

③ 환자 자세

Supine position or Prone position

④ 검사범위

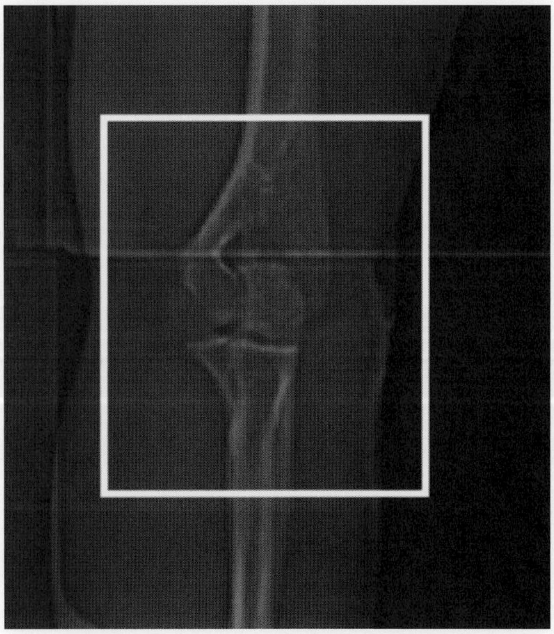

Elbow CT Scout 영상과 검사범위

⑤ 절편두께

3mm

⑥ 재구성 알고리즘

Bone algorithm

⑦ 영상 재구성

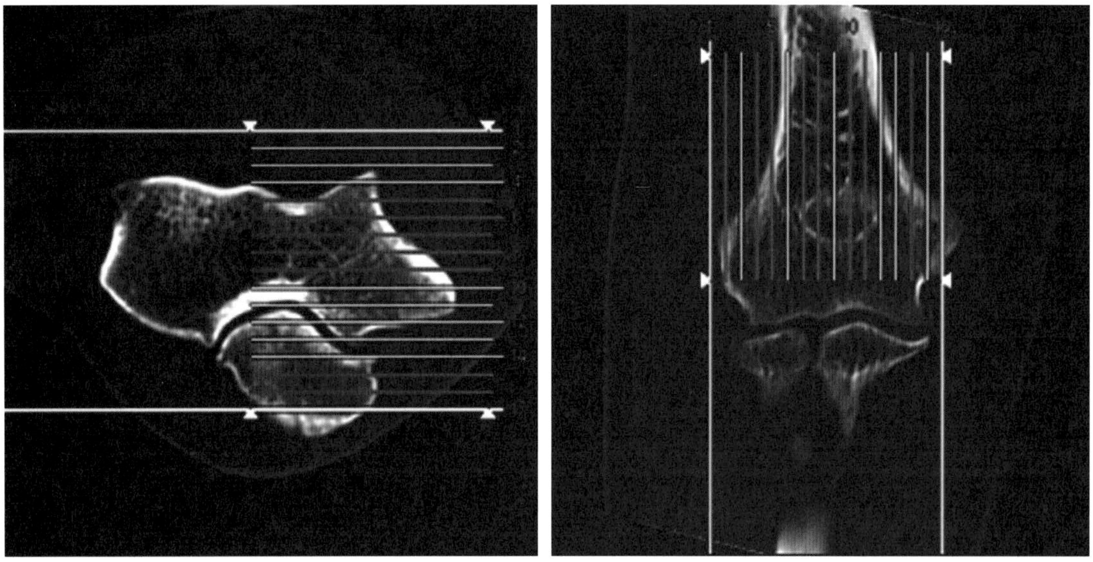

MPR 재구성 영상 (Coronal & Sagittal)

⑧ CT 영상해부학

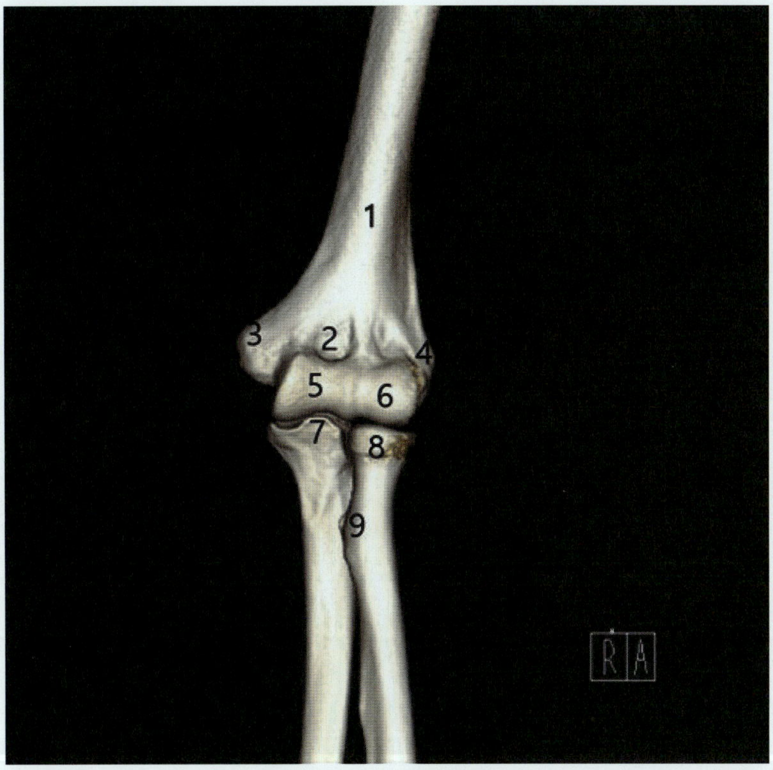

Elbow CT VRT 영상

1 : Humerus (위팔뼈)
2 : Coronoid fossa (갈고리오목)
3 : Medial epicondyle (안쪽 위관절융기)
4 : Lateral epicondyle (가쪽 위관절융기)
5 : Trochlea (도르래)
6 : Capitulum (위팔뼈 작은머리)
7 : Coronoid process (갈고리돌기)
8 : Radial head (노뼈머리)
9 : Radial tuberosity (노뼈거친면)

⑨ Elbow CT Axial 영상

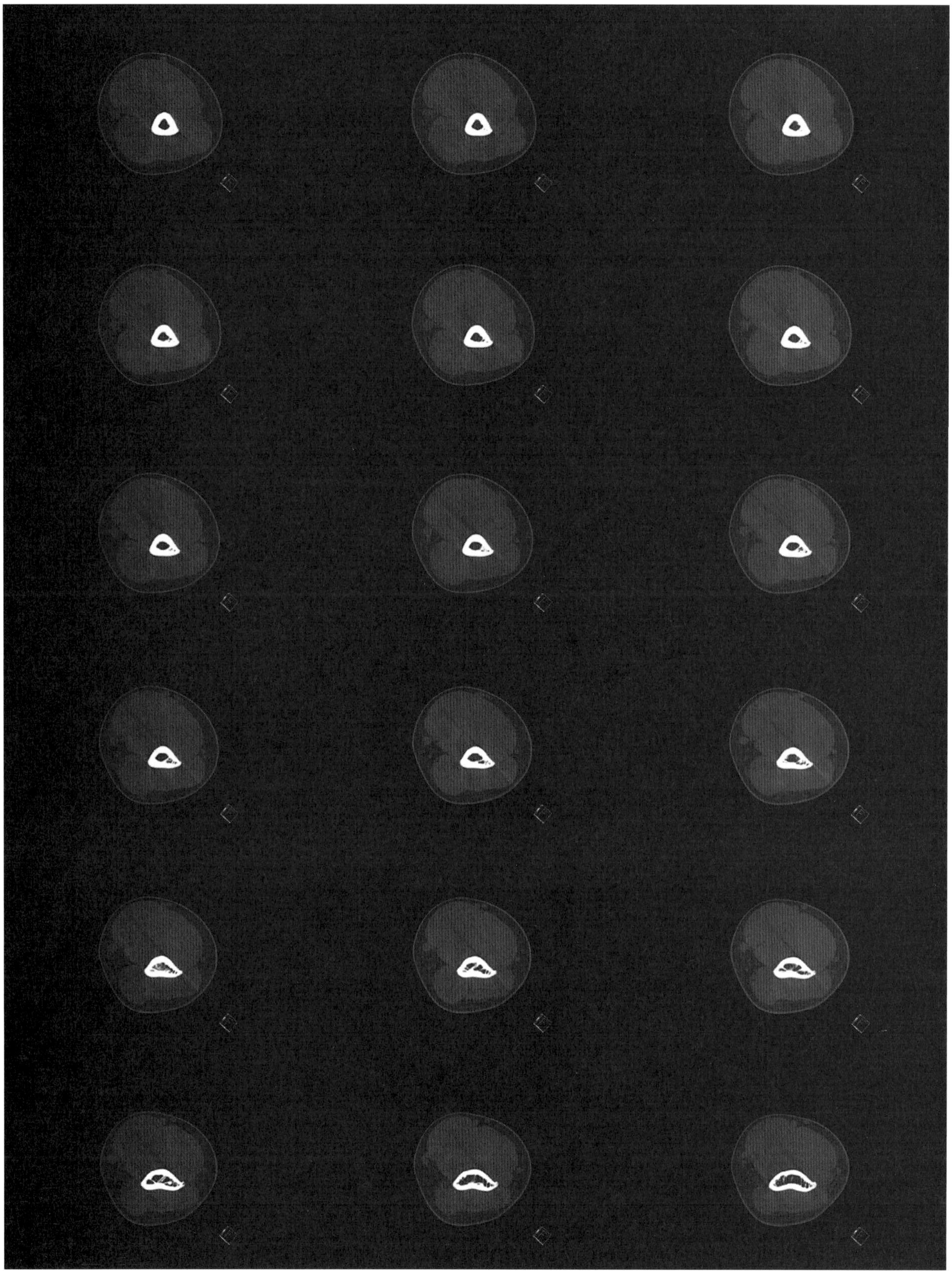

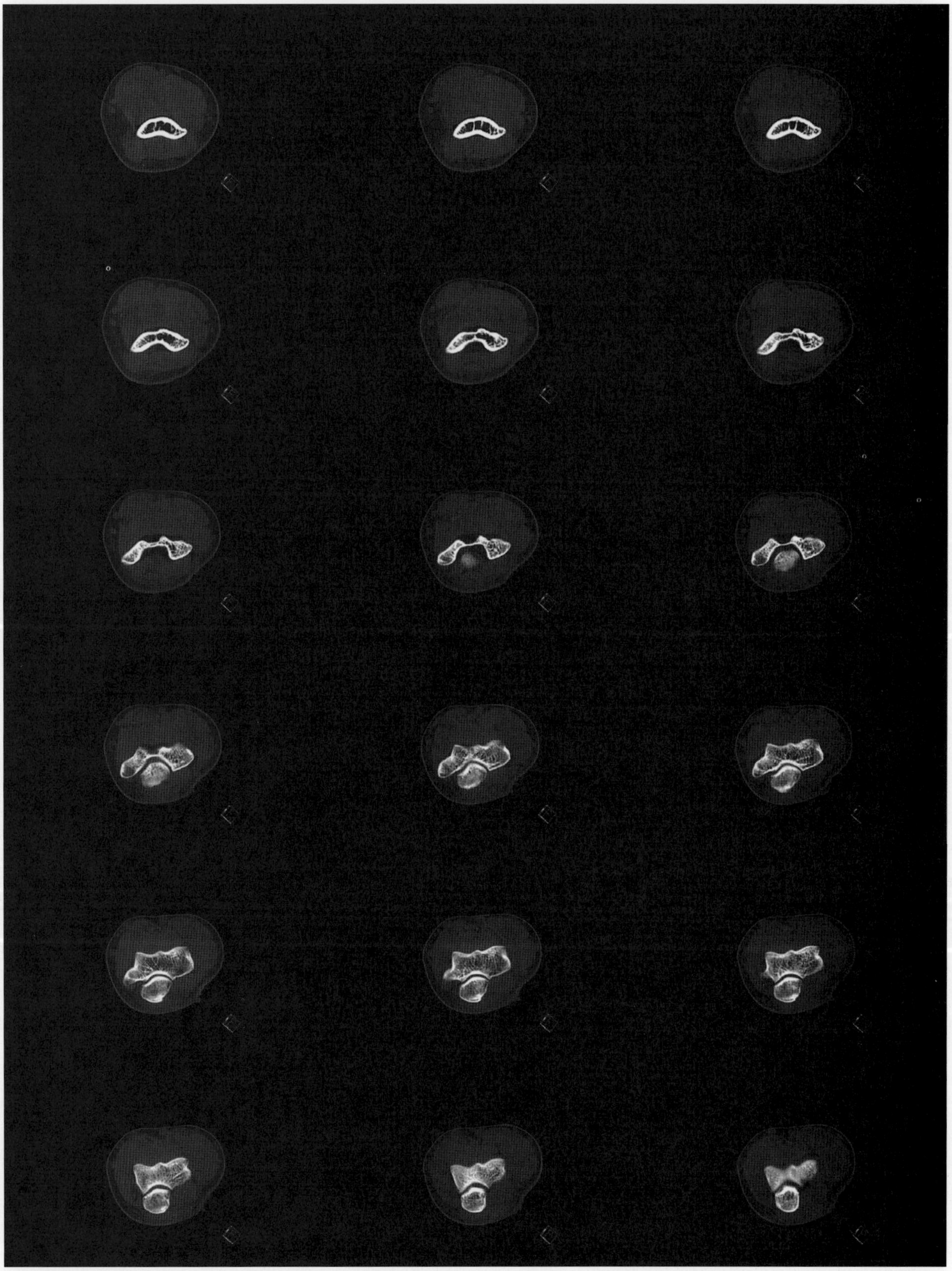

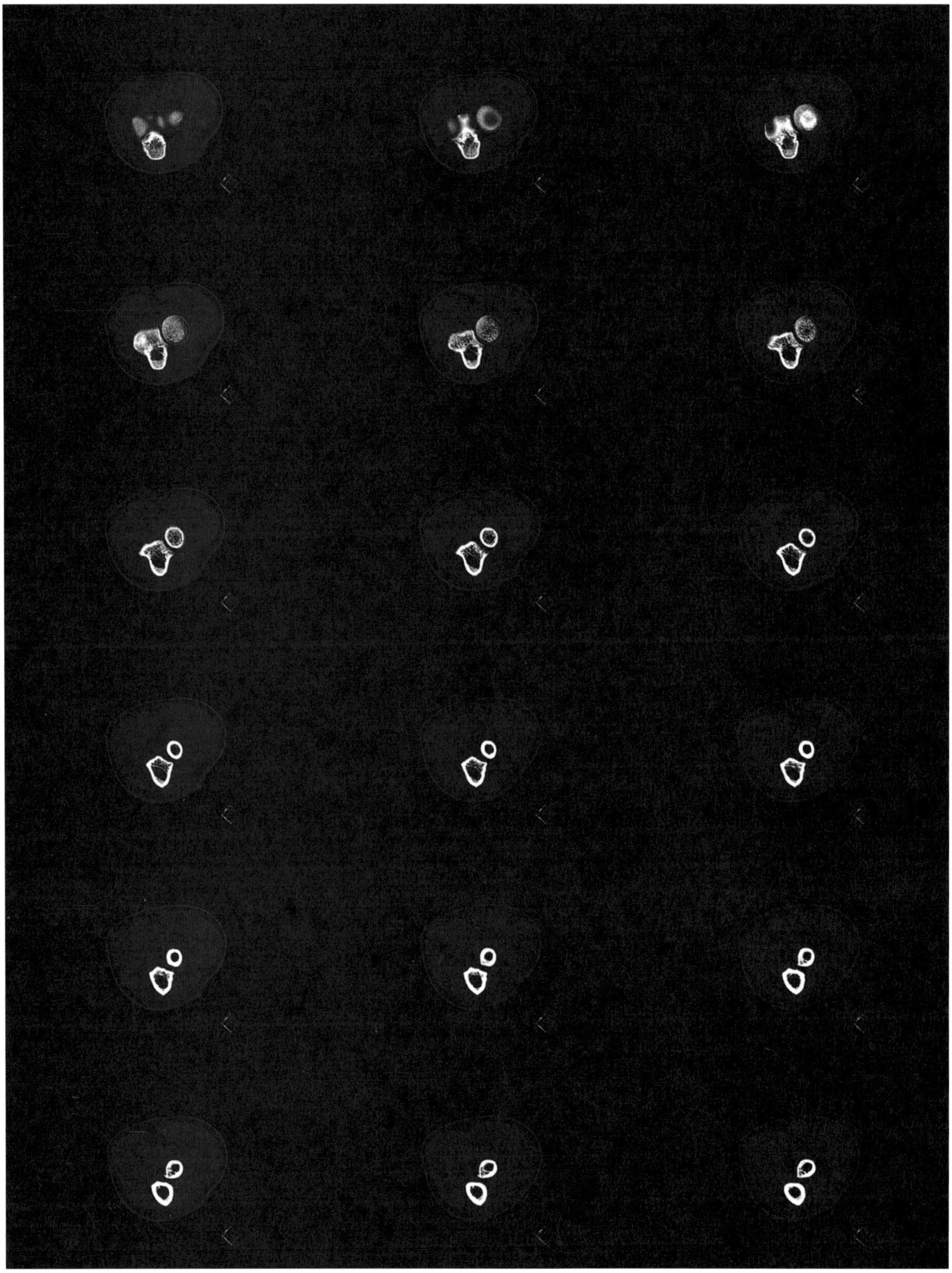

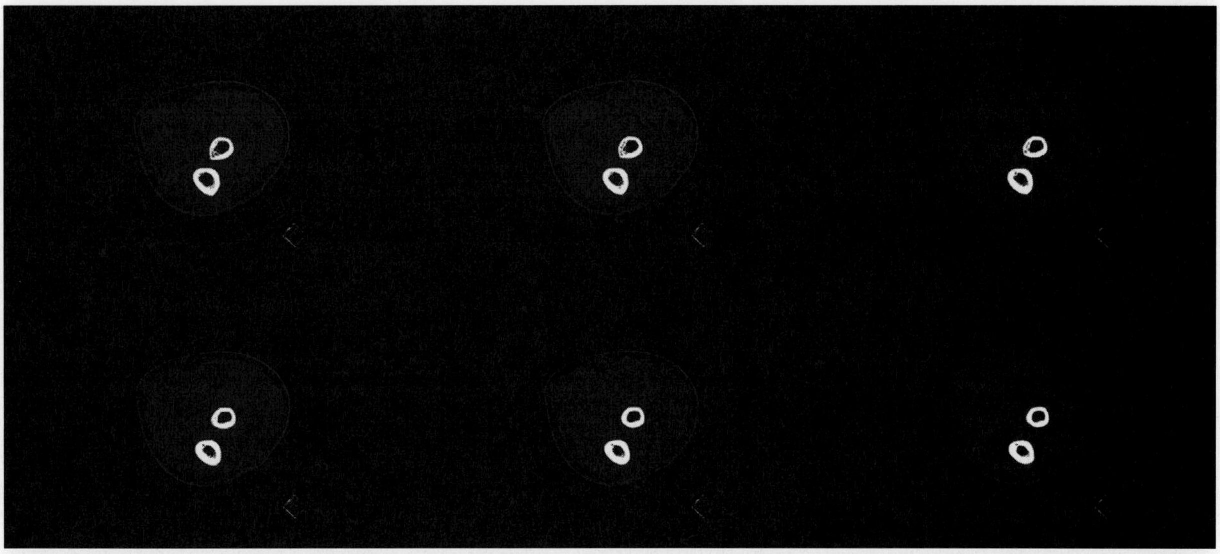

⑩ Elbow CT Coronal 영상

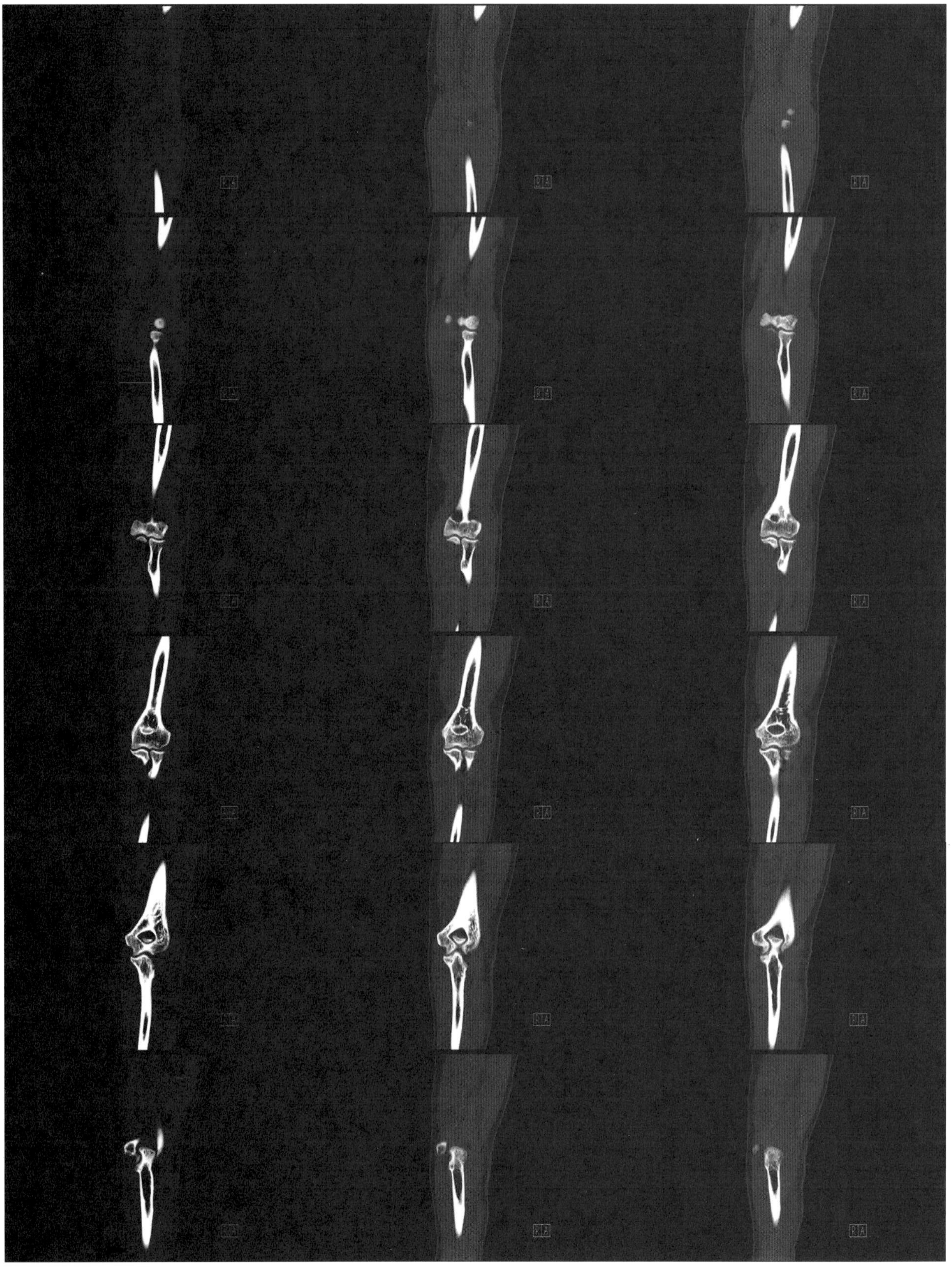

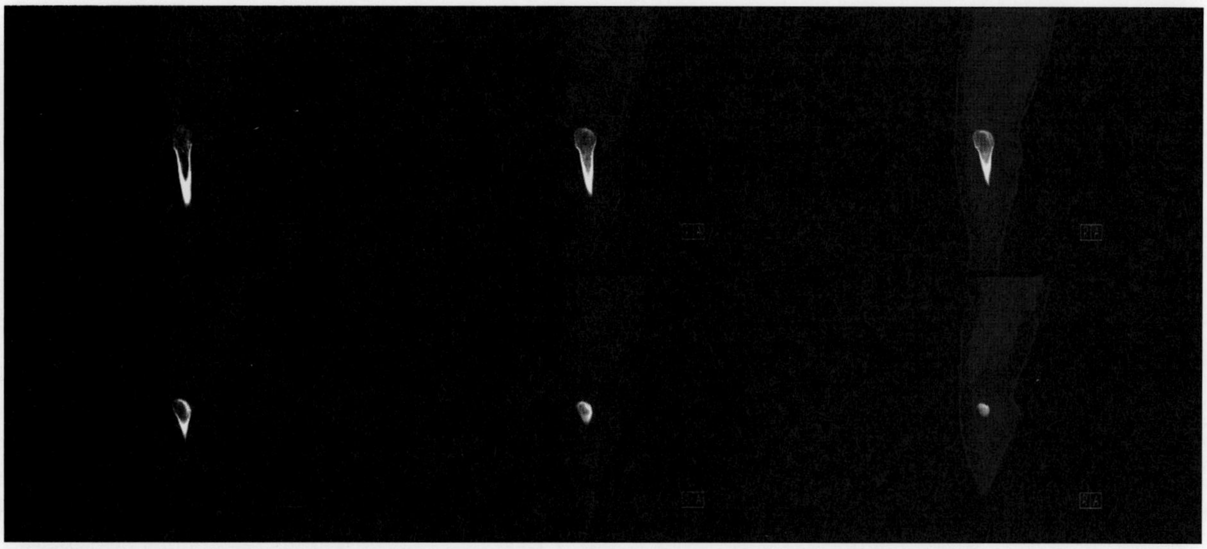

⑪ Elbow CT VRT 영상

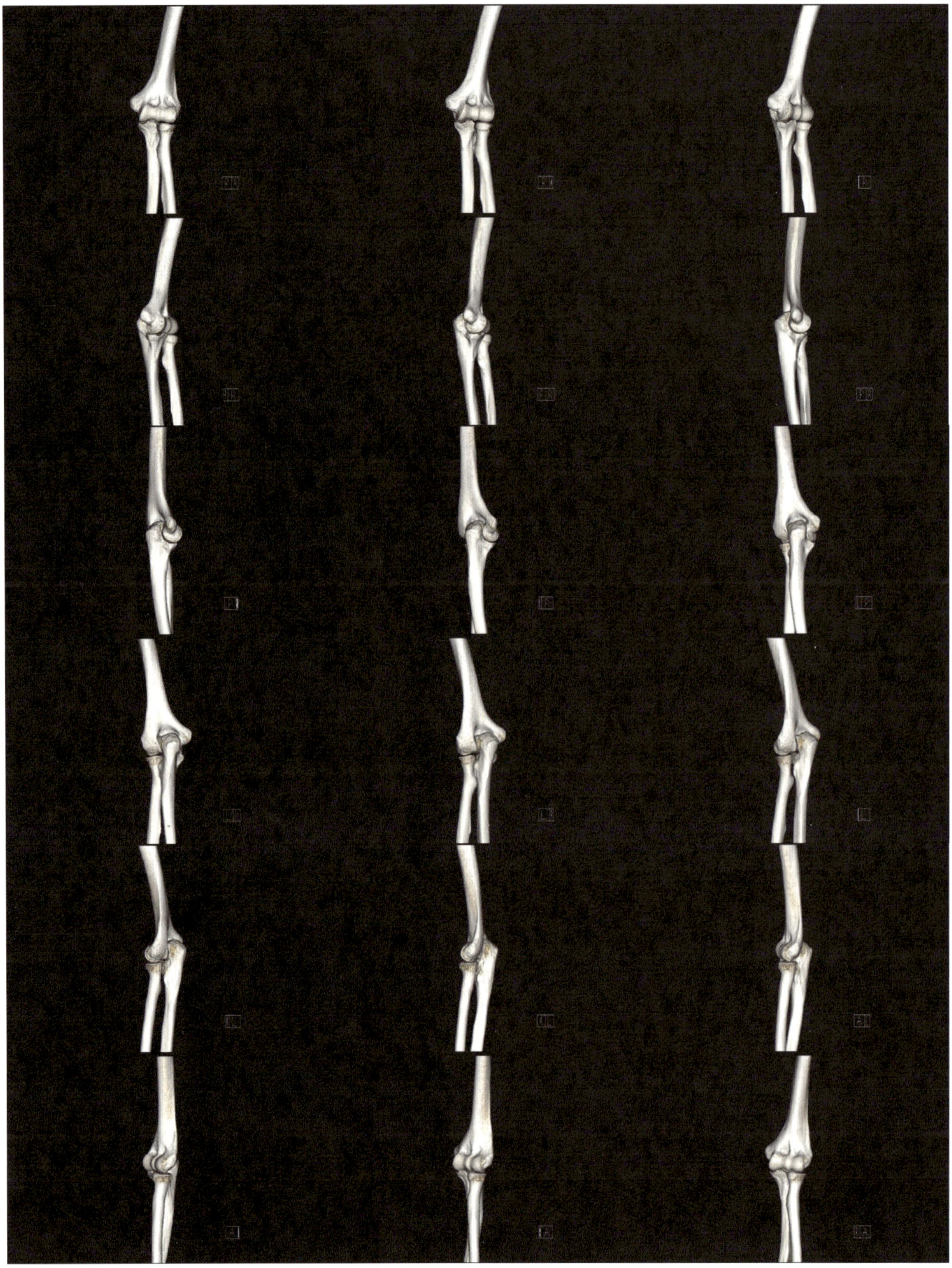

실습 Elbow CT 검사방법에 대해 작성해 봅시다.

실습 Elbow CT 검사의 raw data를 활용하여 Slice thickness 3mm, Interval 3mm로 설정해서 Coronal 영상을 재구성해 봅시다.

MEMO

실습한 영상 붙이는 곳

실습 Elbow CT 검사의 raw data를 활용하여 Slice thickness 3mm, Interval 3mm로 설정해서 Sagittal 영상을 재구성해 봅시다.

MEMO

실습한 영상 붙이는 곳

3. Wrist CT

① 전처치

(1) 금속물질 제거

② 검사목적 및 적용

손목관절의 골절 및 탈구, 뼈 종양, 농양, 선천적 기형, 수술 전 후 상태 등의 진단에 주로 적용된다.

- Fracture
- Dislocation
- Bone mass
- Congenital anomaly

③ 환자 자세

Supine position or Prone position
손을 뒤침(Supination)자세로 한다.

④ 검사범위

Wrist CT Scout 영상과 검사범위

⑤ 절편두께

3mm

⑥ 재구성 알고리즘

Bone algorithm

⑦ 영상 재구성

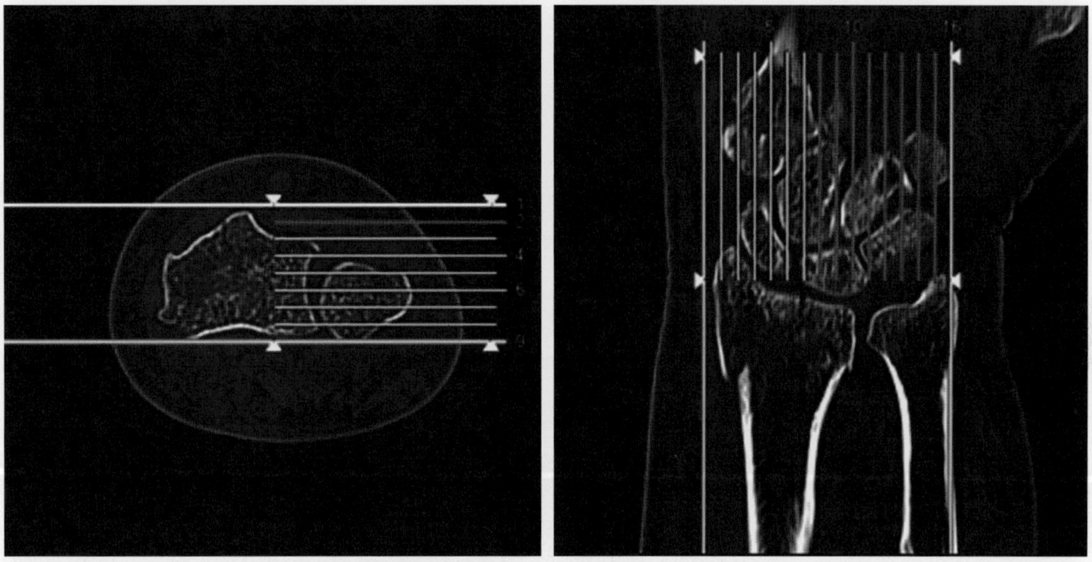

MPR 재구성 영상 (Coronal & Sagittal)

⑧ CT 영상해부학

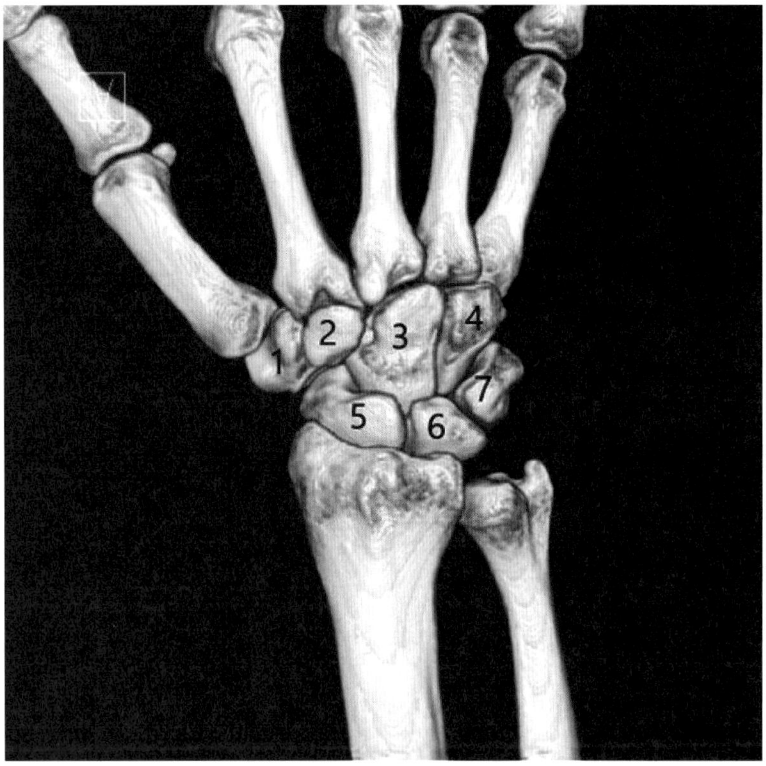

Wrist CT VRT 영상

1 : Trapezium (큰마름뼈)
2 : Trapezoid (작은마름뼈)
3 : Capitate (알머리뼈)
4 : Hamate (갈고리뼈)
5 : Scaphoid (손배뼈)
6 : Lunate (반달뼈)
7 : Triquetrum (세모뼈)

⑨ Wrist CT Axial 영상

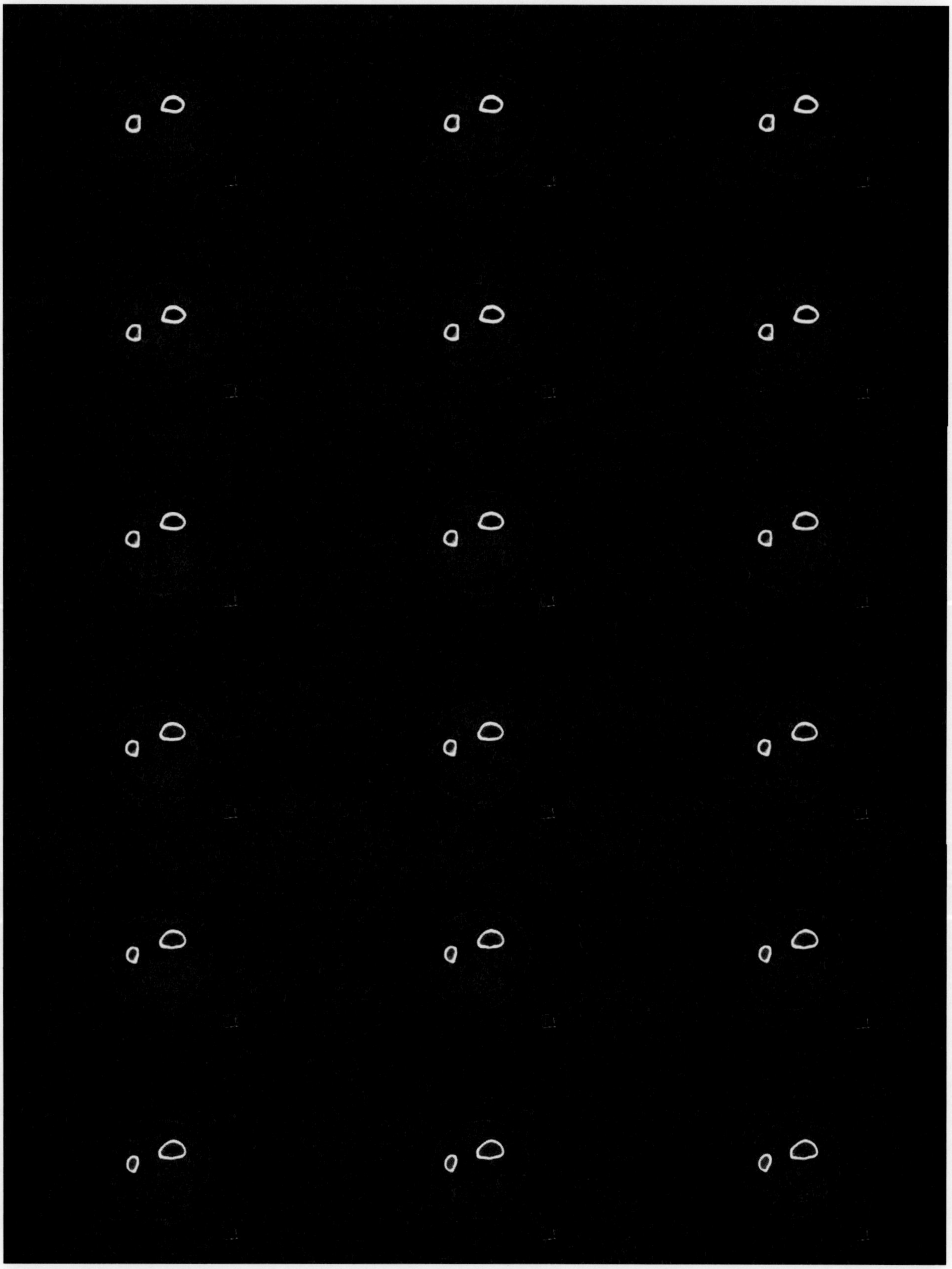

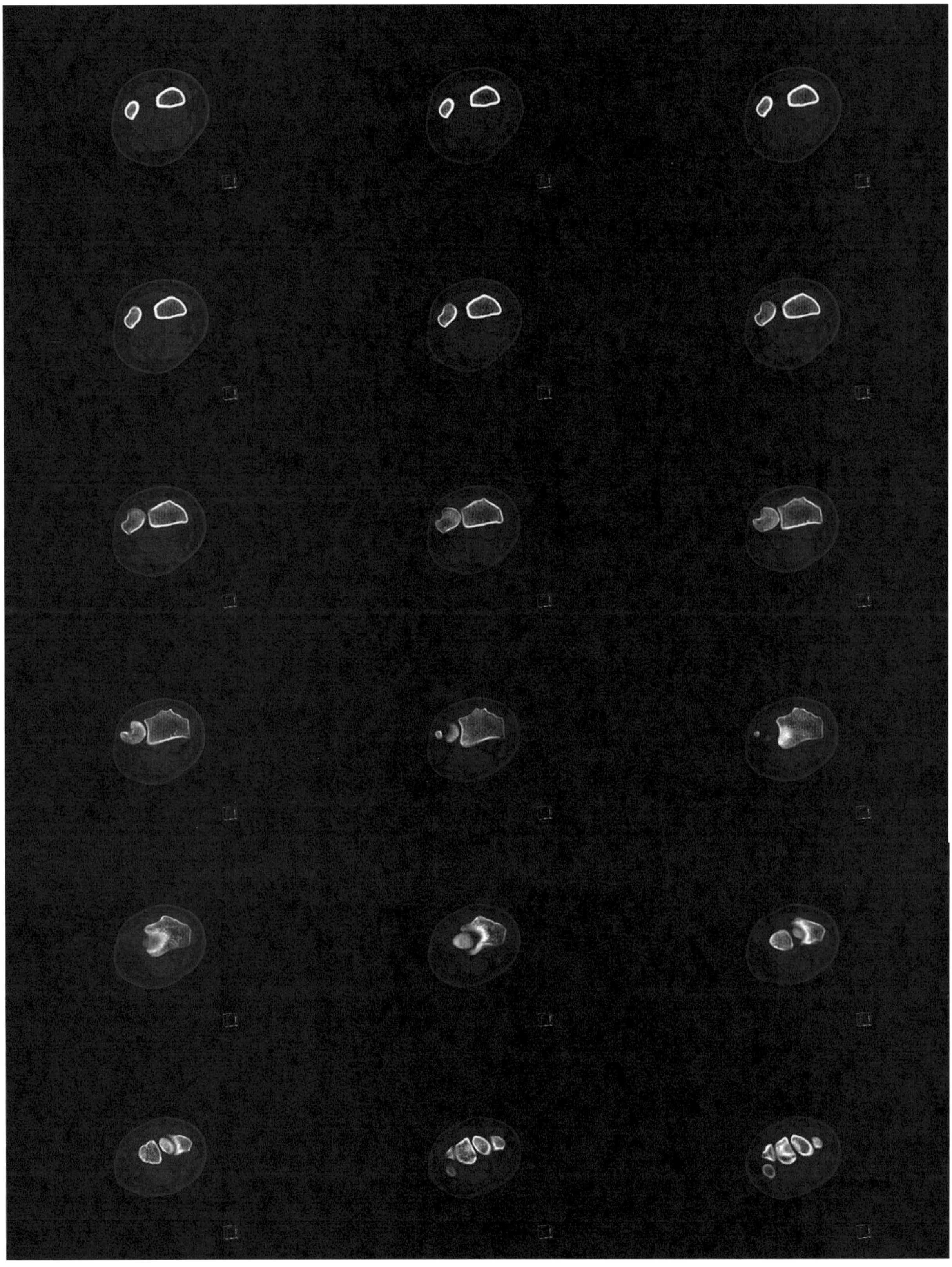

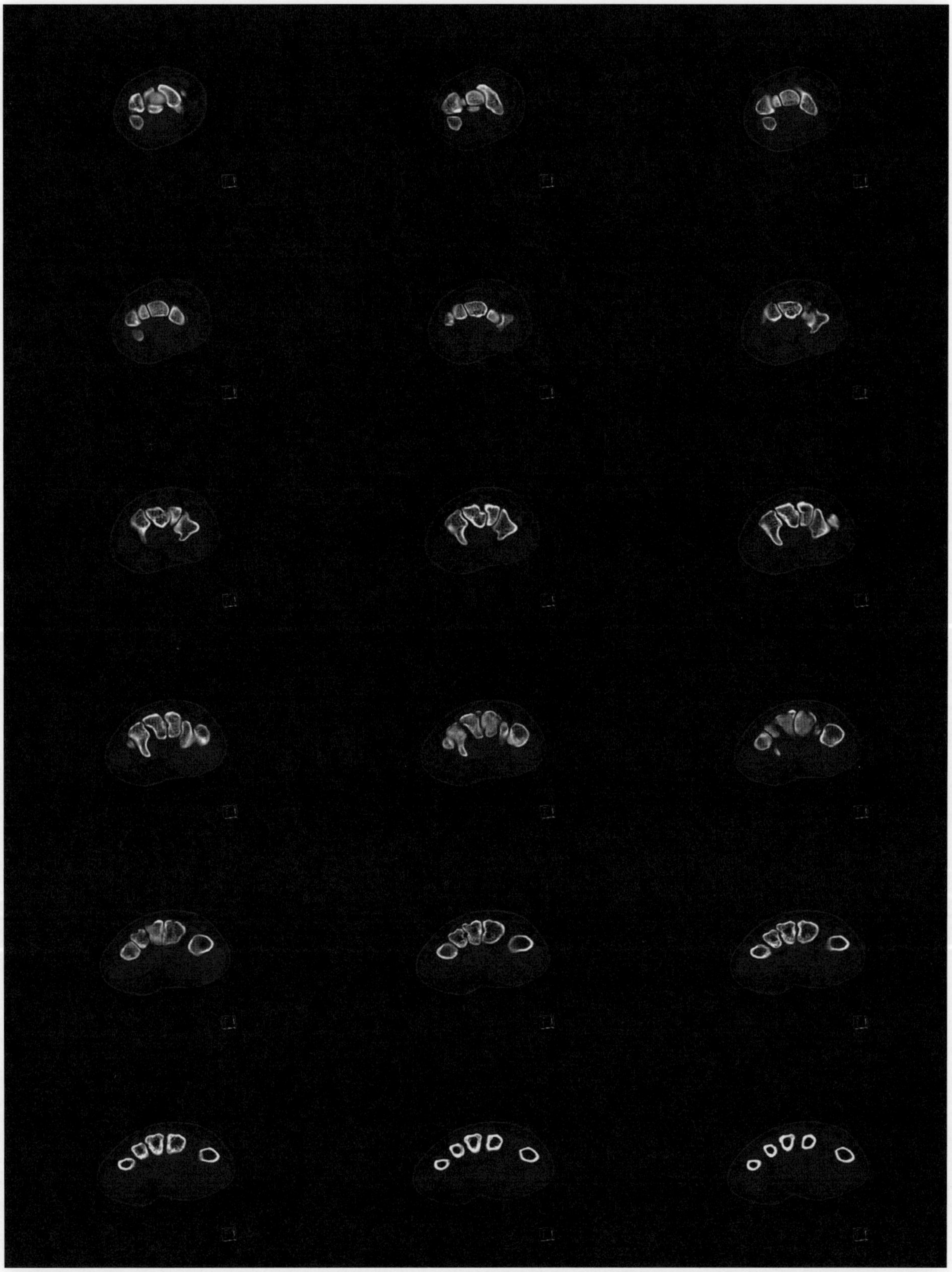

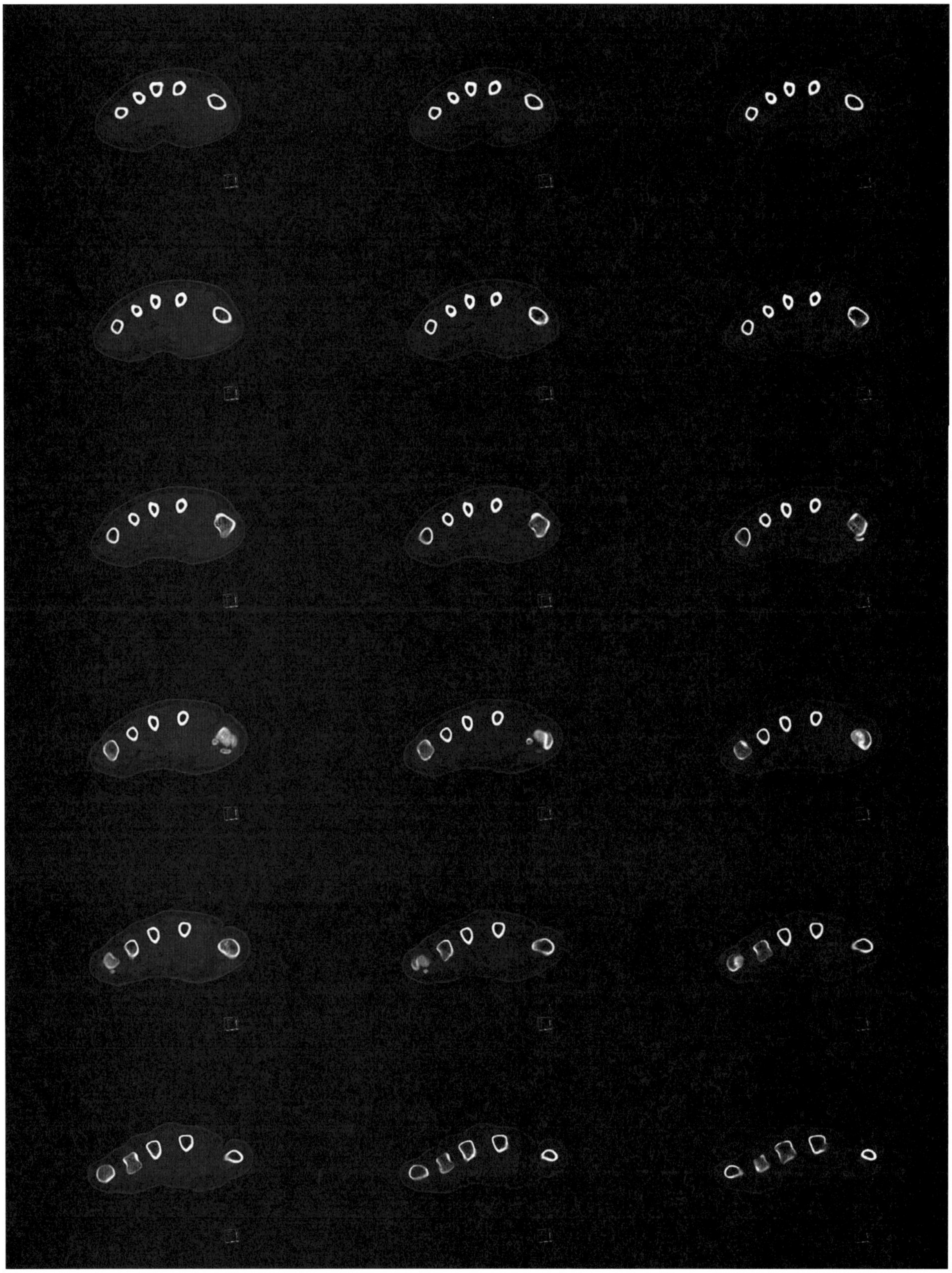

⑩ Wrist CT Coronal 영상

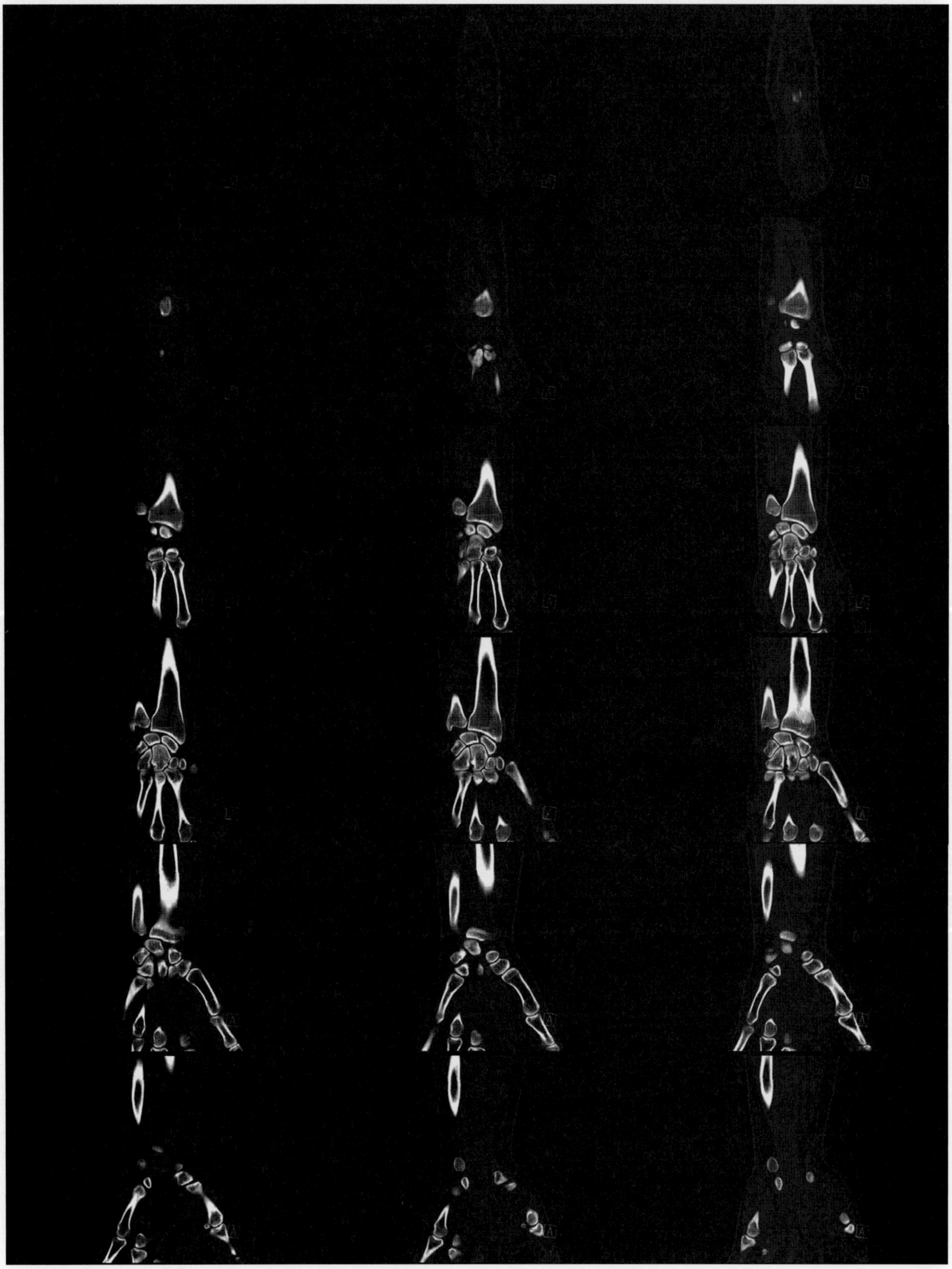

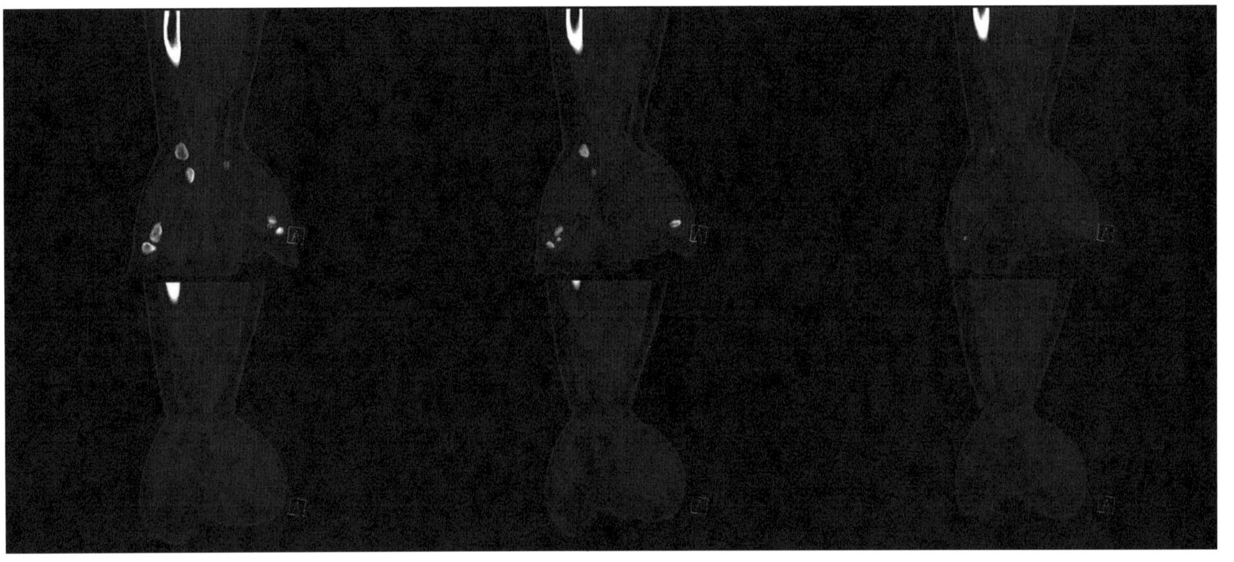

⑩ Wrist CT VRT 영상

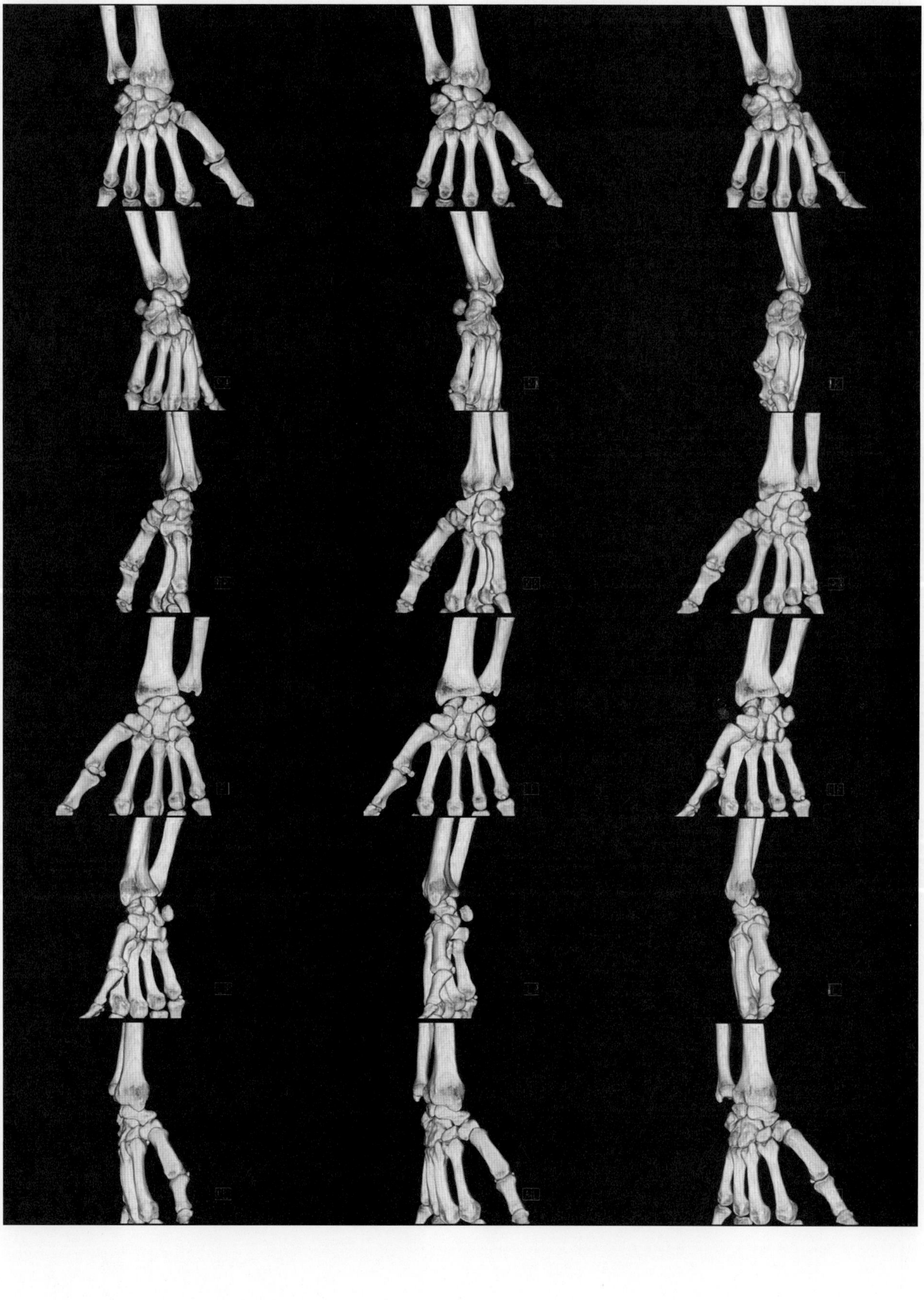

실습 Wrist CT 검사의 raw data를 활용하여 Slice thickness 3mm, Interval 3mm로 설정해서 Coronal 영상을 재구성해 봅시다.

MEMO

실습한 영상 붙이는 곳

실습 Wrist CT 검사의 raw data를 활용하여 Slice thickness 3mm, Interval 3mm로 설정해서 Sagittal 영상을 재구성해 봅시다.

MEMO

실습한 영상 붙이는 곳

Chapter

10 Lower Extremity CT

배울내용

1. Pelvic bone CT
2. Knee CT
3. Ankle CT

학습목표

1. Pelvic bone CT 검사에 대한 내용을 이해하고 검사에 적용할 수 있다.
2. Knee CT 검사에 대한 내용을 이해하고 검사에 적용할 수 있다.
3. Ankle CT 검사에 대한 내용을 이해하고 검사에 적용할 수 있다.

1. Pelvic bone CT

① 전처치

(1) 옷을 탈의실에서 검사 가운으로 갈아입는다.

(2) 금속물질 제거

② 검사목적 및 적용

골반 부위의 골절 및 탈구, 뼈 종양, 농양, 선천적 기형, 수술 전 후 상태 등의 진단에 주로 적용된다.

- Fracture
- Dislocation
- Bone mass
- Congenital anomaly

③ 환자 자세

Supine position & Feet first

④ 검사범위

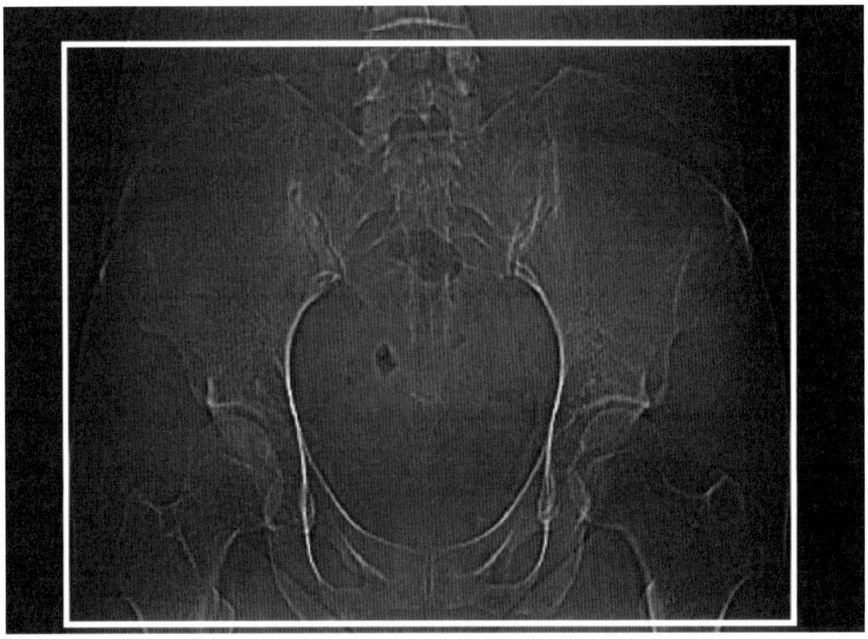

Pelvic bone CT Scout 영상과 검사범위

⑤ 절편두께

3mm

⑥ 재구성 알고리즘

Bone algorithm

⑦ 영상 재구성

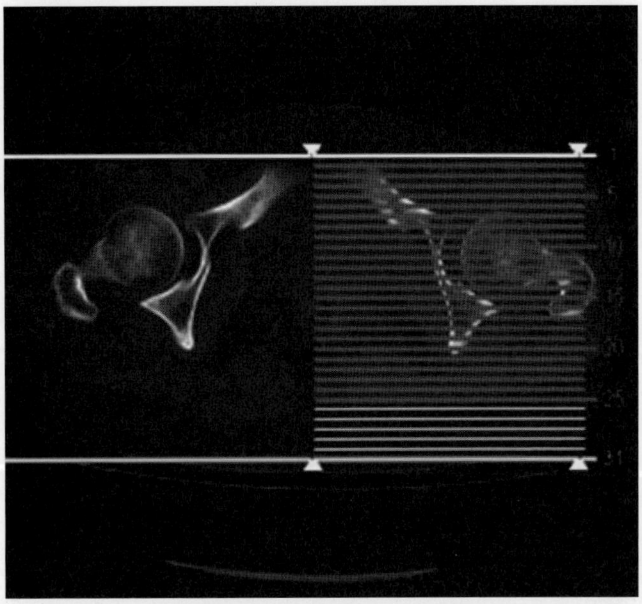

MPR 재구성 영상 (Coronal)

⑧ CT 영상해부학

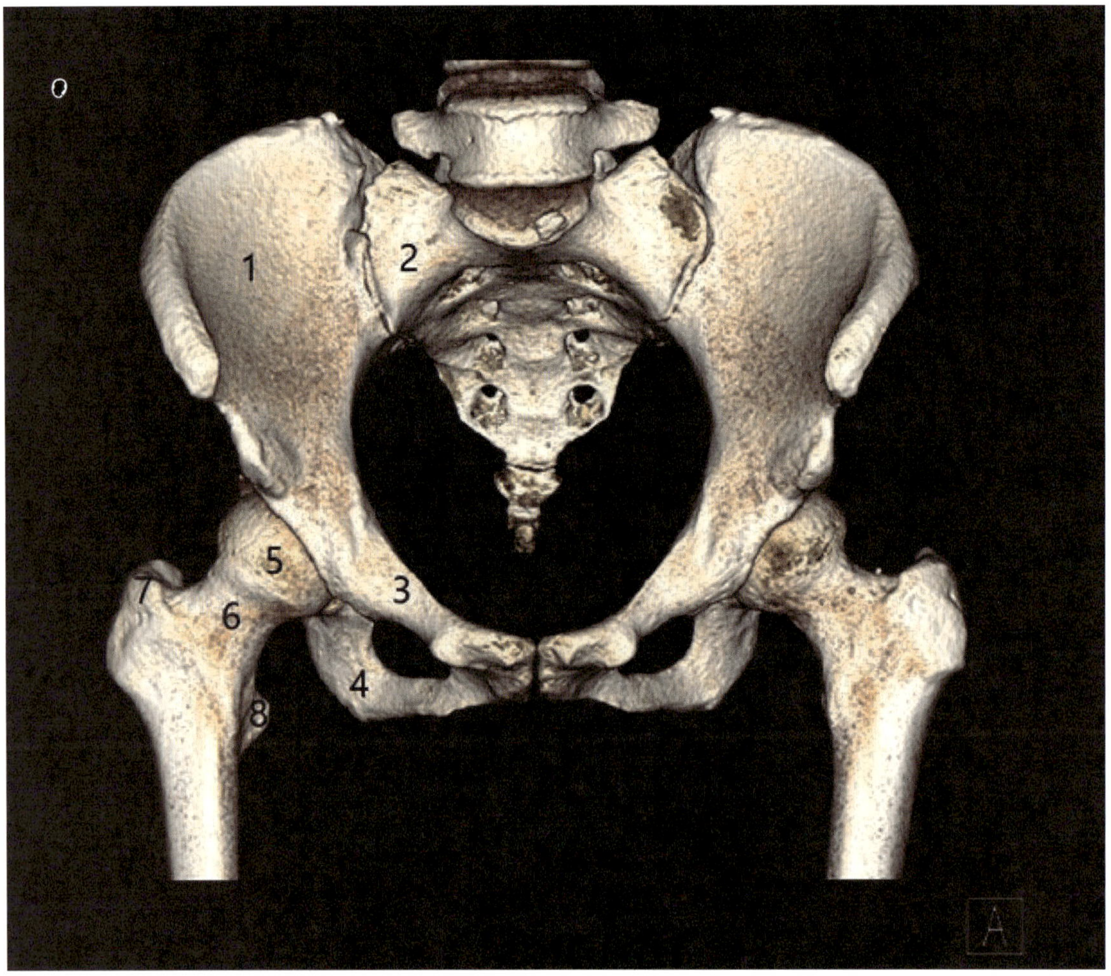

Pelvic bone CT VRT 영상

1 : Ilium (엉덩뼈)
2 : Sacrum (엉치뼈)
3 : Pubis (두덩뼈)
4 : Ischium (궁둥뼈)
5 : Femoral head (넙다리뼈머리)
6 : Femoral neck (넙다리뼈목)
7 : Greater trochanter (큰돌기)
8 : Lesser trochanter (작은돌기)

⑨ Pelvic bone CT Axial 영상

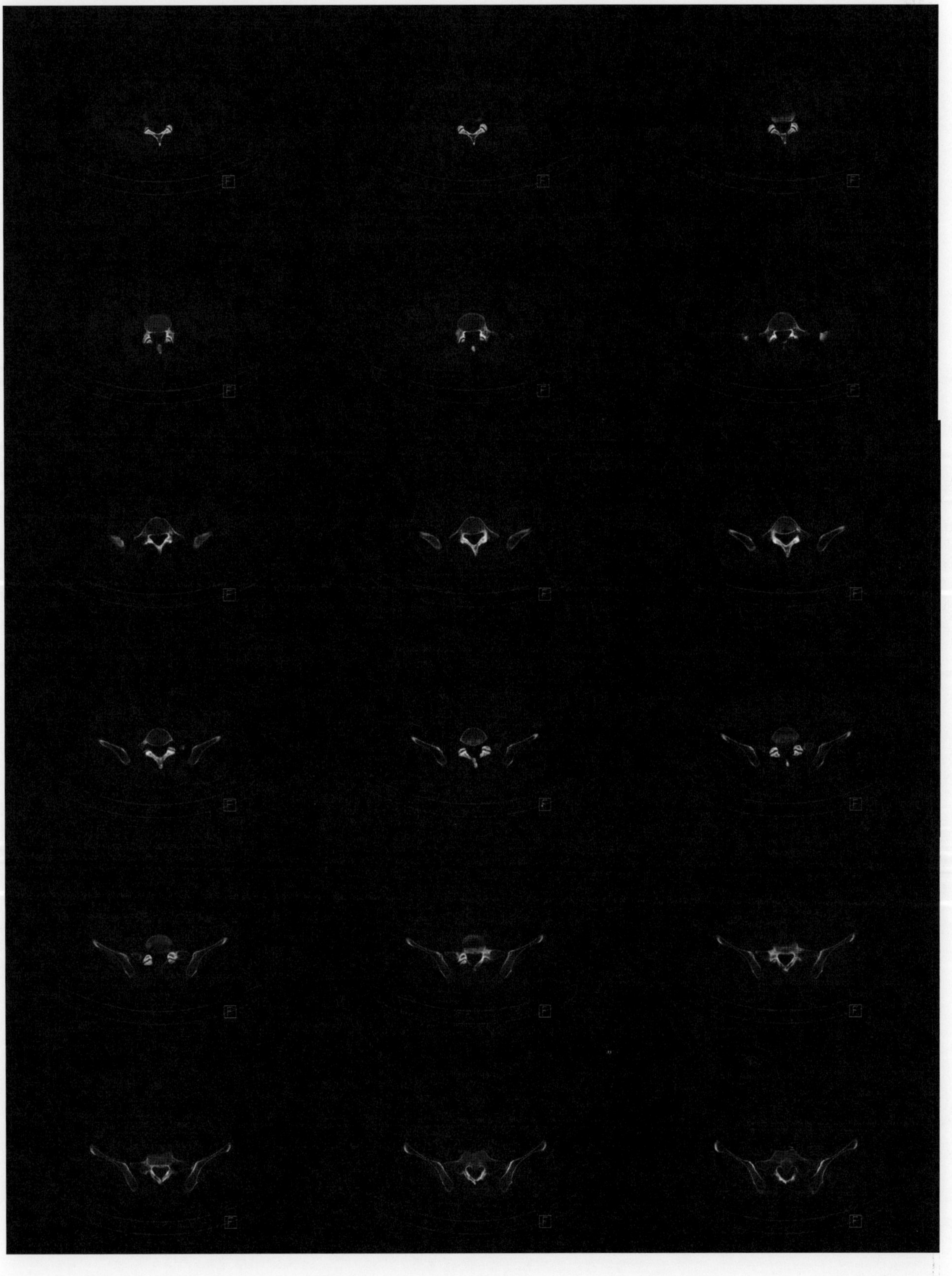

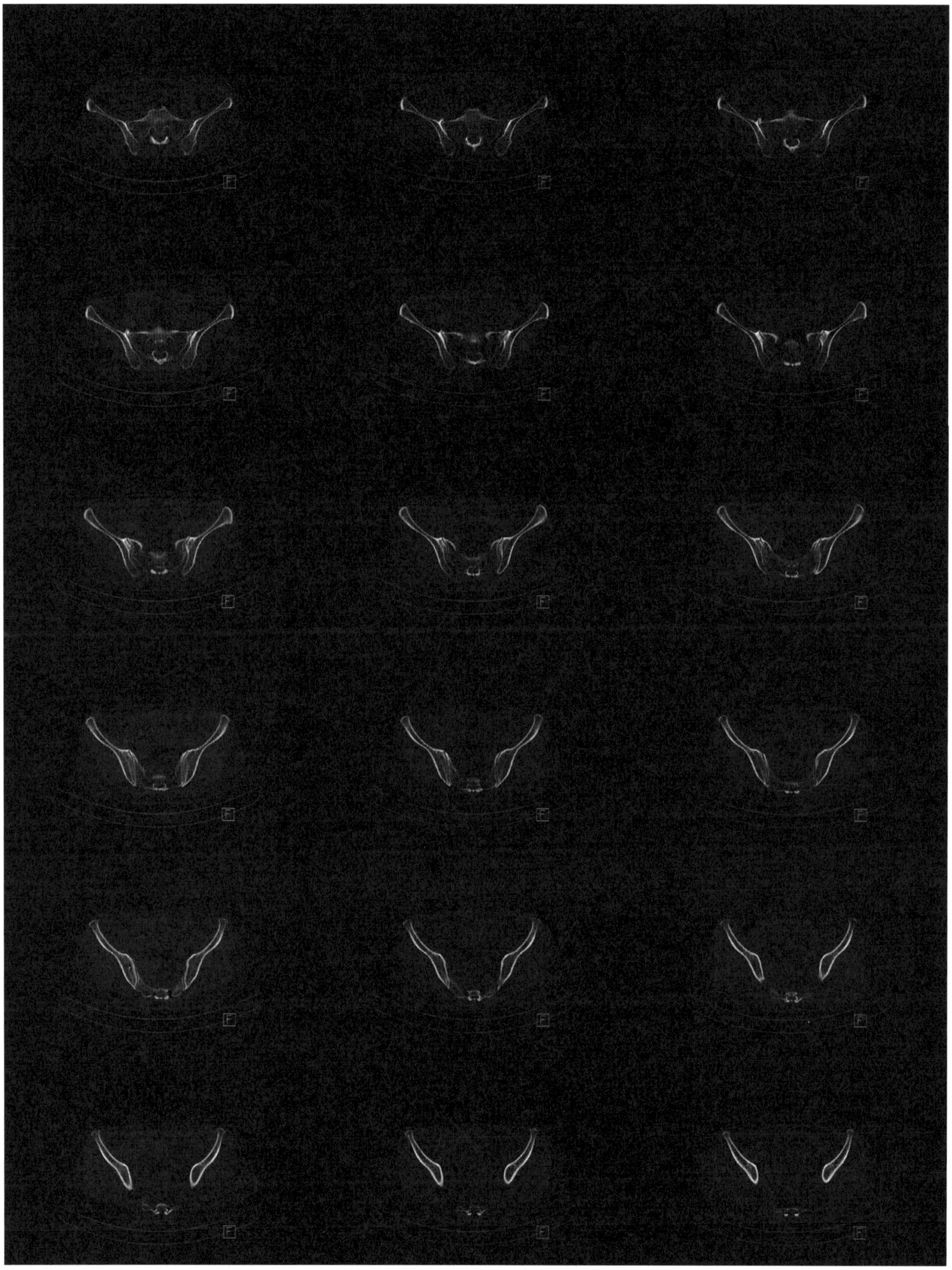

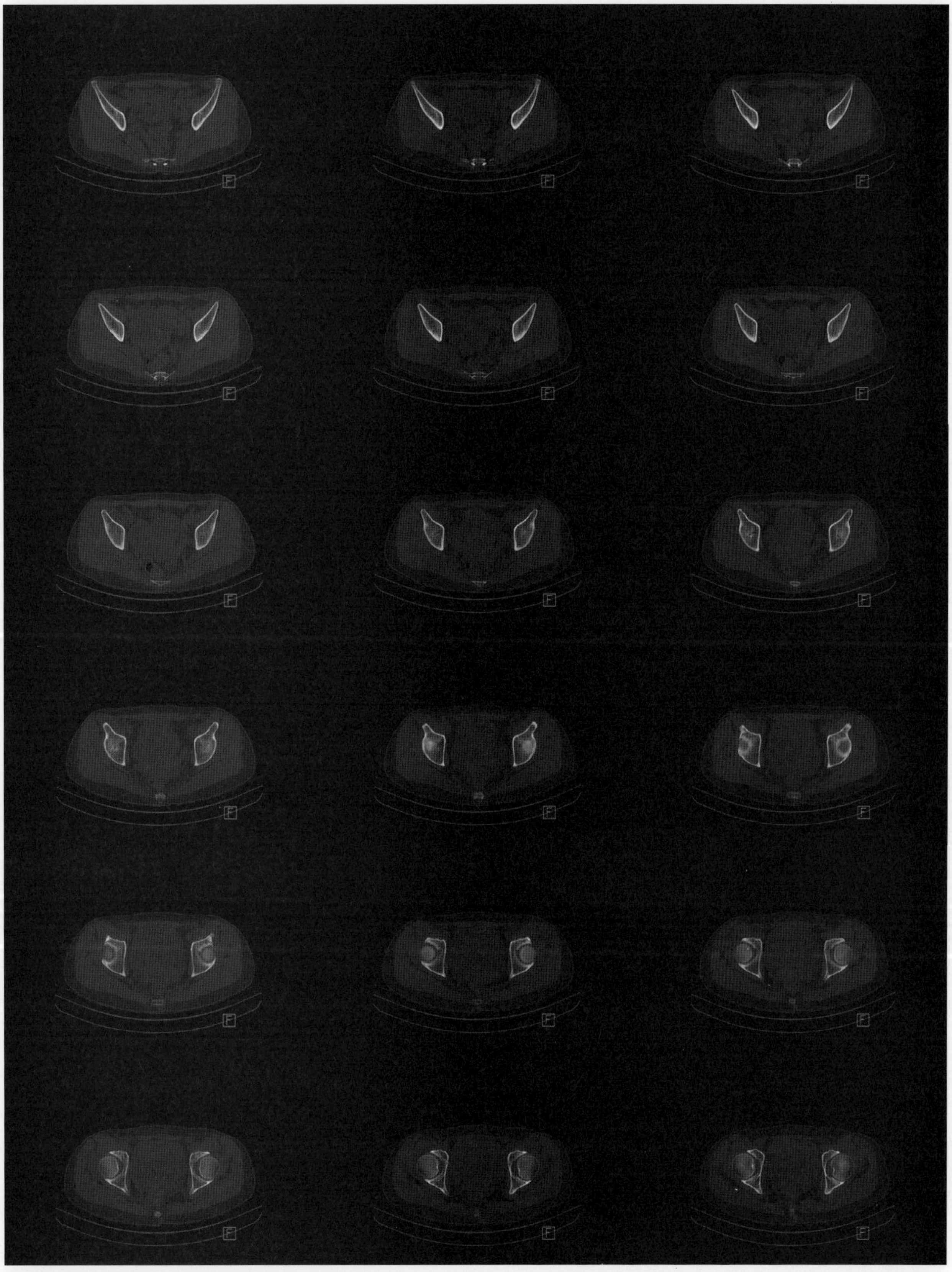

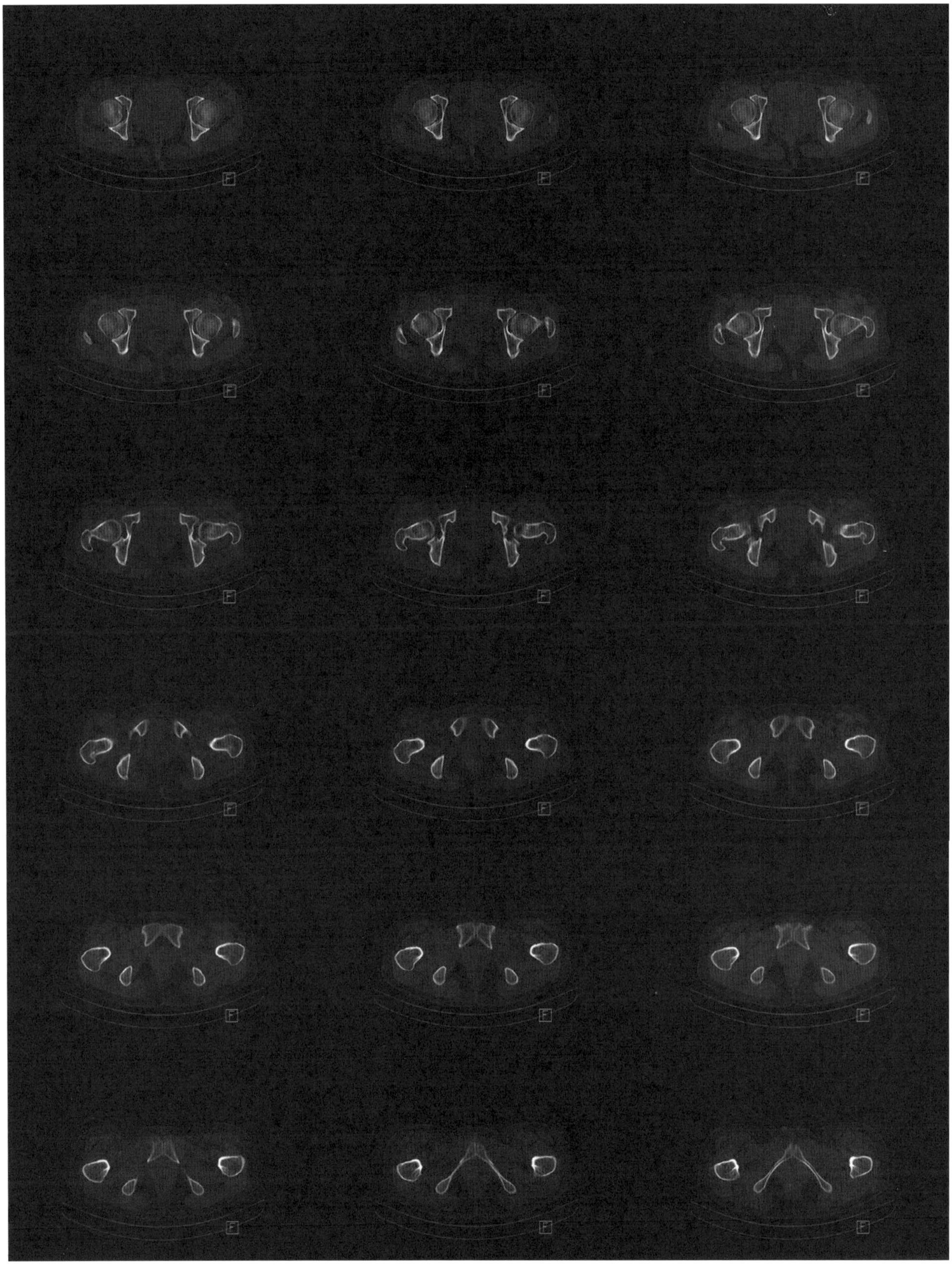

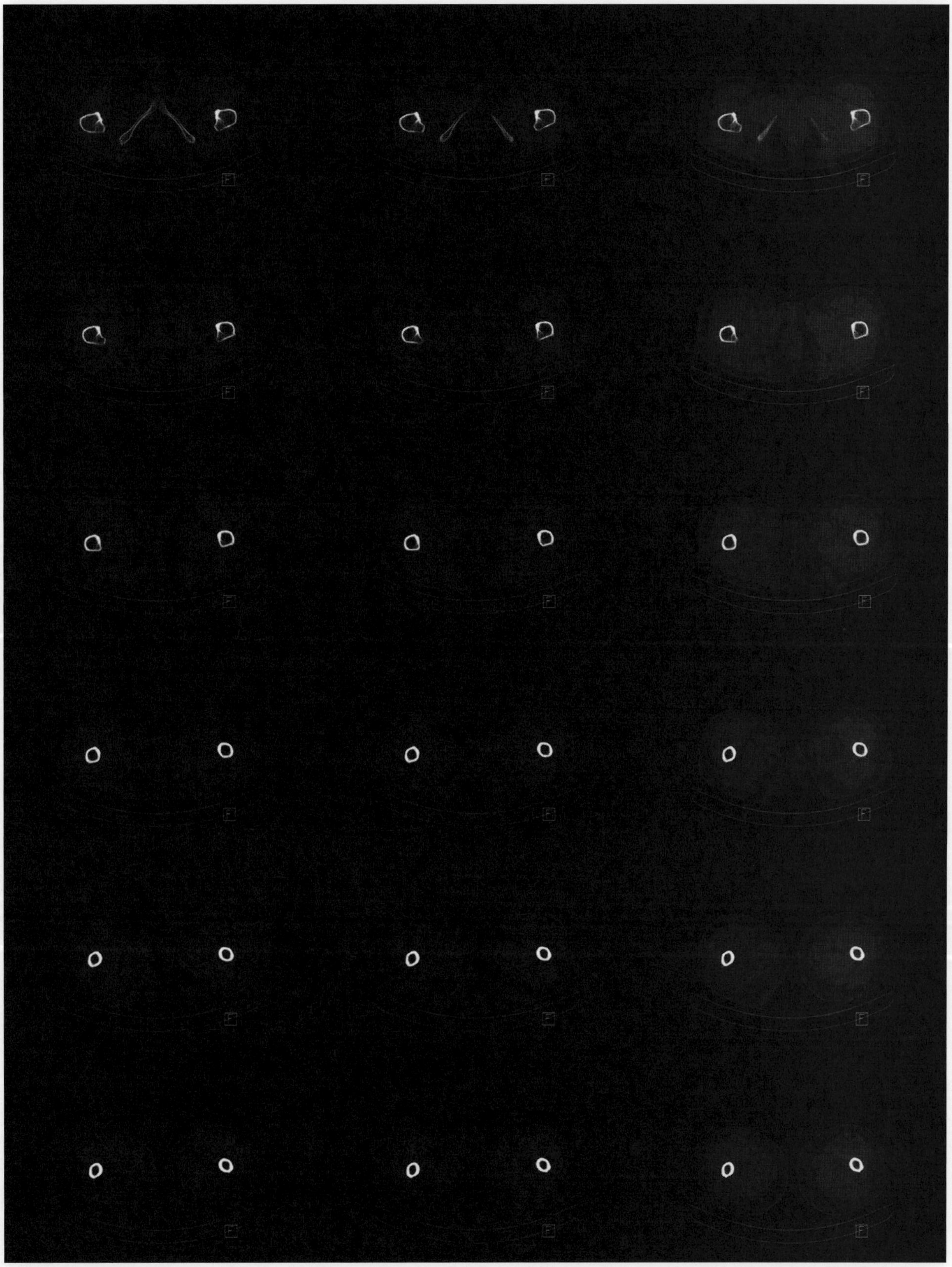

⑩ Pelvic bone CT Coronal 영상

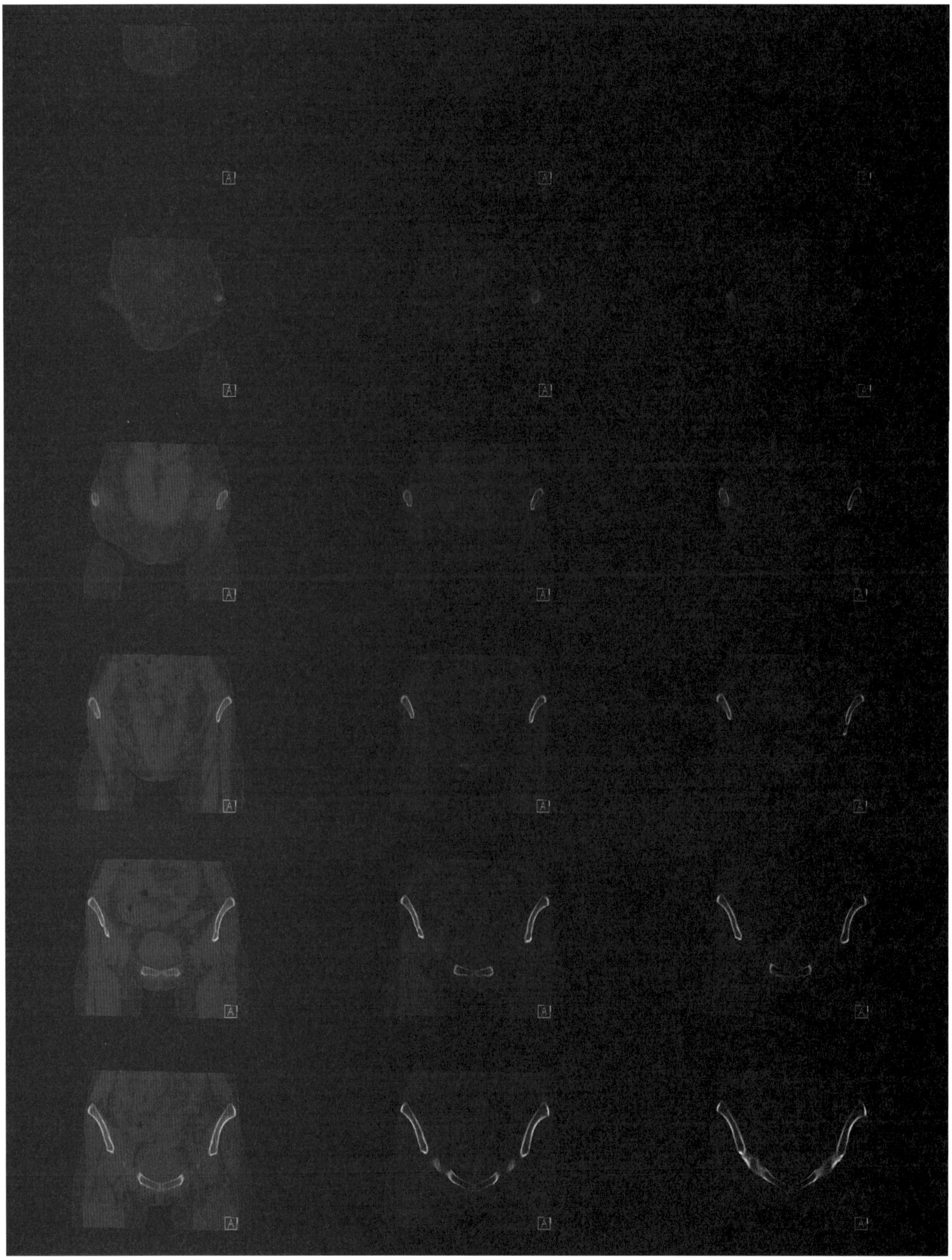

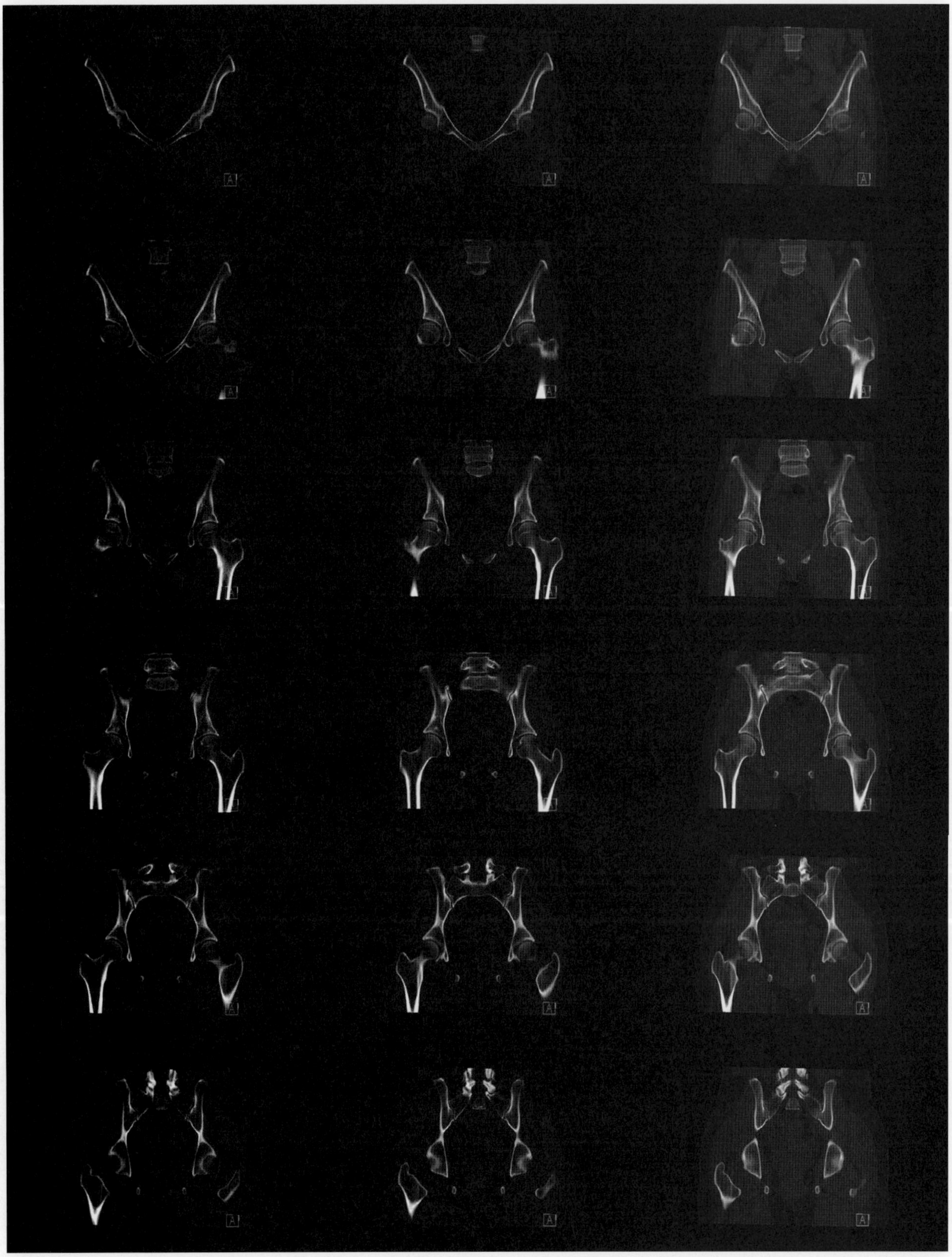

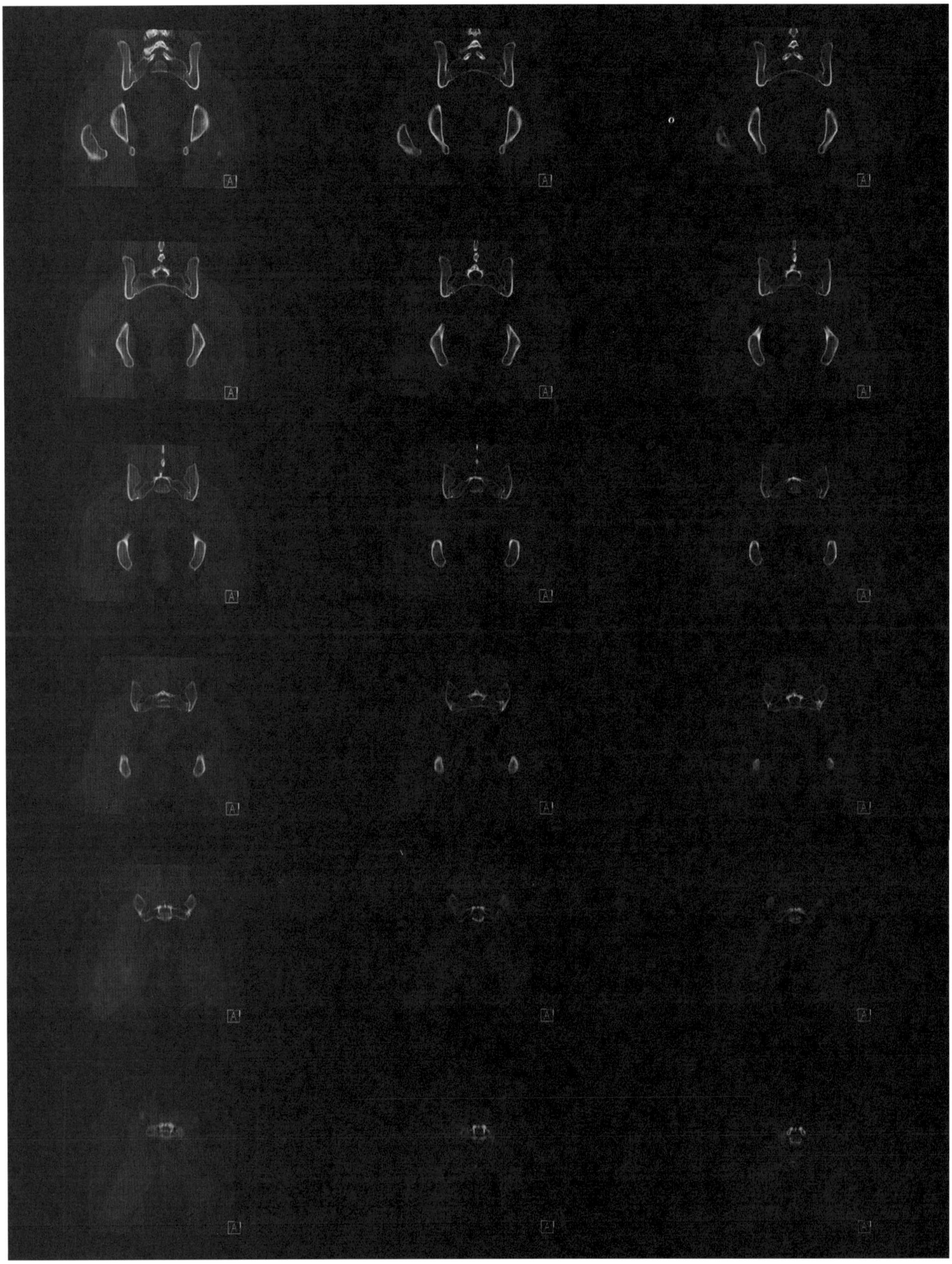

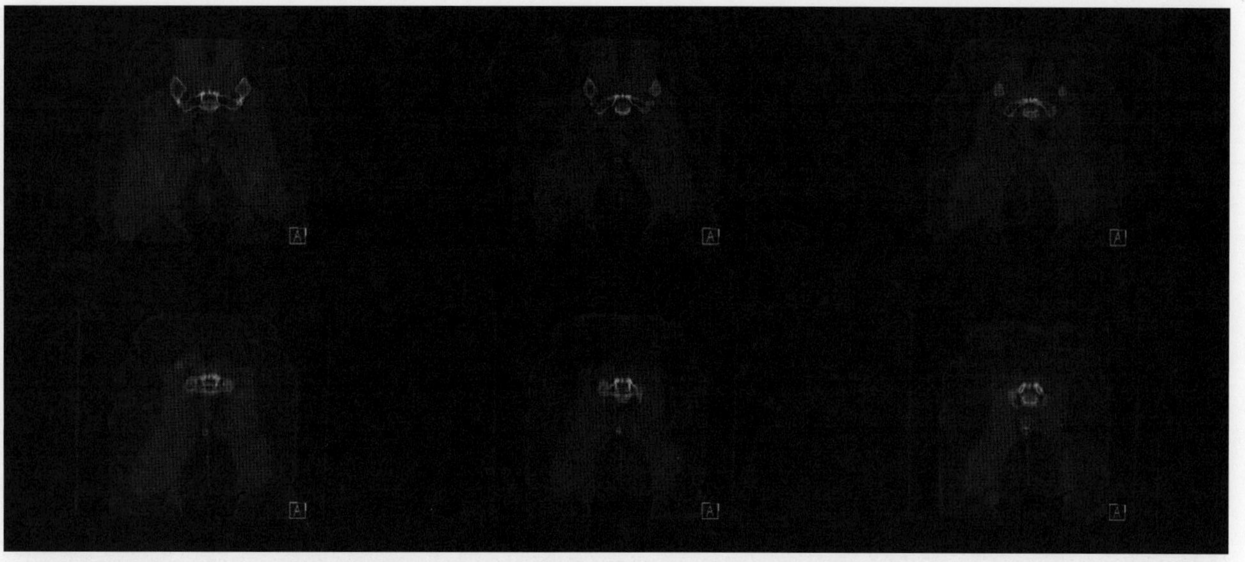

⑪ Pelvic bone CT VRT 영상

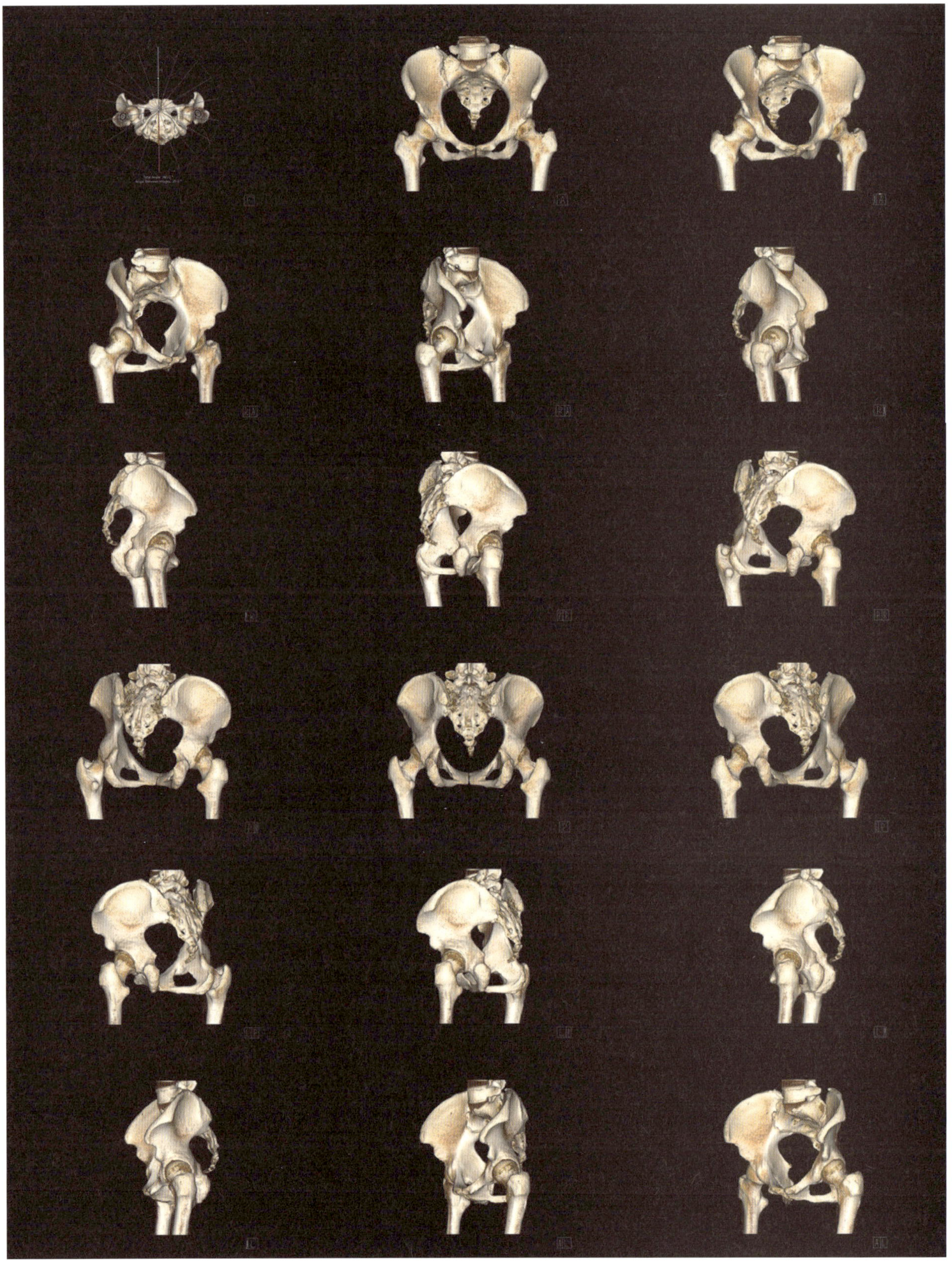

실습 Pelvic bone CT 검사방법에 대해 작성해 봅시다.

실습 Pelvic bone CT 검사의 raw data를 활용하여 Slice thickness 3mm, Interval 3mm로 설정해서 Coronal 영상을 재구성해 봅시다.

MEMO

실습한 영상 붙이는 곳

2. Knee CT

① 전처치

(1) 옷을 탈의실에서 검사 가운으로 갈아입는다.
(2) 금속물질 제거

② 검사목적 및 적용

무릎관절의 골절 및 탈구, 뼈 종양, 농양, 선천적 기형, 수술 전 후 상태 등의 진단에 주로 적용된다.

- Fracture
- Dislocation
- Bone mass
- Congenital anomaly

③ 환자 자세

Supine position & Feet first

④ 검사범위

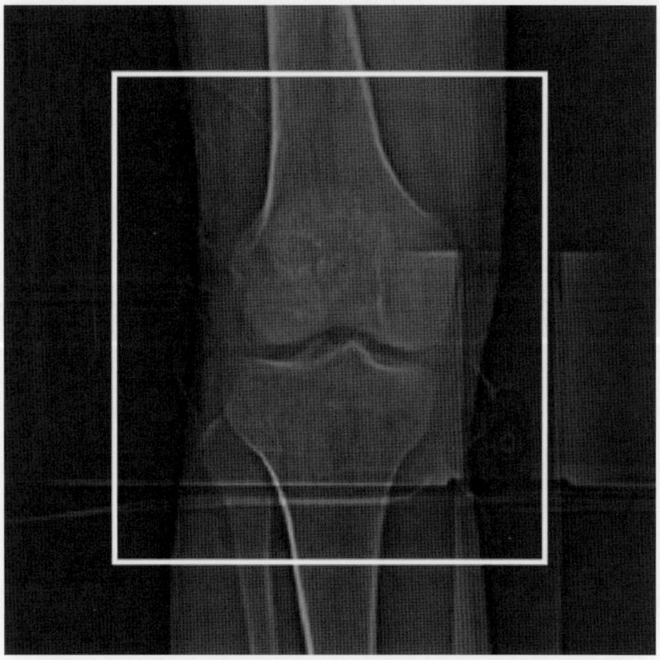

Knee CT Scout 영상과 검사범위

⑤ 절편두께

3mm

⑥ 재구성 알고리즘

Bone algorithm

⑦ 영상 재구성

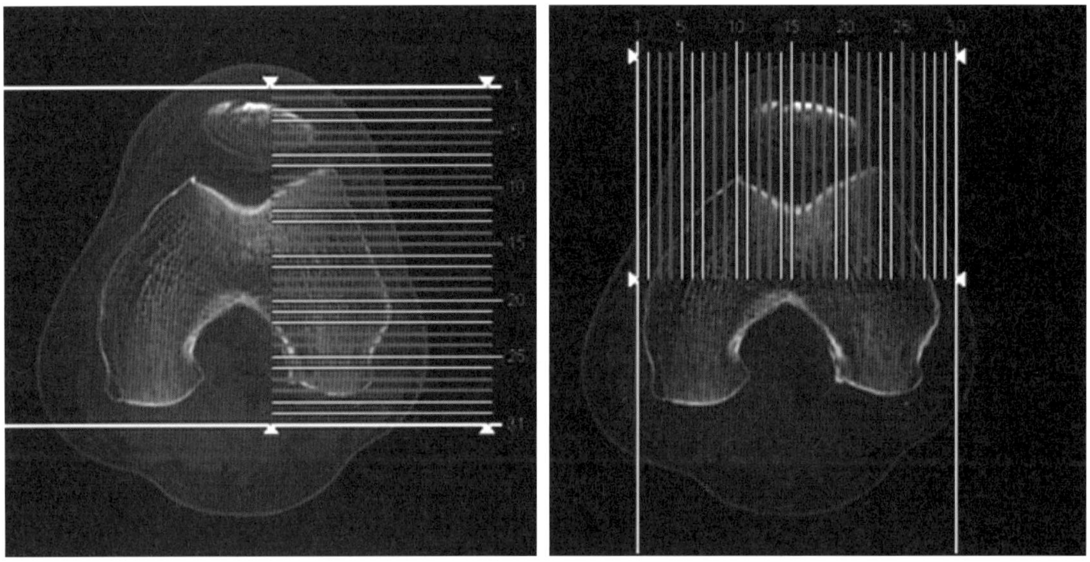

MPR 재구성 영상 (Coronal & Sagittal)

⑧ CT 영상해부학

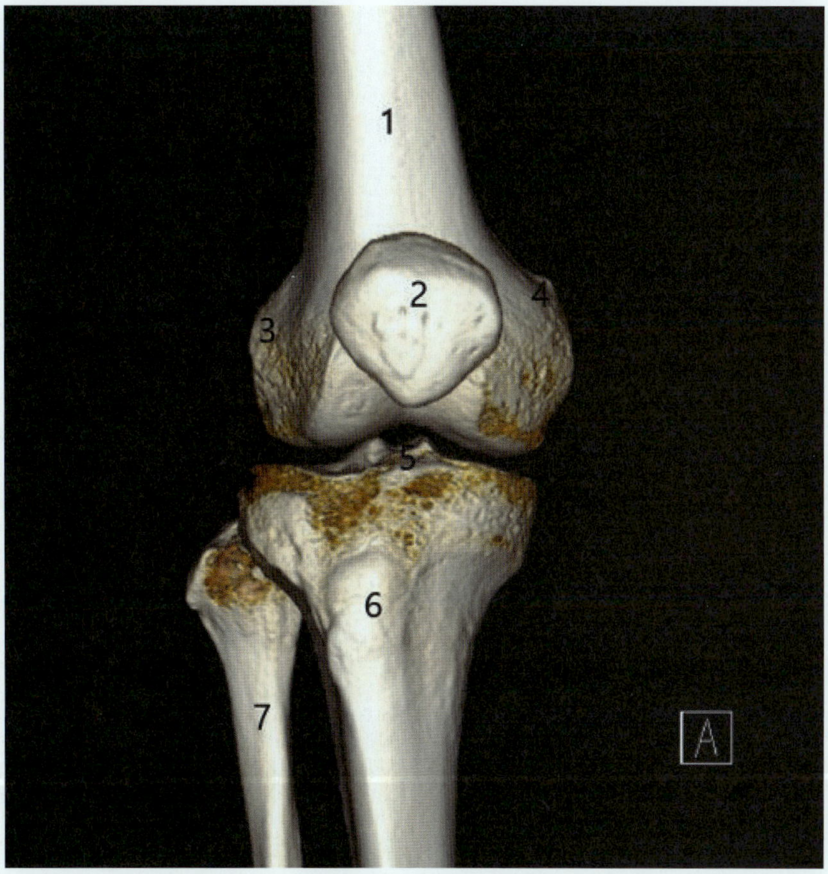

Knee CT VRT 영상

1 : Femur (넙다리뼈)
2 : Patella (무릎뼈)
3 : Lateral epicondyle (가쪽위관절융기)
4 : Medial epicondyle (안쪽위관절융기)
5 : Intercondylar eminence (융기사이융기)
6 : Tibial tuberosity (정강뼈거친면)
7 : Fibula (종아리뼈)

⑨ Knee CT Axial 영상

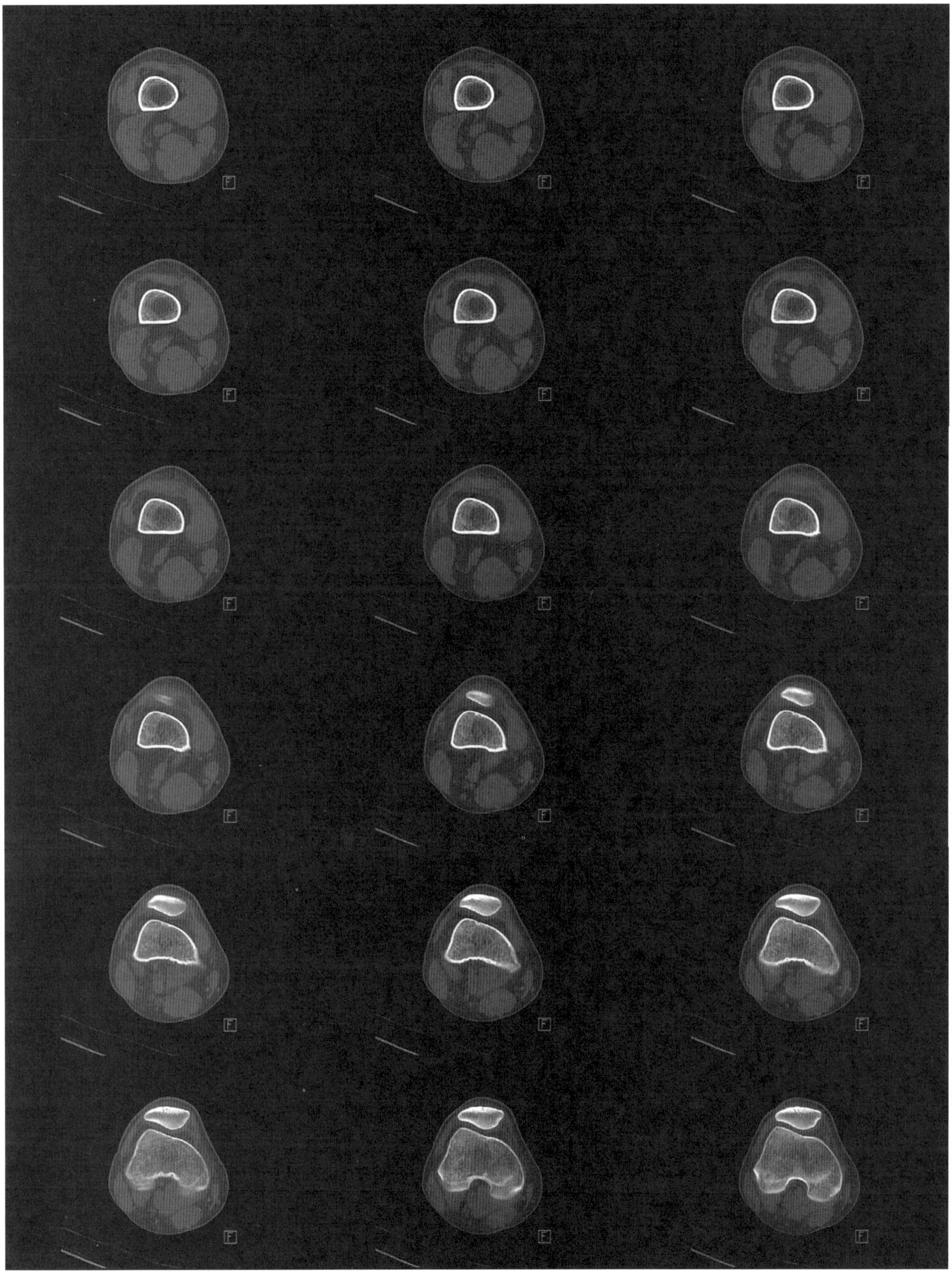

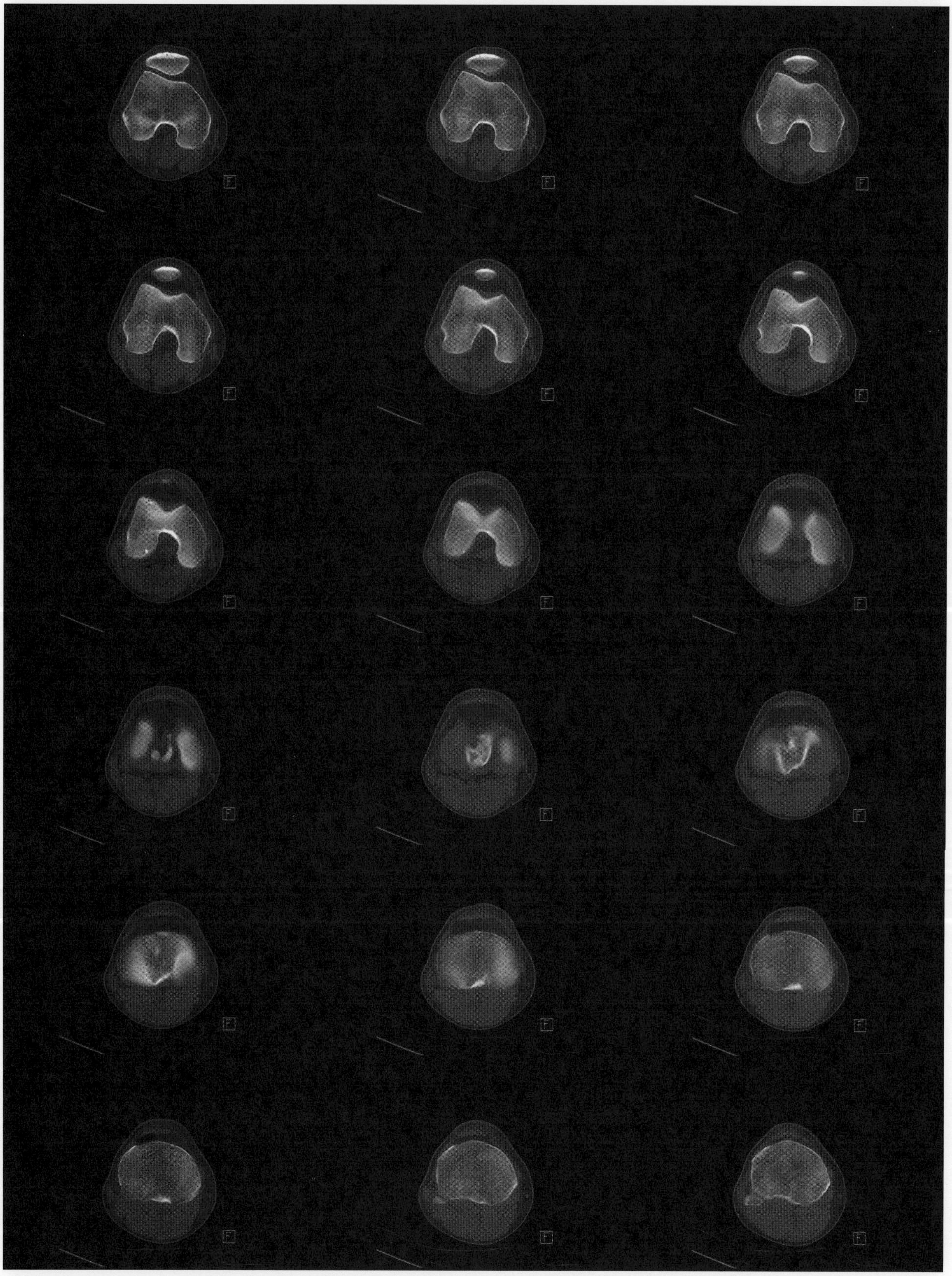

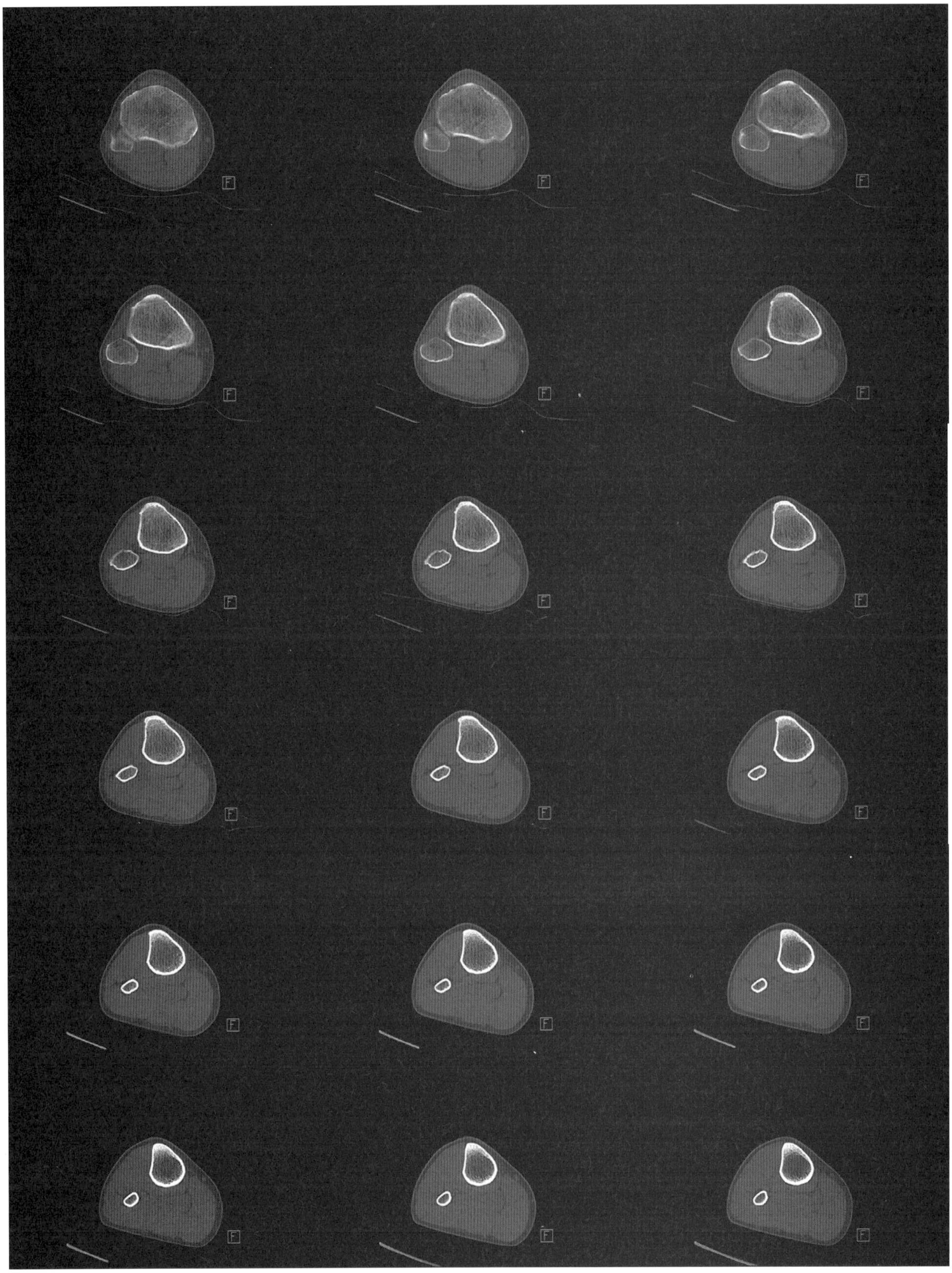

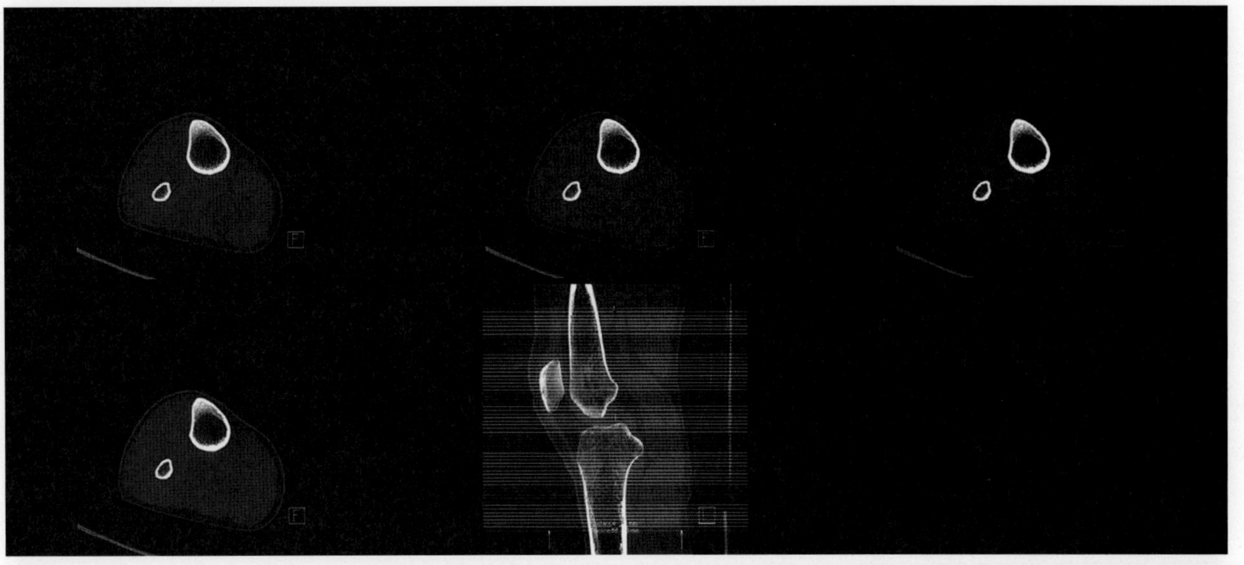

⑩ Knee CT Coronal 영상

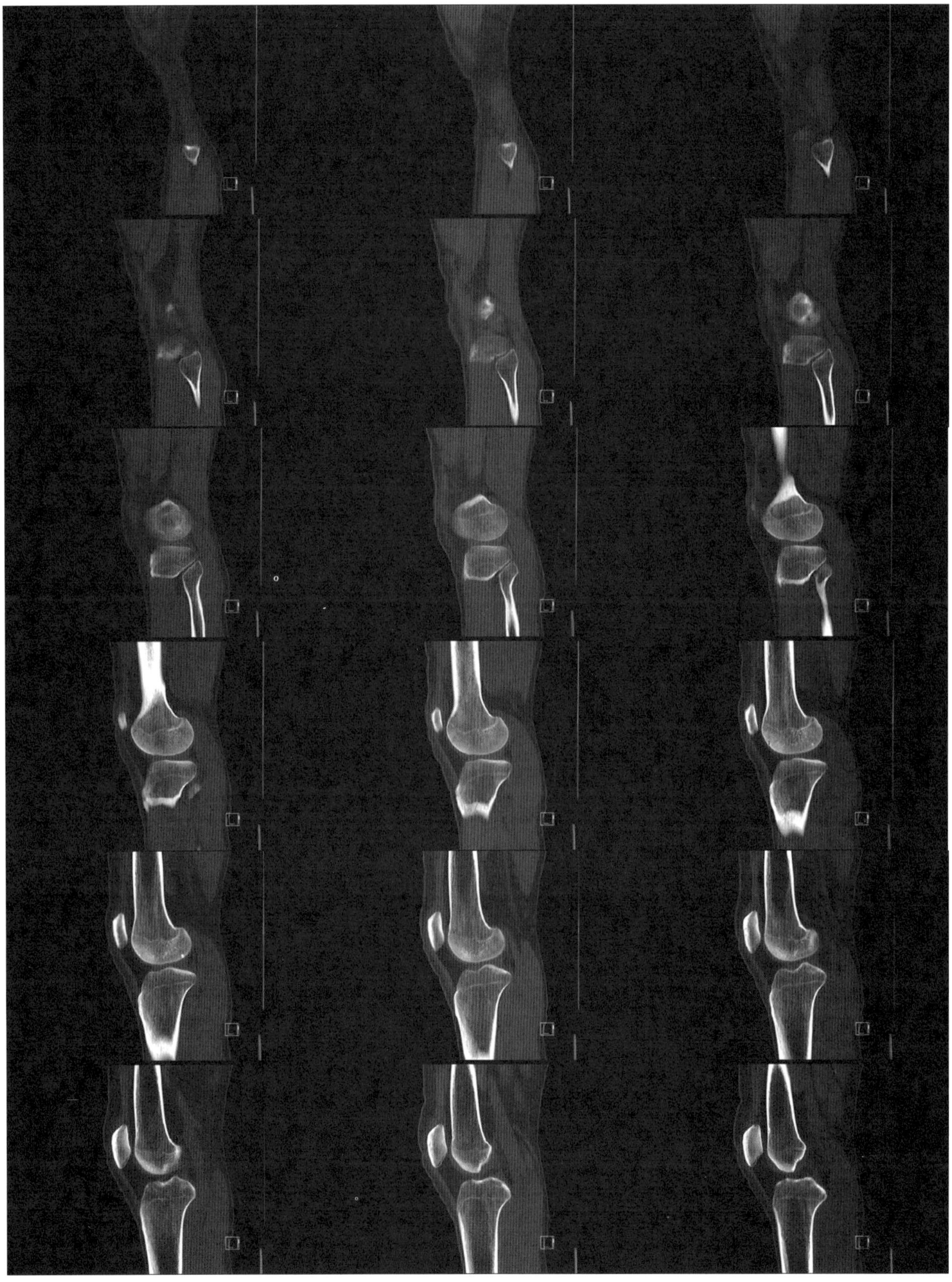

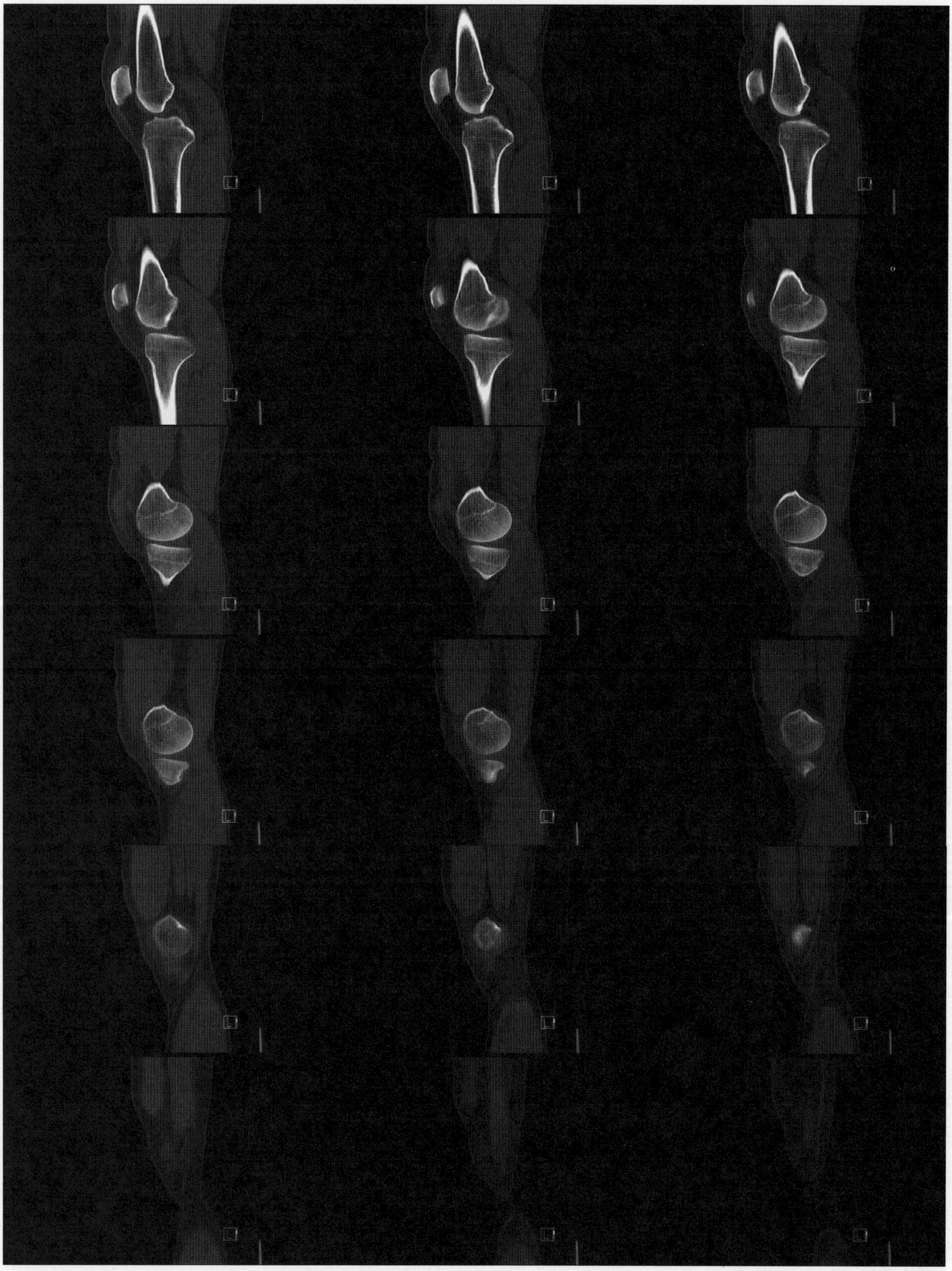

⑪ Knee CT VRT 영상

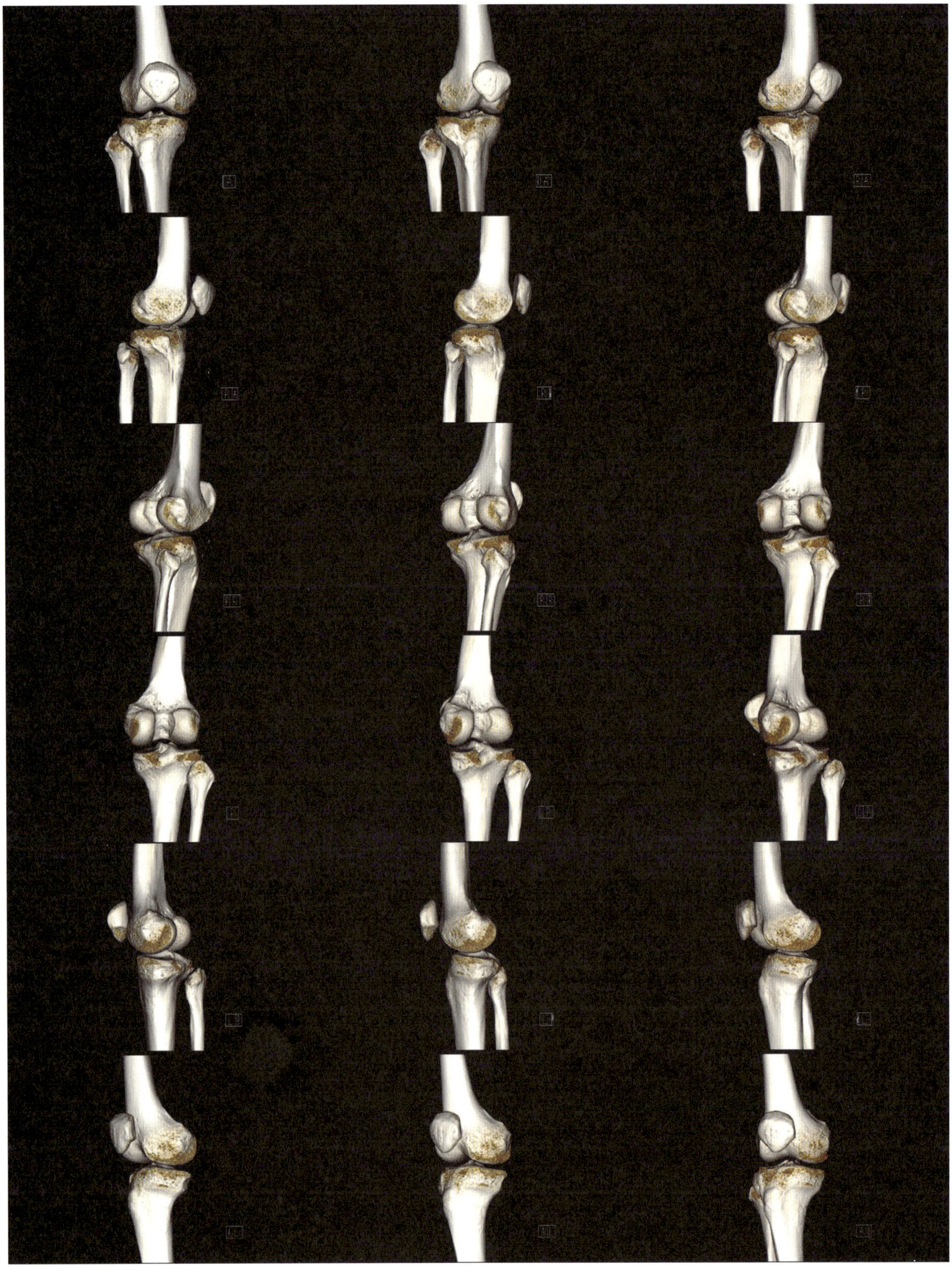

실습 Knee CT 검사방법에 대해 작성해 봅시다.

실습 Knee CT 검사의 raw data를 활용하여 Slice thickness 3mm, Interval 3mm로 설정해서 Coronal 영상을 재구성해 봅시다.

MEMO

실습한 영상 붙이는 곳

3. Ankle CT

① 전처치

(1) 옷을 탈의실에서 검사 가운으로 갈아입는다.

(2) 금속물질 제거

② 검사목적 및 적용

발목관절의 골절 및 탈구, 뼈 종양, 농양, 선천적 기형, 수술 전 후 상태 등의 진단에 주로 적용된다.

- Fracture
- Dislocation
- Bone mass
- Congenital anomaly

③ 환자 자세

Supine position & Feet first

④ 검사범위

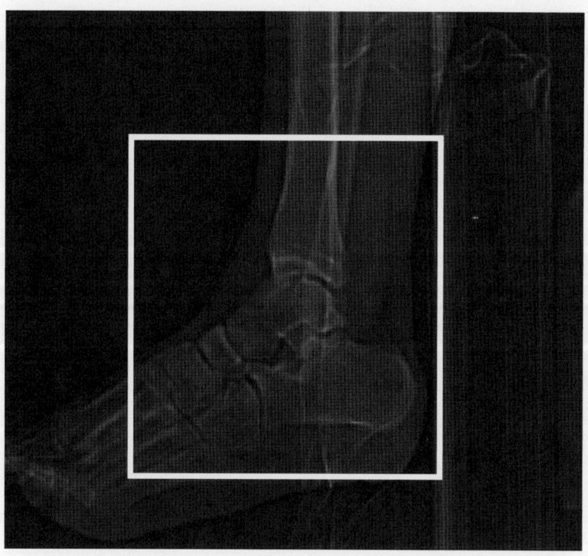

Ankle CT Scout 영상과 검사범위

⑤ 절편두께

3mm

⑥ 재구성 알고리즘

Bone algorithm

⑦ 영상 재구성

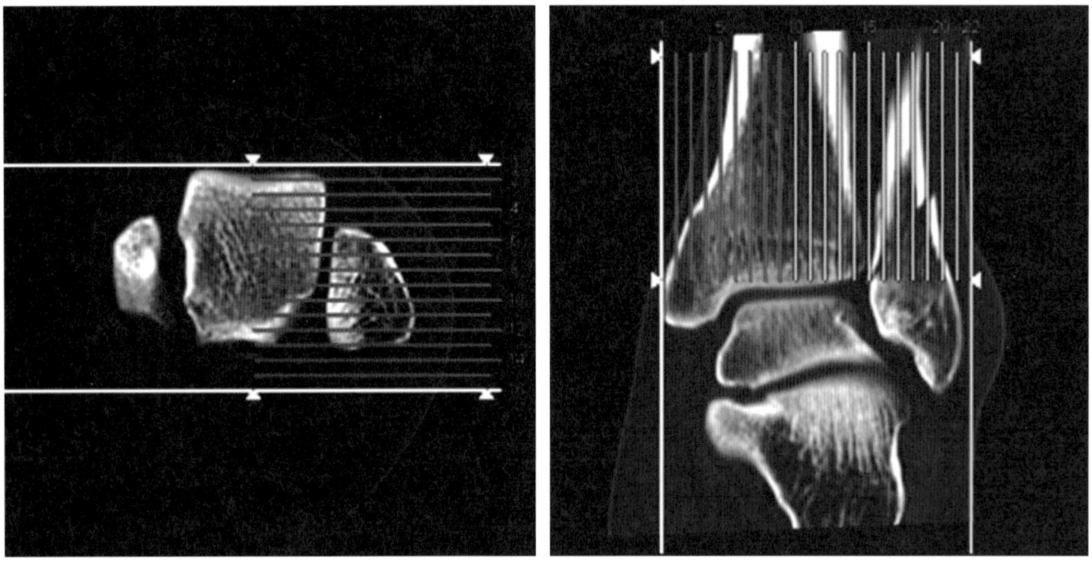

MPR 재구성 영상 (Coronal & Sagittal)

⑧ CT 영상해부학

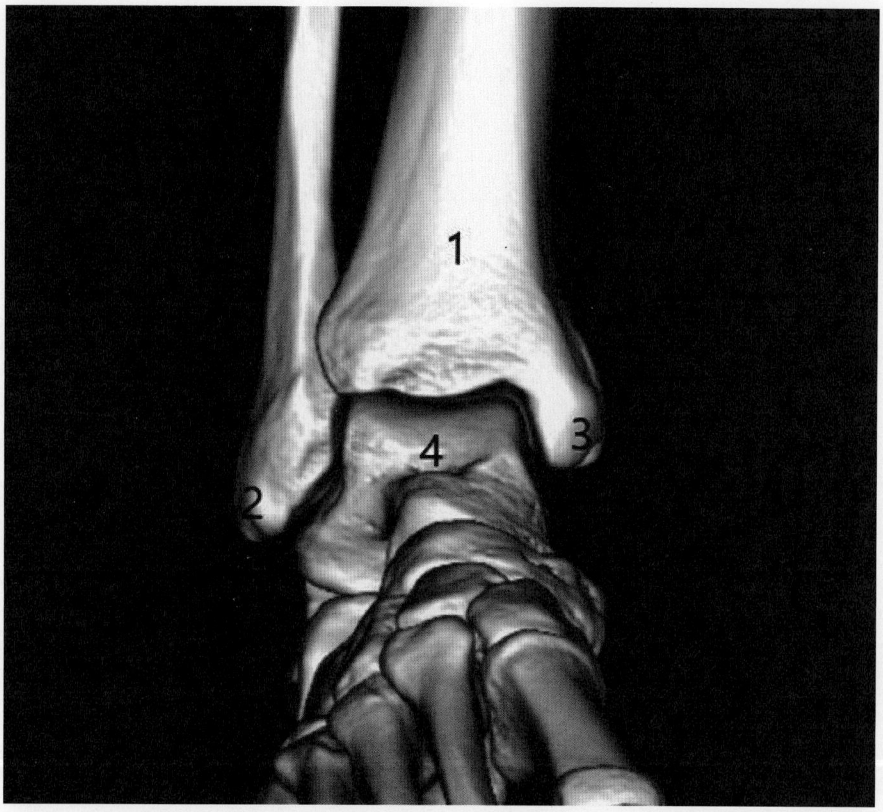

Ankle CT VRT 영상

1 : Tibia (정강이뼈)
2 : Lateral malleolus (가쪽복사)
3 : Medial malleolus (안쪽복사)
4 : Talus (목말뼈)

⑨ Ankle CT Axial 영상

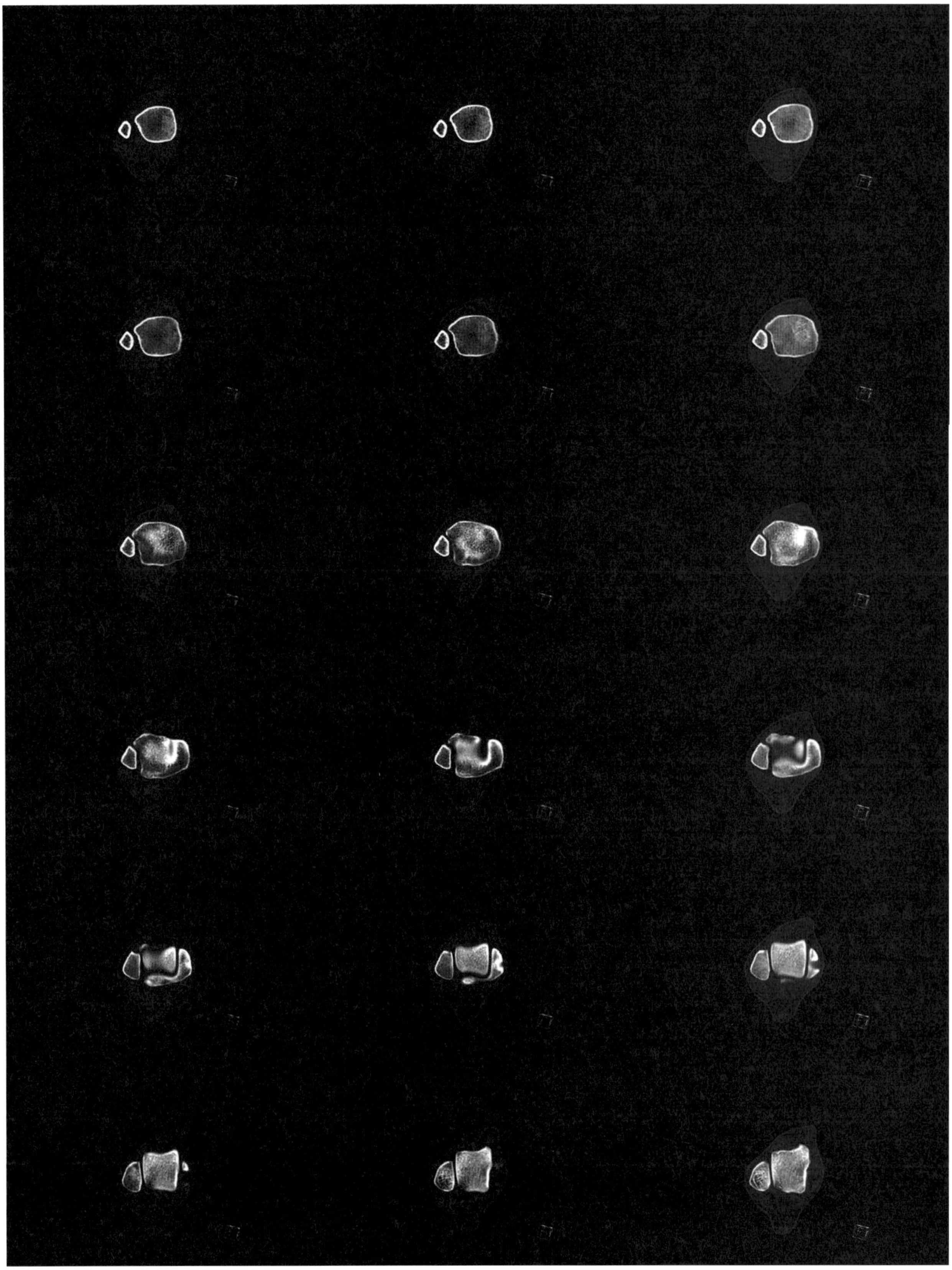

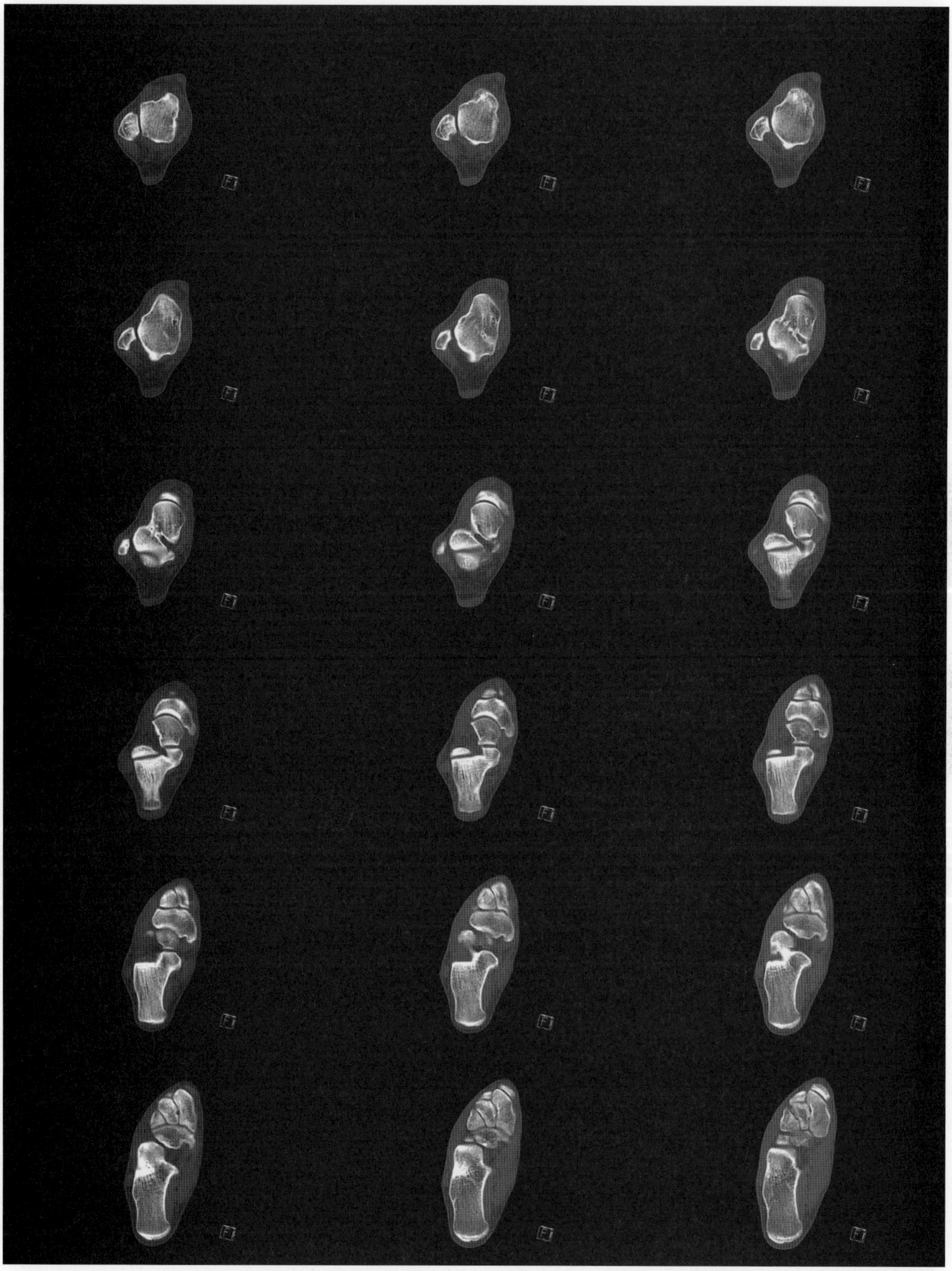

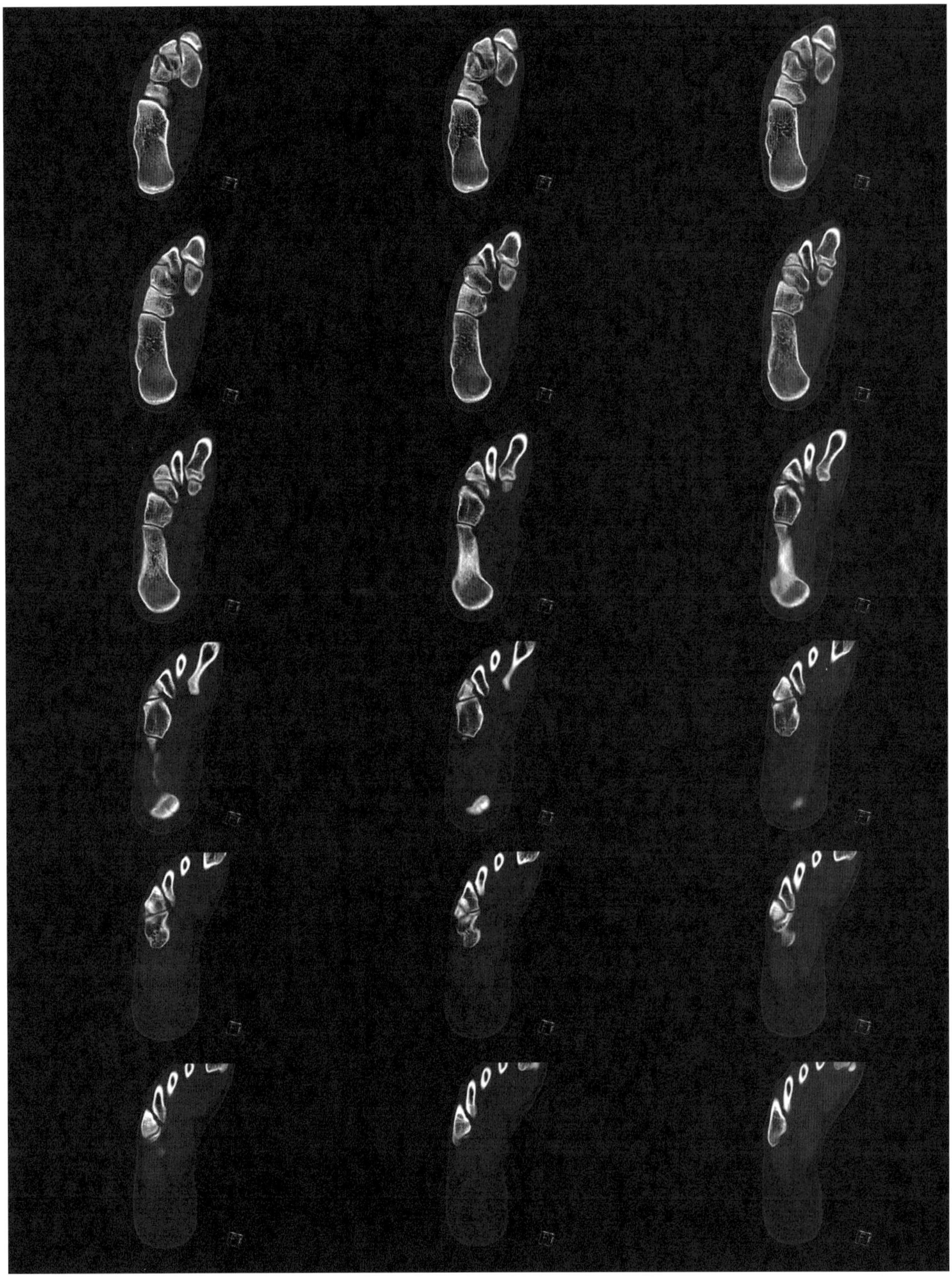

⑩ Ankle CT Coronal 영상

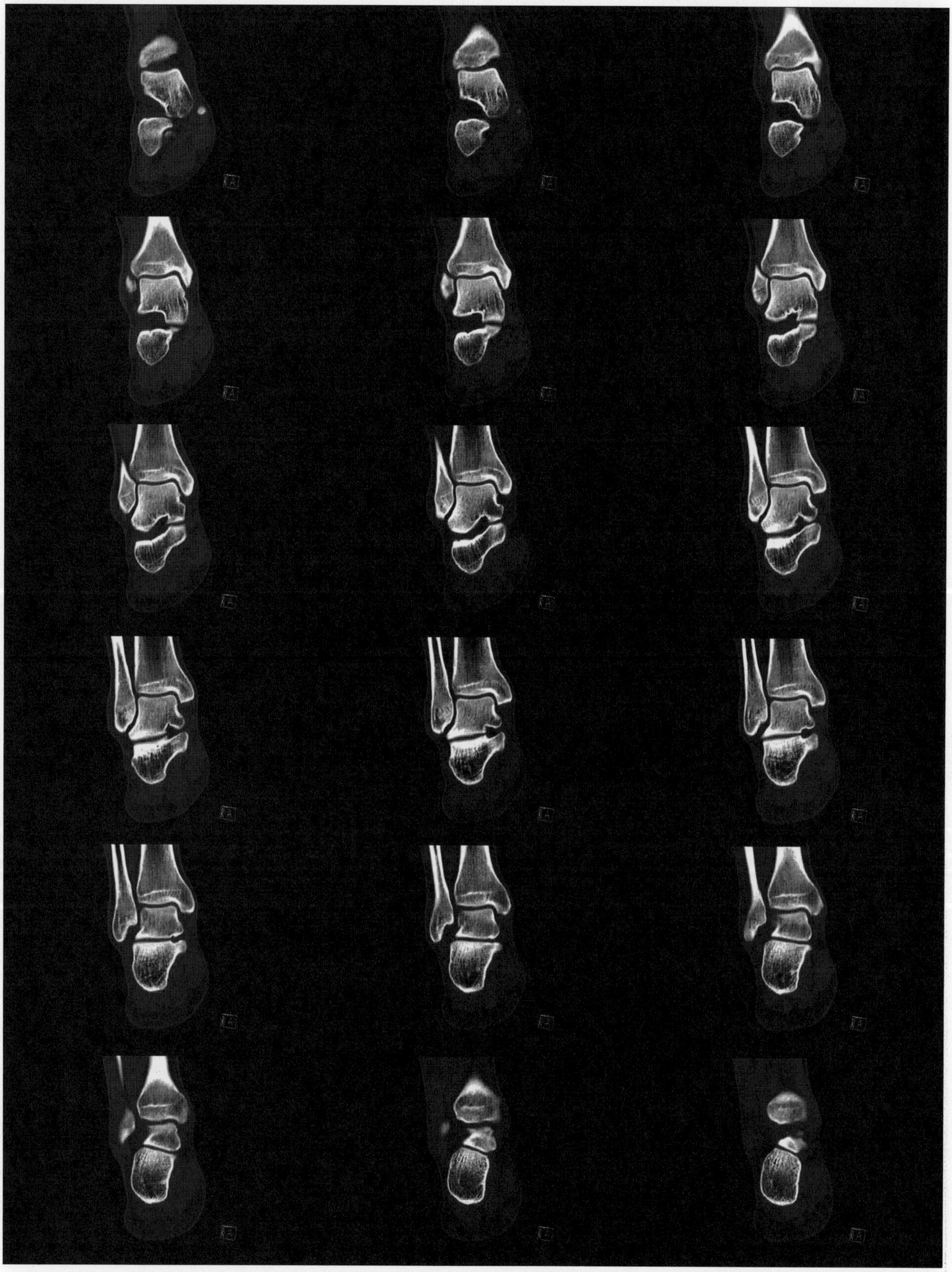

⑪ Ankle CT VRT 영상

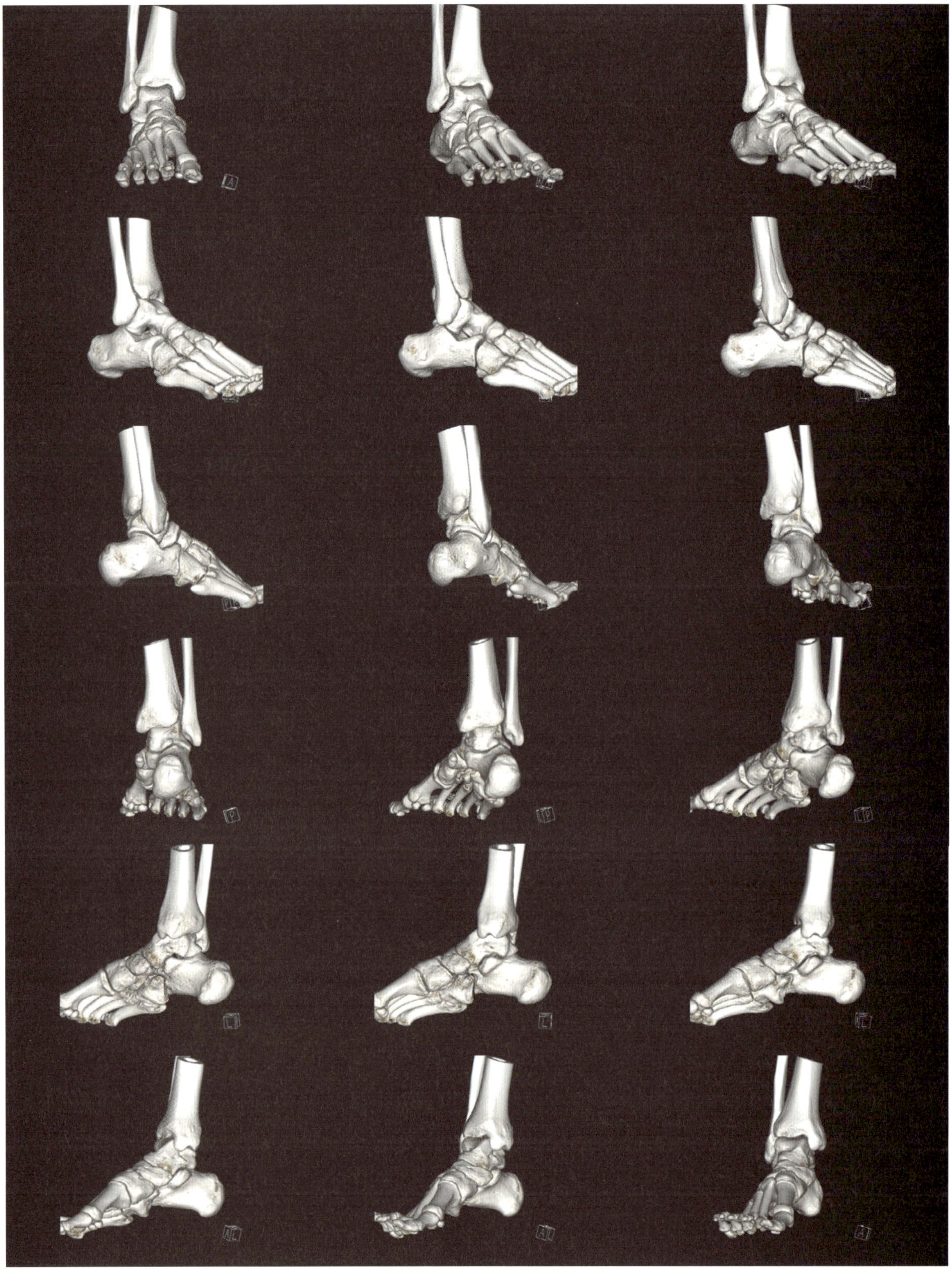

⑫ Foot CT VRT 영상

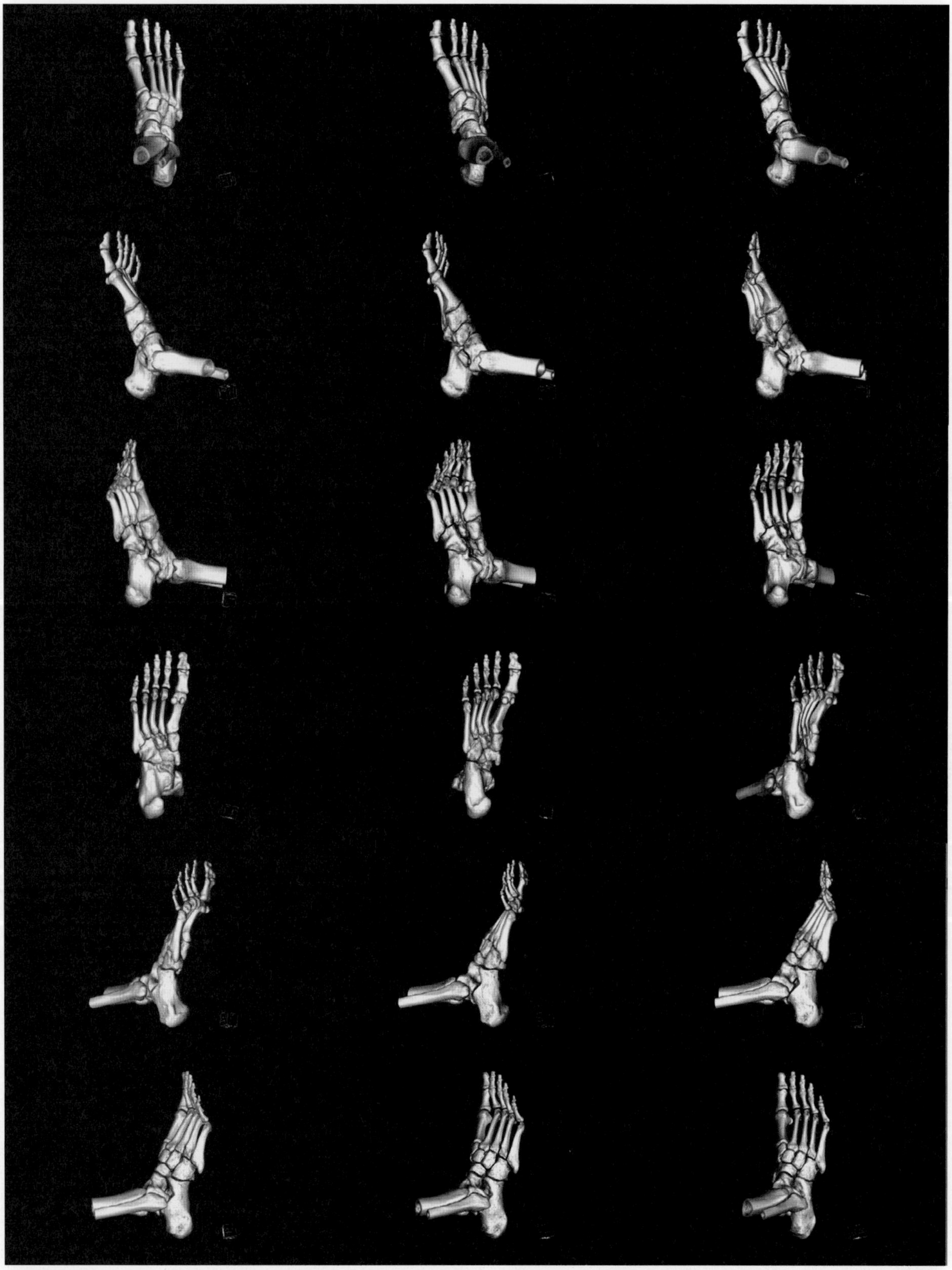

실습 Ankle CT 검사방법에 대해 작성해 봅시다.

실습 Ankle CT 검사의 raw data를 활용하여 Slice thickness 3mm, Interval 3mm로 설정해서 Coronal 영상을 재구성해 봅시다.

MEMO

실습한 영상 붙이는 곳

Chapter

11 CT Angiography

배울내용

1. Brain angio CT
2. Neck angio CT

학습목표

1. Brain angio CT 검사에 대한 내용을 이해하고 검사에 적용할 수 있다.
2. Neck angio CT 검사에 대한 내용을 이해하고 검사에 적용할 수 있다.

1. Brain angio CT

① 전처치

(1) 금속물질(머리핀, 귀걸이, 목걸이, 안경, 틀니 등)의 액세서리를 모두 제거해야 한다.
(2) 4~6시간 이상 금식
(3) IV Line 확보
(4) 동의서 확인

② 검사목적 및 적용

동맥류 및 혈관 협착 여부, 혈관구조 파악, 혈관 기형 평가, 수술 전 후 상태 등의 진단에 주로 적용된다.

- Vascular anatomy
- Aneurysm
- Stenosis
- Hemorrhage

③ 환자 자세

Supine position & Head first

④ 검사범위

Skull base ~ vertex

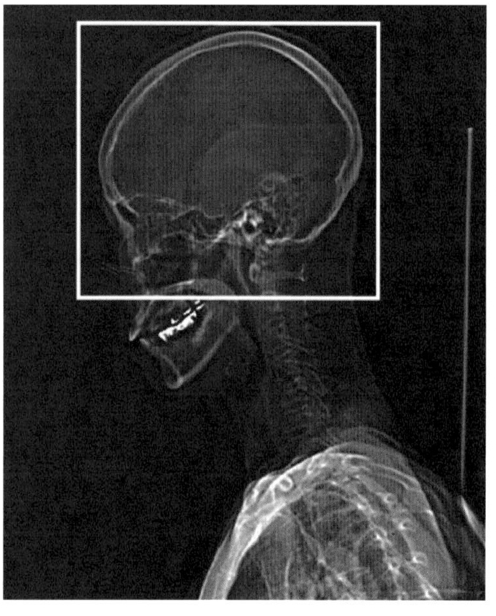

Brain angio CT Scout 영상과 검사범위

⑤ 절편두께

3mm

⑥ 재구성 알고리즘

Standard algorithm

⑦ CT 영상해부학

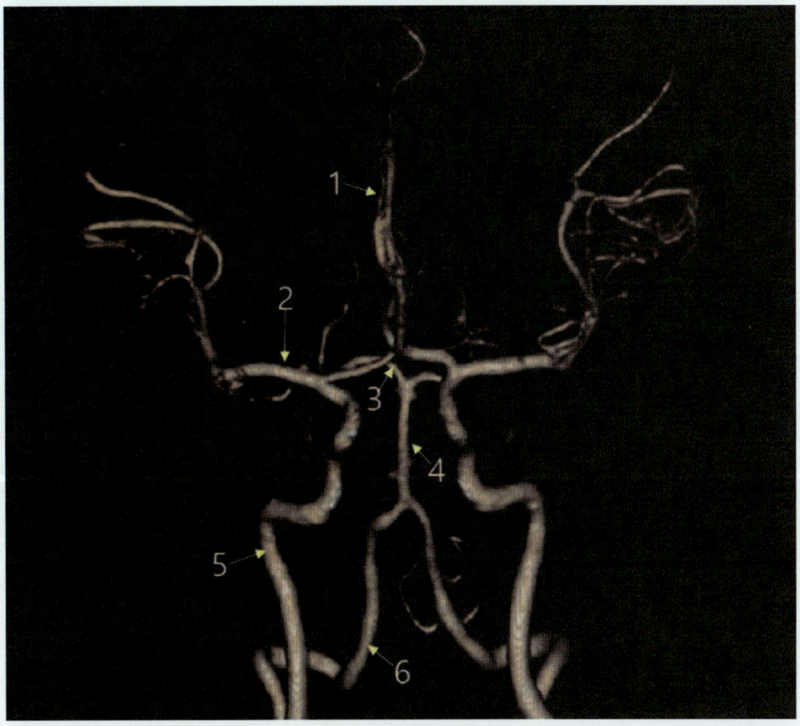

Brain angio CT VRT 영상

1 : Anterior cerebral artery (앞대뇌동맥)
2 : Middle cerebral artery (중간대뇌동맥)
3 : Posterior cerebral artery (뒤대뇌동맥)
4 : Basilar artery (뇌바닥동맥)
5 : Internal carotid artery (속목동맥)
6 : Vertebral artery (척추동맥)

실습 Brain angio CT 검사방법에 대해 작성해 봅시다.

2. Neck angio CT

① 전처치

(1) 금속물질(머리핀, 귀걸이, 목걸이, 안경, 틀니 등)의 액세서리를 모두 제거해야 한다.
(2) 4~6시간 이상 금식
(3) IV Line 확보 (발쪽 IV)
(4) 동의서 확인

② 검사목적 및 적용

동맥류 및 혈관 협착 여부, 혈관구조 파악, 혈관 기형 평가, 수술 전 후 상태 등의 진단에 주로 적용된다.

- Vascular anatomy
- Aneurysm
- Stenosis

③ 환자 자세

Supine position & Head first

④ 검사범위

Aortic arch ~ E.A.M

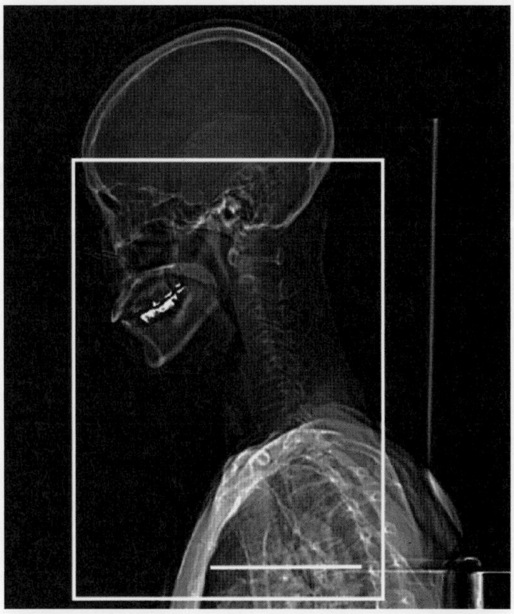

Neck angio CT Scout 영상과 검사범위

⑤ 절편두께

3mm

⑥ 재구성 알고리즘

Standard algorithm

⑦ CT 영상해부학

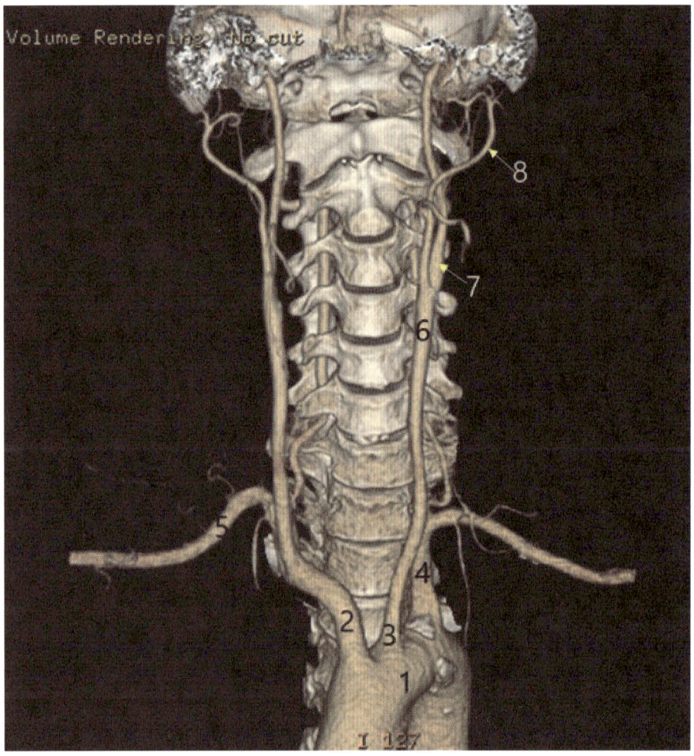

Neck angio CT VRT 영상

1 : Aortic arch (대동맥활)
2 : Brachiocephalic artery (팔머리동맥)
3 : Left Common carotid artery (왼쪽 온목동맥)
4 : Left subclavian artery (왼쪽 빗장밑동맥)
5 : Right subclavian artery (오른쪽 빗장밑동맥)
6 : Common carotid artery (온목동맥)
7 : Internal carotid artery (속목동맥)
8 : External carotid artery (바깥목동맥)

⑧ Brain & Neck Angio CT Axial 영상

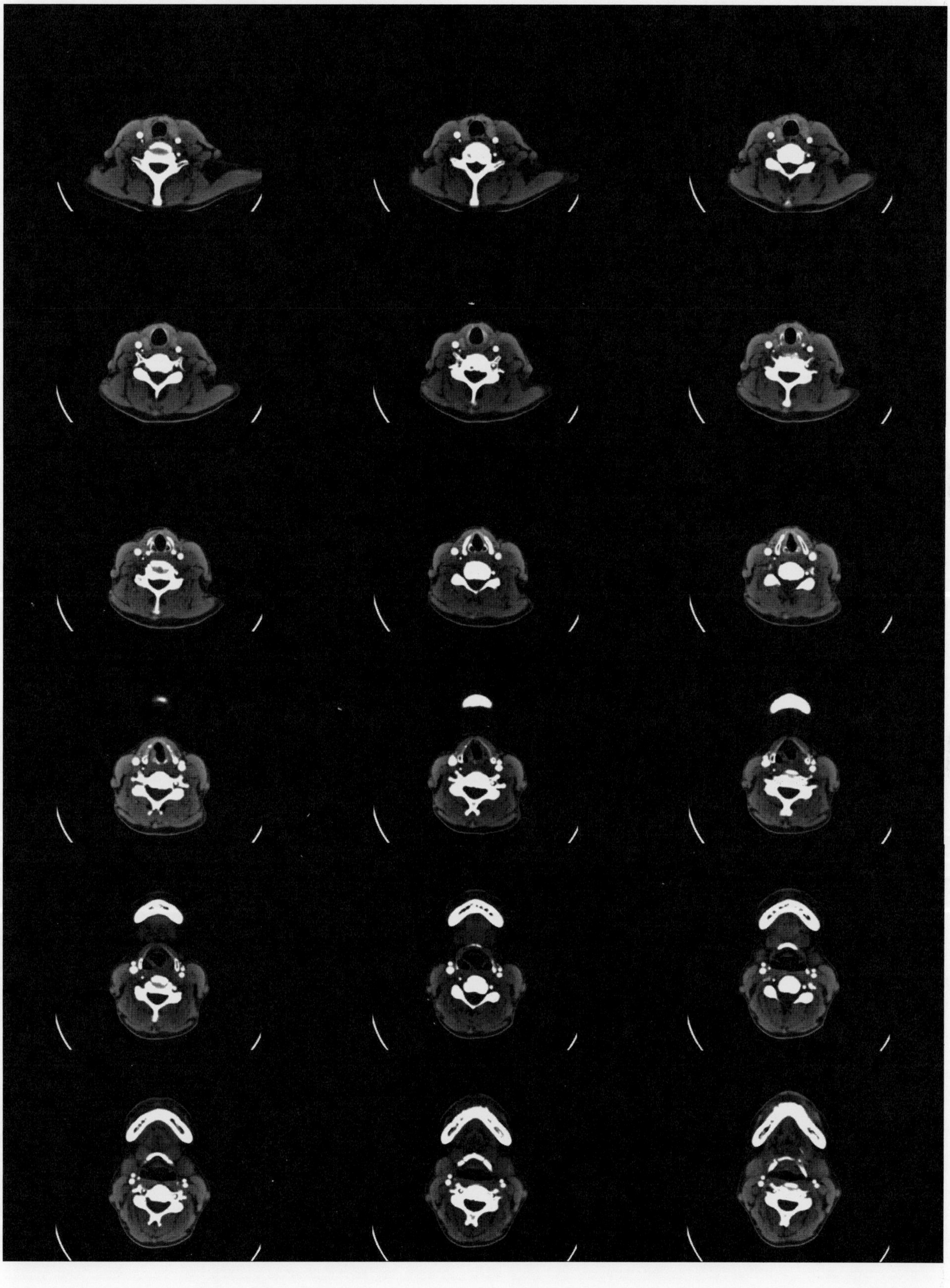

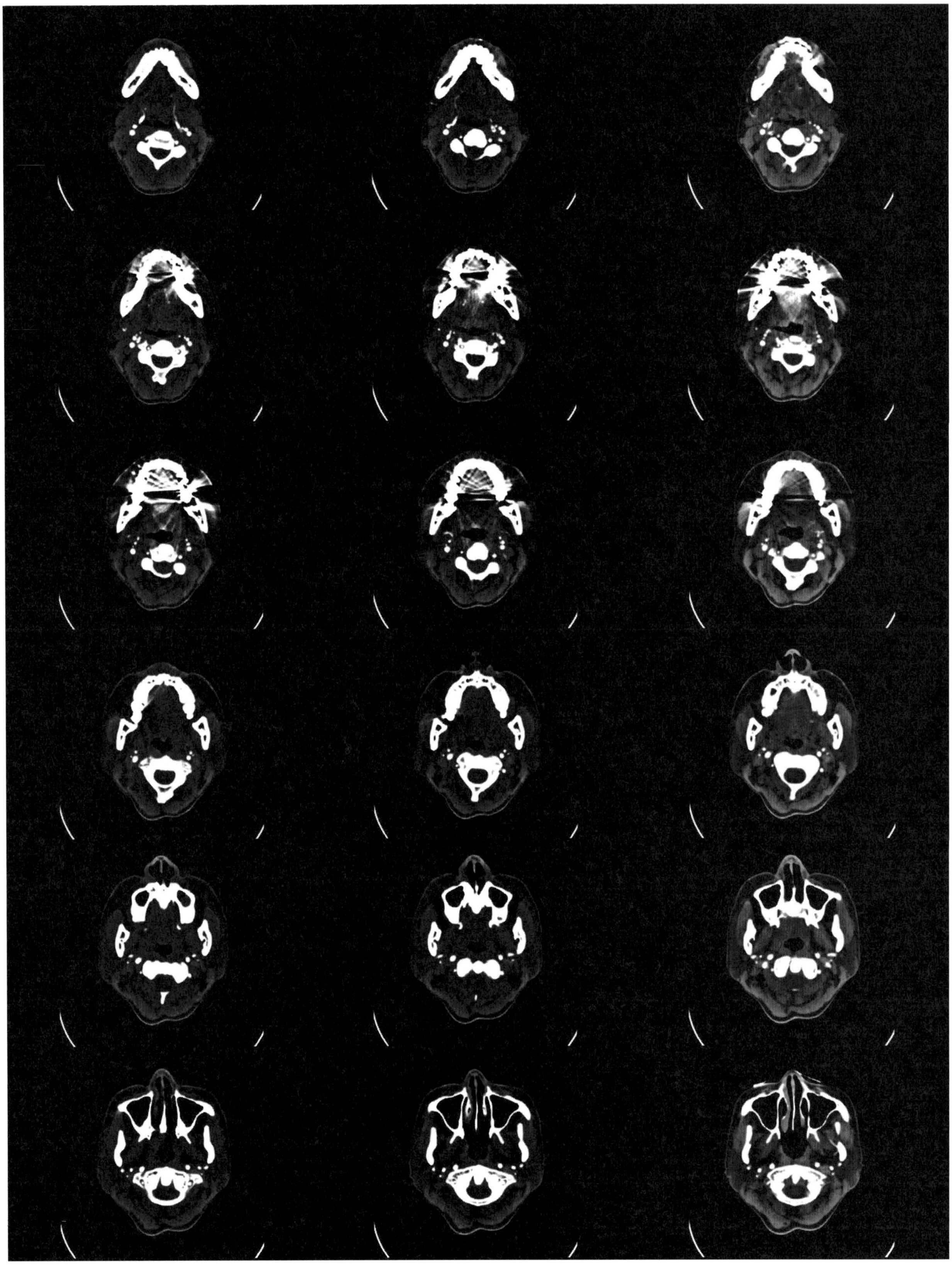

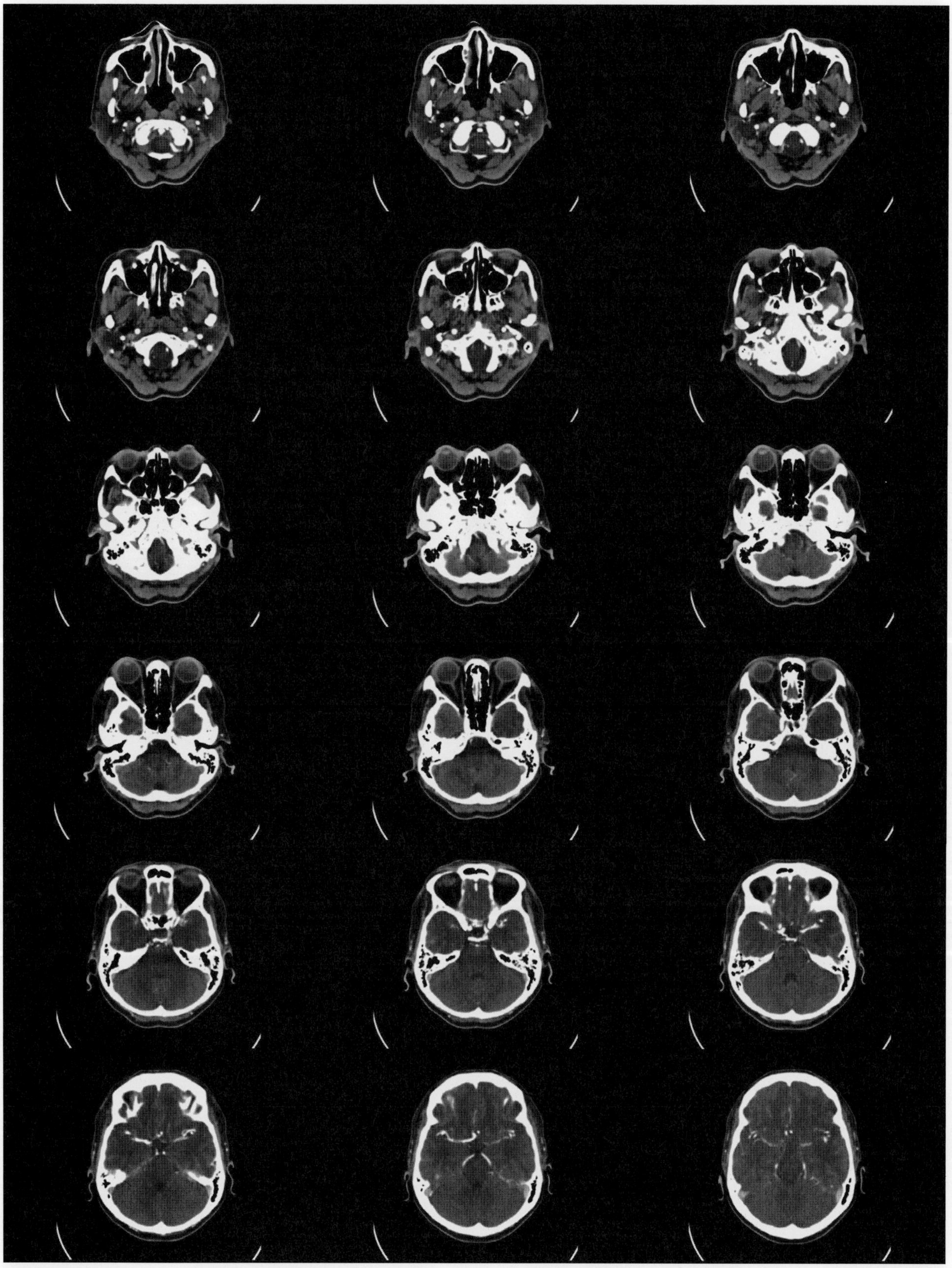

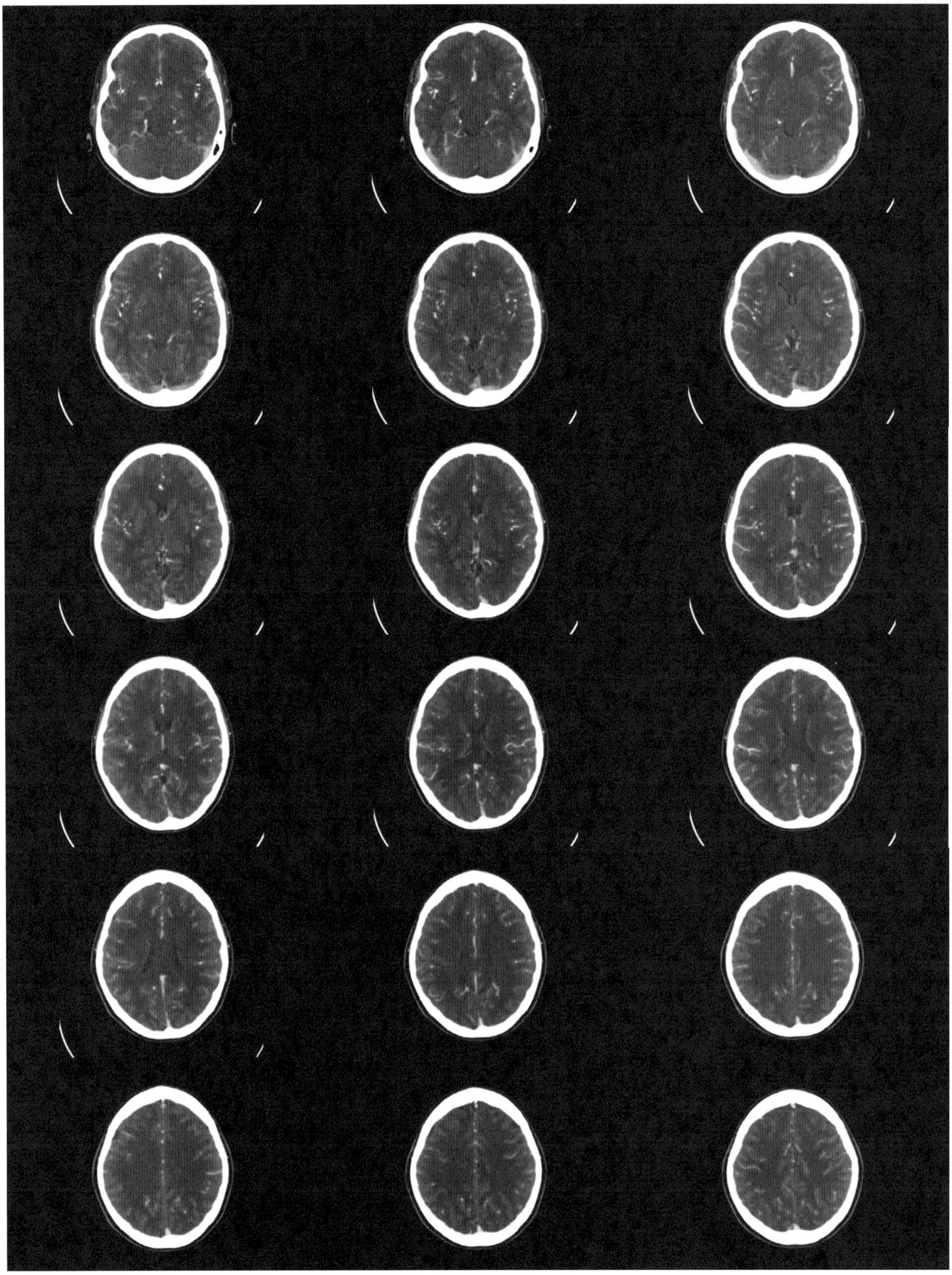

⑨ Brain & Neck Angio CT MIP 영상

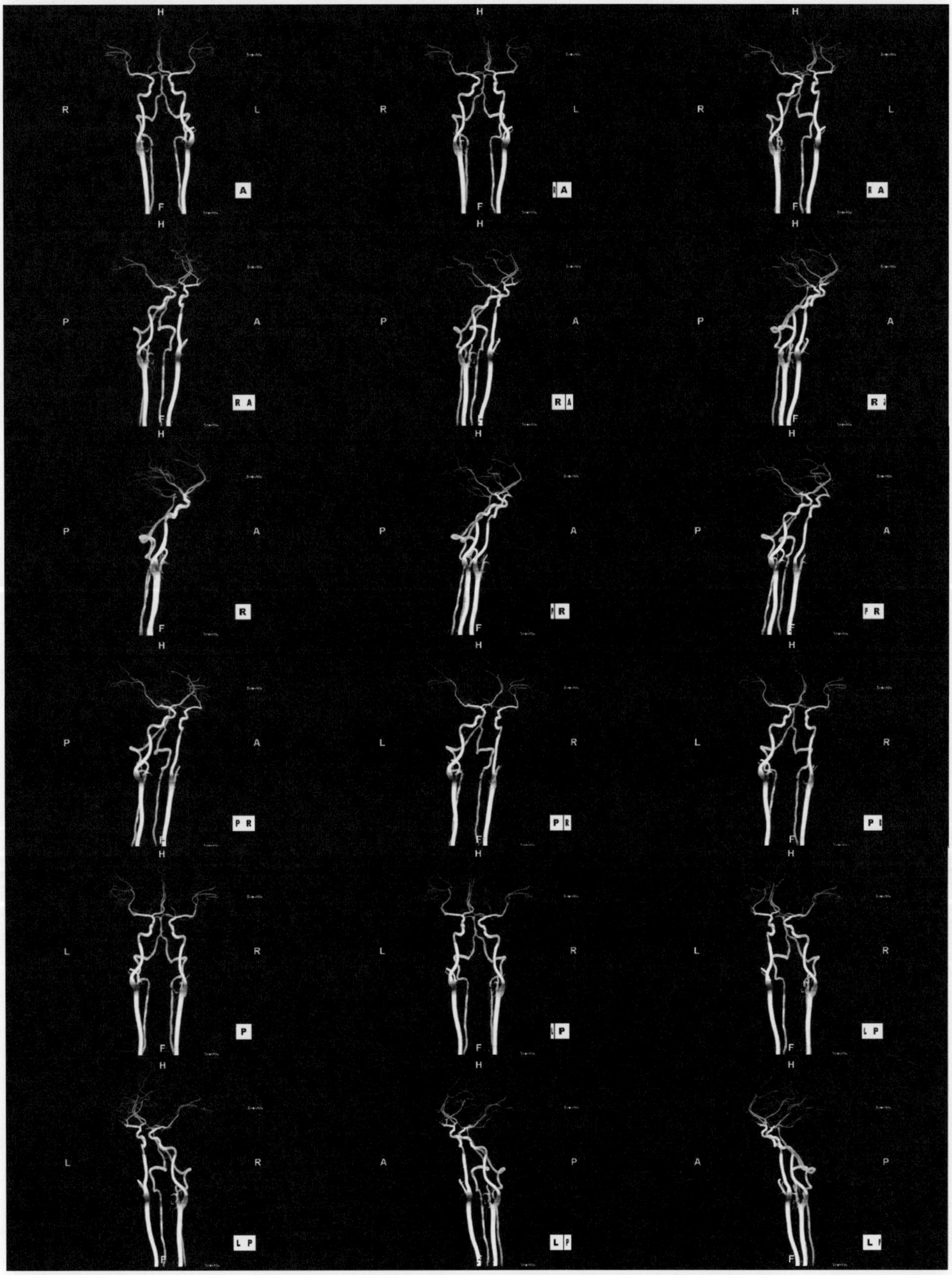

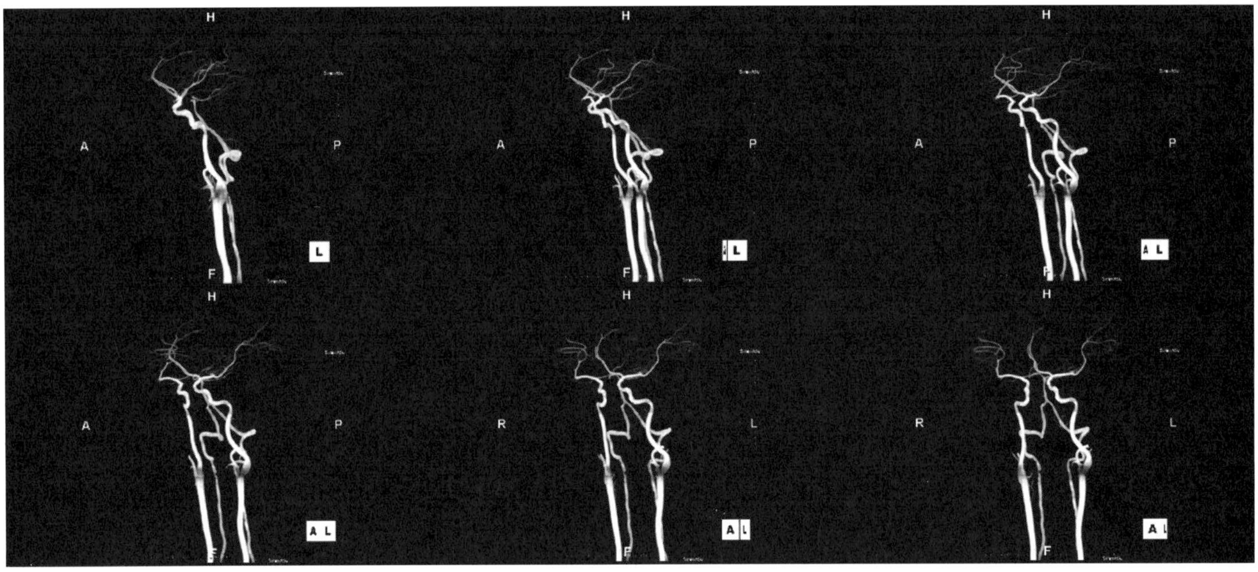
H
A
P
L
F
H
A
P
F
H
A
P
A L
H
A
P
A L
H
R
L
A L
H
R
L
A L
F

⑩ Brain & Neck Angio CT VRT 영상

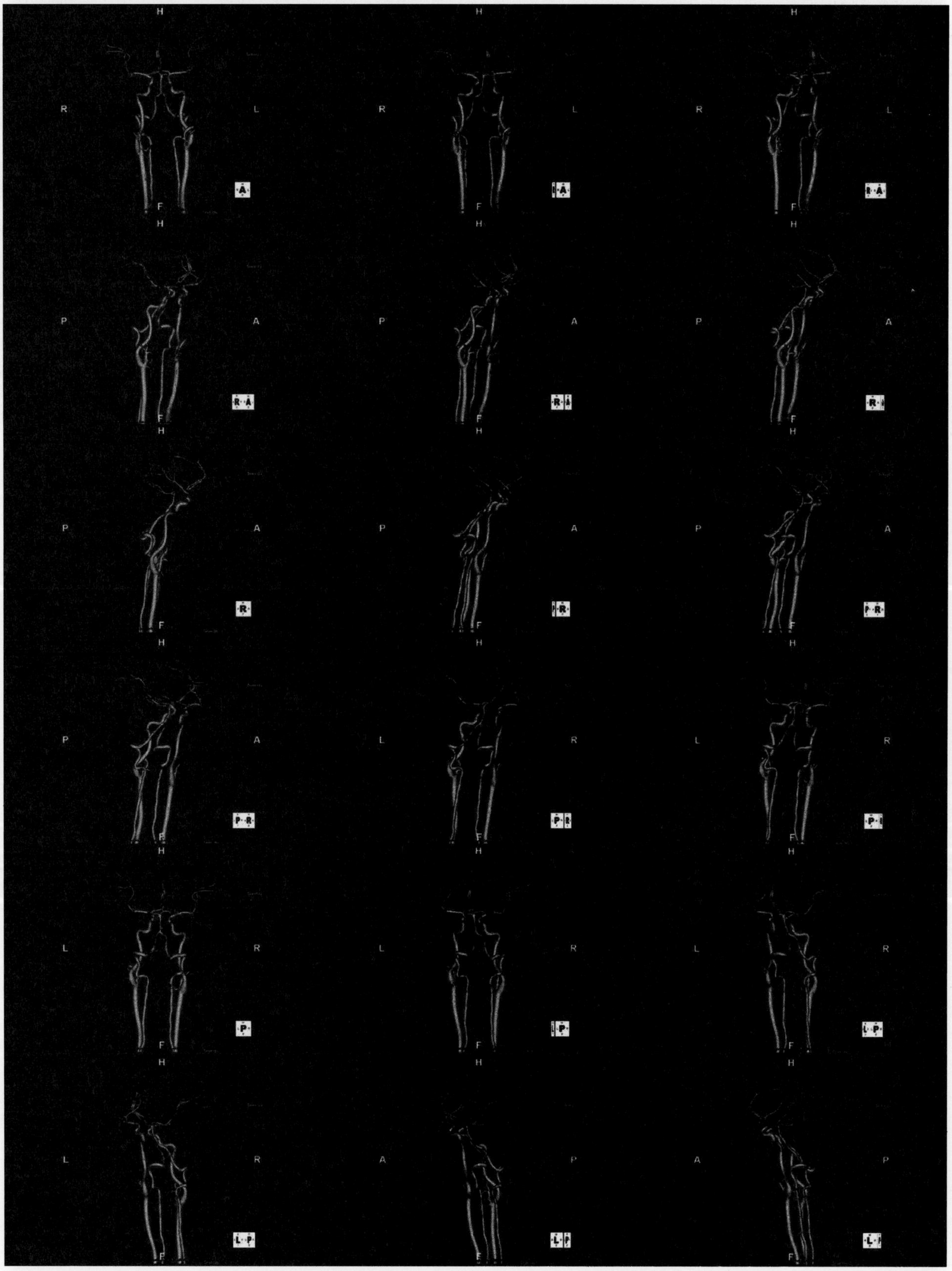

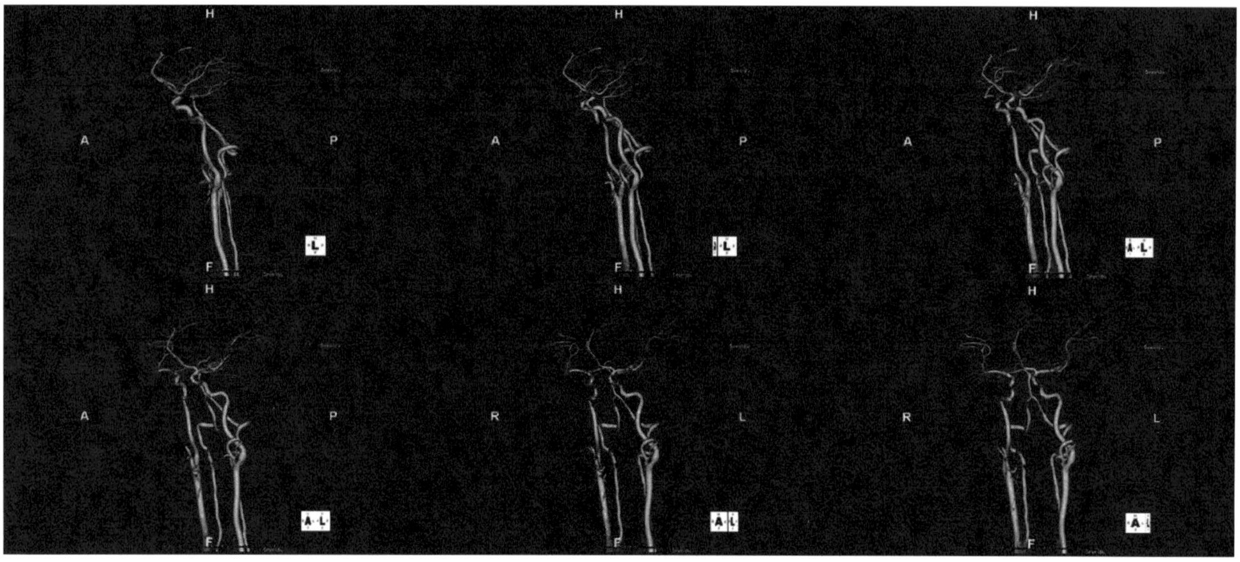
H
A
P
F
H
A
P
F
H
A
P
F
H
A
P
F
H
R
L
F
H
R
L
F

실습 Neck angio CT 검사방법에 대해 작성해 봅시다.

Chapter

12 Cardiac CT

배울내용

1. Cardiac CT

학습목표

1. Cardiac CT 검사에 대한 내용을 이해하고 검사에 적용할 수 있다.

1. Cardiac(Coronary) CT(Contrast)

① 전처치

(1) 4~6시간 이상 금식
(2) IV Line 확보
(3) 동의서 확인
(4) 심박동수 체크 - 심박동수가 높을 경우(65회이상) : β-Blocker 사용
(5) ECG(EKG) gating
(6) NTG 경구 투여

- Electrode Leads 부착

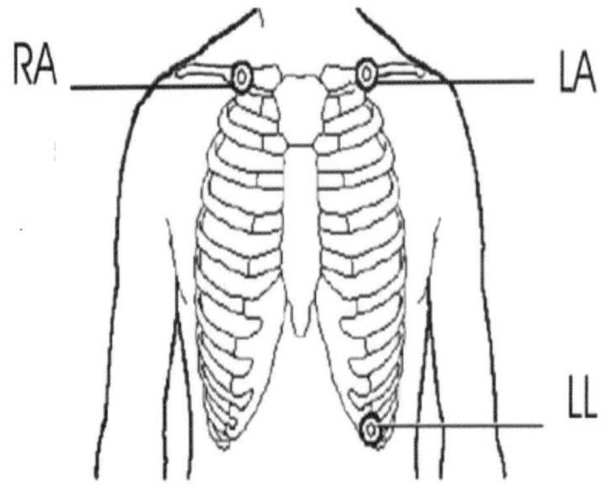

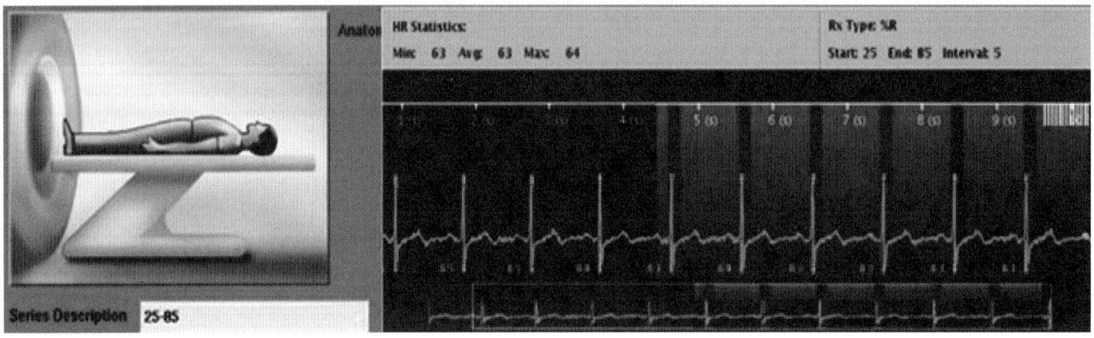

ECG(EKG) gating

② 검사목적 및 적용

심장동맥 협착 여부, 혈관구조 파악, 혈관 기형 평가, 수술 전 후 상태 등의 진단에 주로 적용된다.

- Cardiovascular anatomy
- Coronary artery evaluation
- Coronary artery stenosis

③ 환자 자세

Supine position & Feet first

④ 검사범위

Heart base ~ Carina

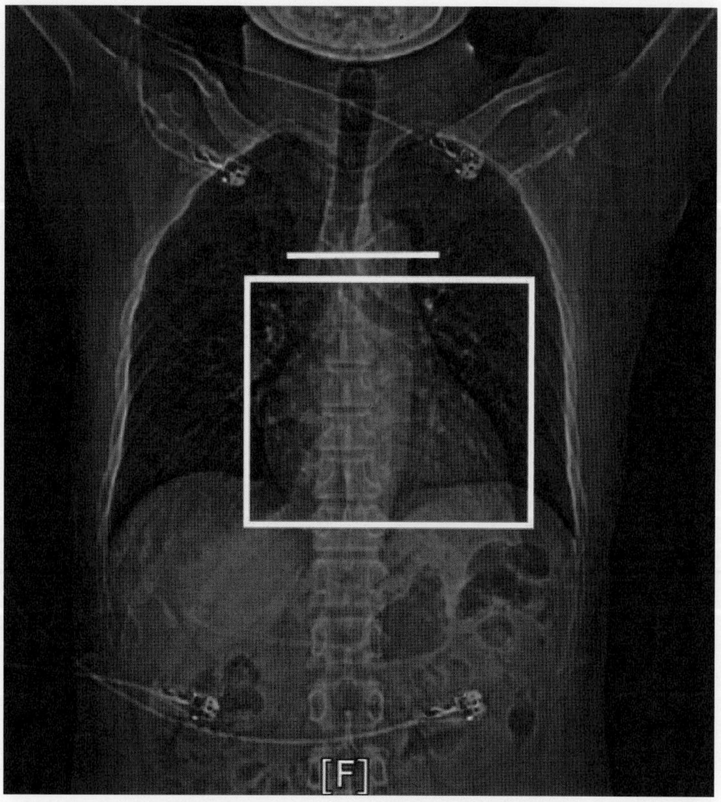

Cardiac CT Scout 영상과 검사범위

⑤ 절편두께

3mm

⑥ 재구성 알고리즘

Standard algorithm

⑦ CT 영상해부학

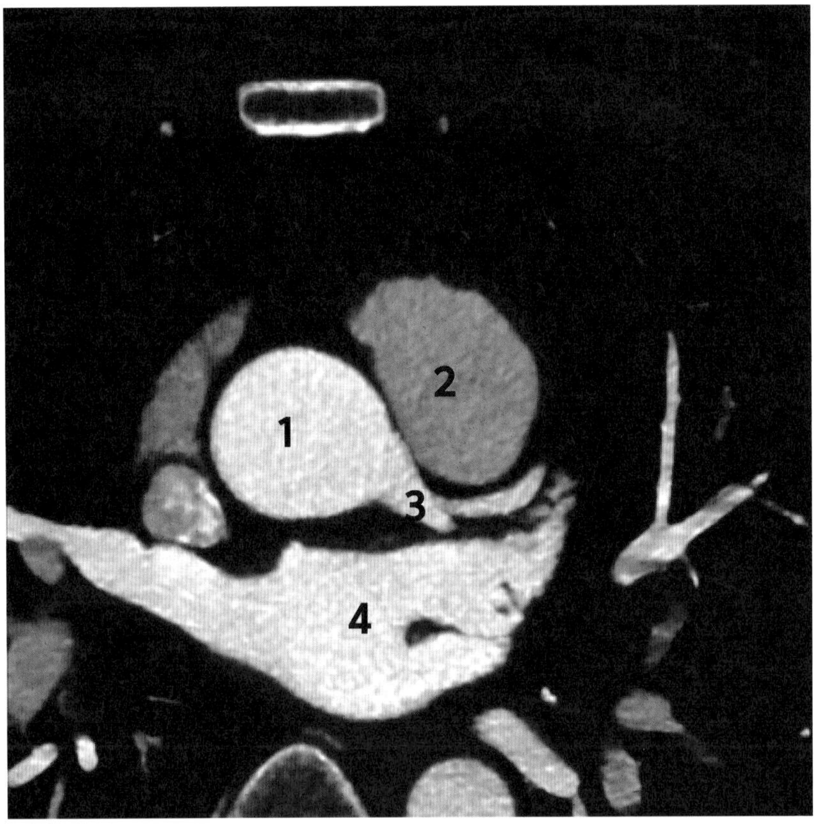

Cardiac CT Axial 영상

1 : Ascending aorta (오름대동맥)
2 : Right ventricle (오른심실)
3 : Left coronary artery (왼심장동맥)
4 : Left atrium (왼심방)

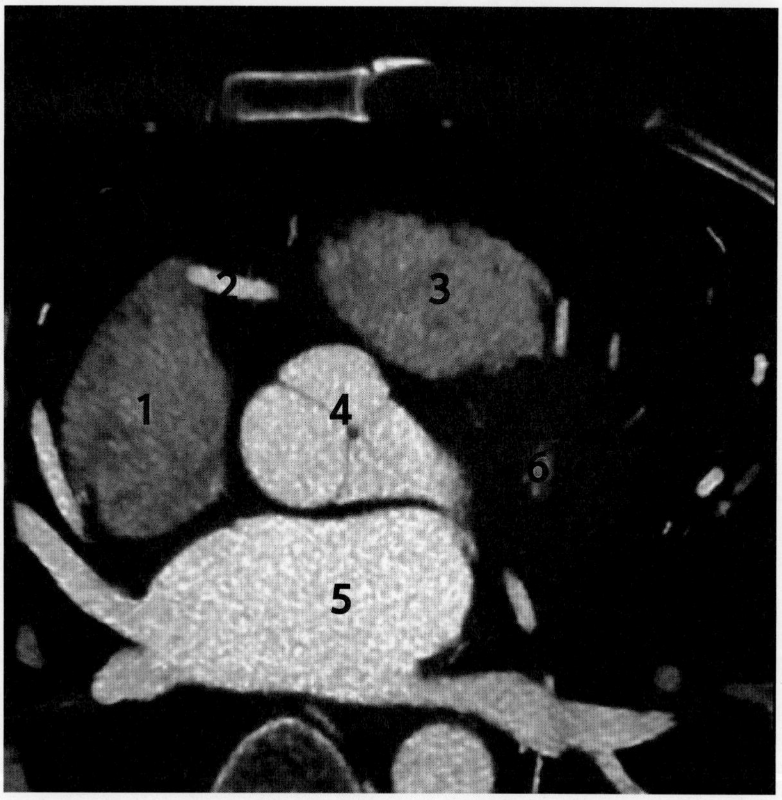

Cardiac CT Axial 영상

1 : Right atrium (오른심방)
2 : Right coronary artery (오른심장동맥)
3 : Right ventricle (오른심실)
4 : Aortic valve (대동맥판)
5 : Left atrium (왼심방)
6 : Left ventricle (왼심실)

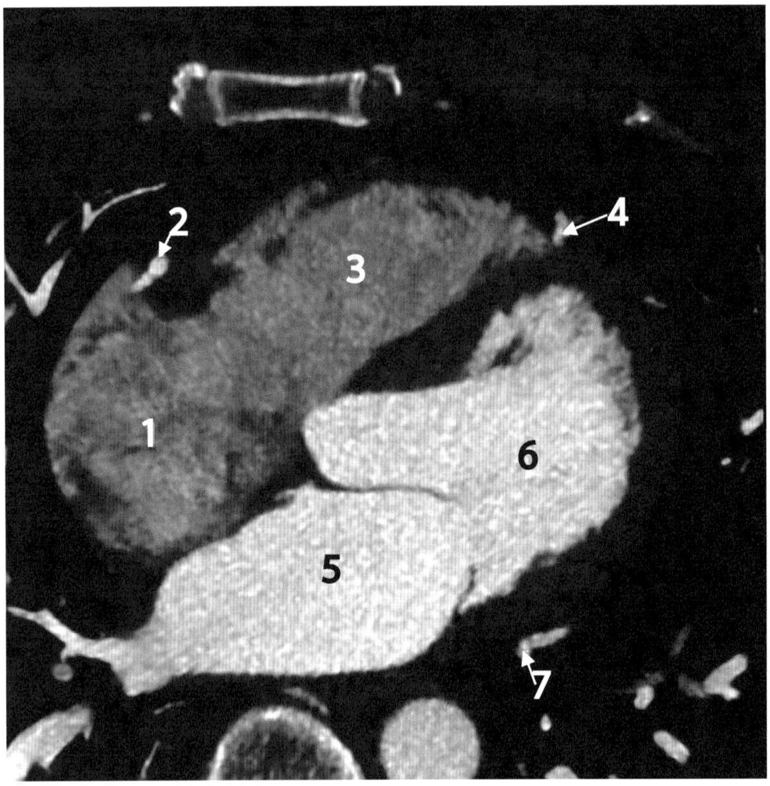

Cardiac CT Axial 영상

1 : Right atrium (오른심방)
2 : Right coronary artery (오른심장동맥)
3 : Right ventricle (오른심실)
4 : Left anterior descending coronay artery (왼앞내림심장동맥)
5 : Left atrium (왼심방)
6 : Left ventricle (왼심실)
7 : Left Circumflex coronary artery (왼휘돌이심장동맥)

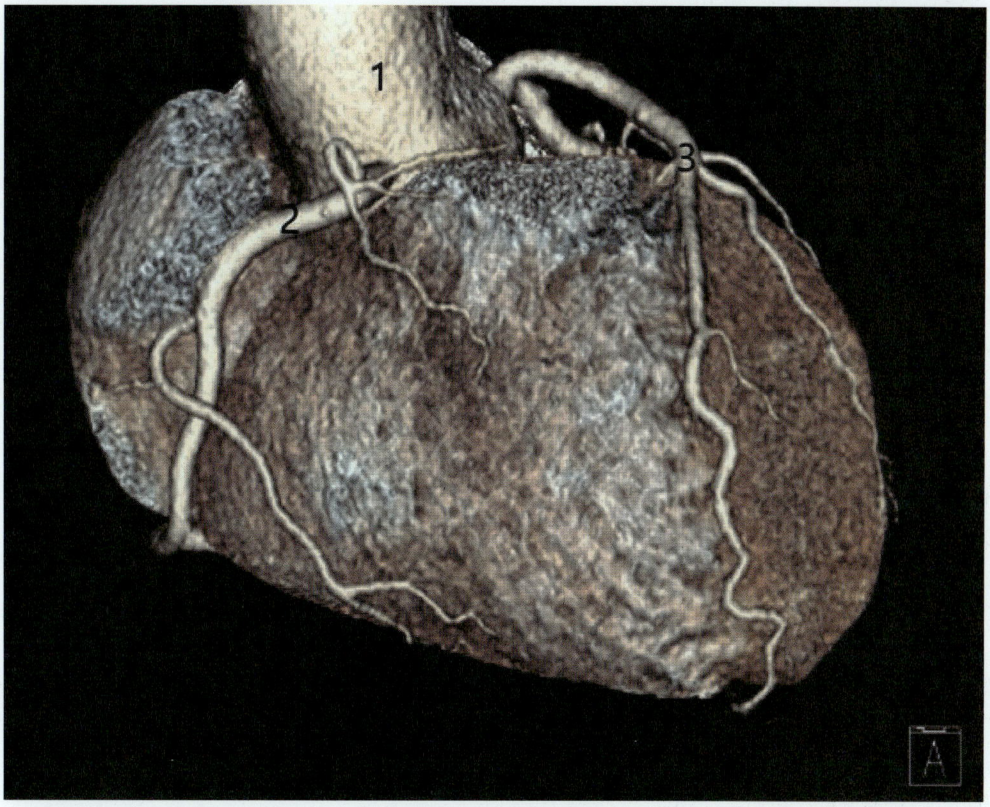

Cardiac CT VRT 영상

1 : Ascending aorta (오름대동맥)
2 : Right coronary artery (오른심장동맥)
3 : Left anterior descending coronay artery (왼앞내림심장동맥)

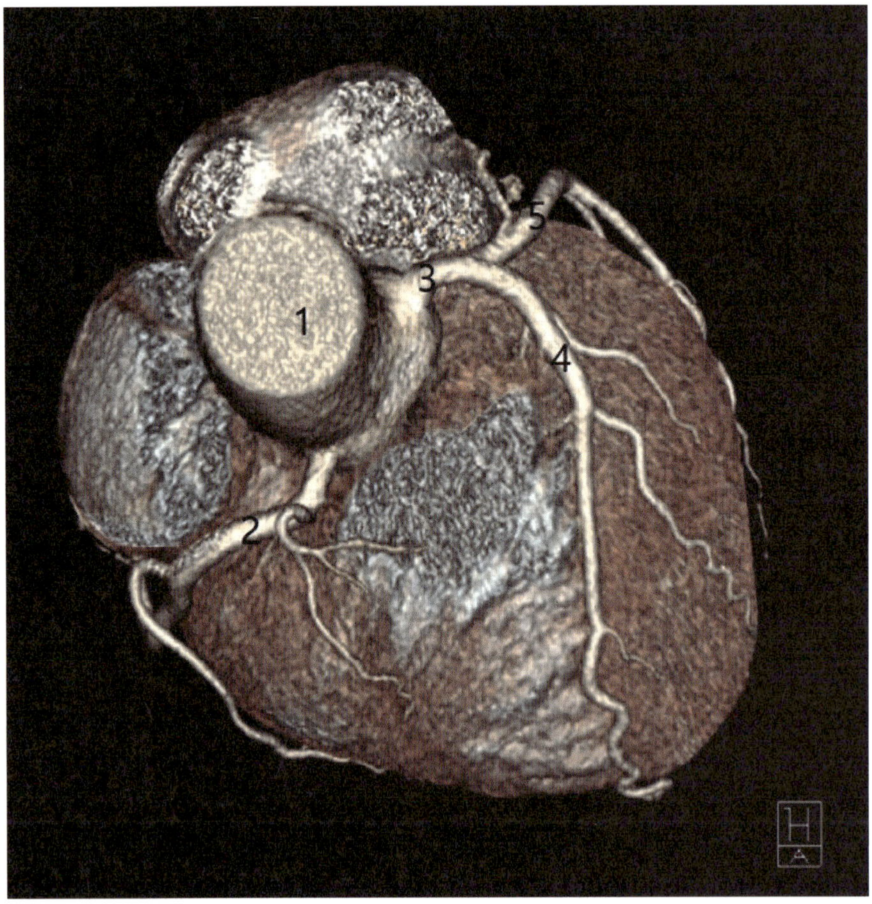

Cardiac CT VRT 영상

1 : Ascending aorta (오름대동맥)
2 : Right coronary artery (오른심장동맥)
3 : Left main coronay artery (왼심장동맥)
4 : Left anterior descending coronay artery (왼앞내림심장동맥)
5 : Left Circumflex coronary artery (왼휘돌이심장동맥)

⑧ Cardiac CT Axial 영상

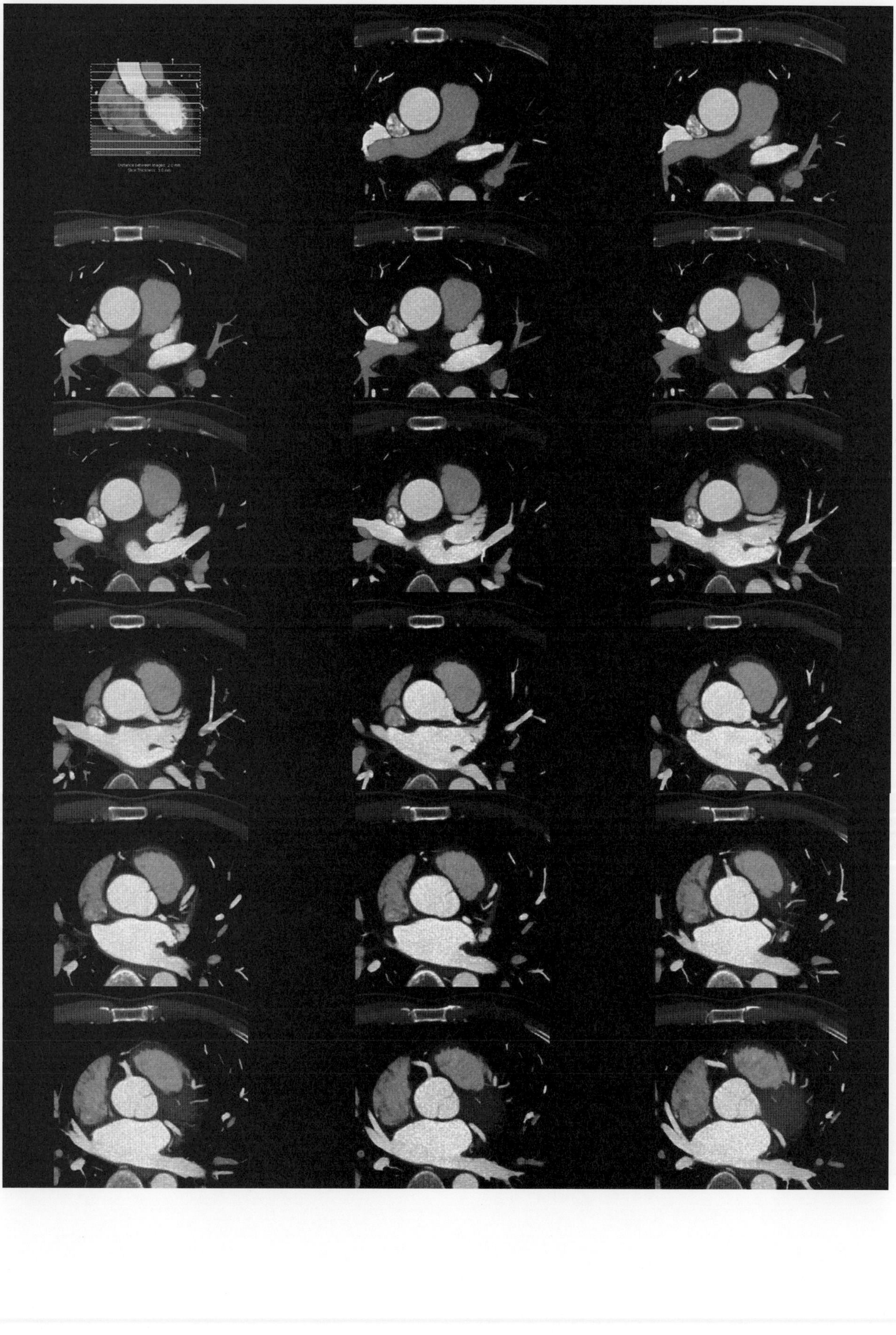

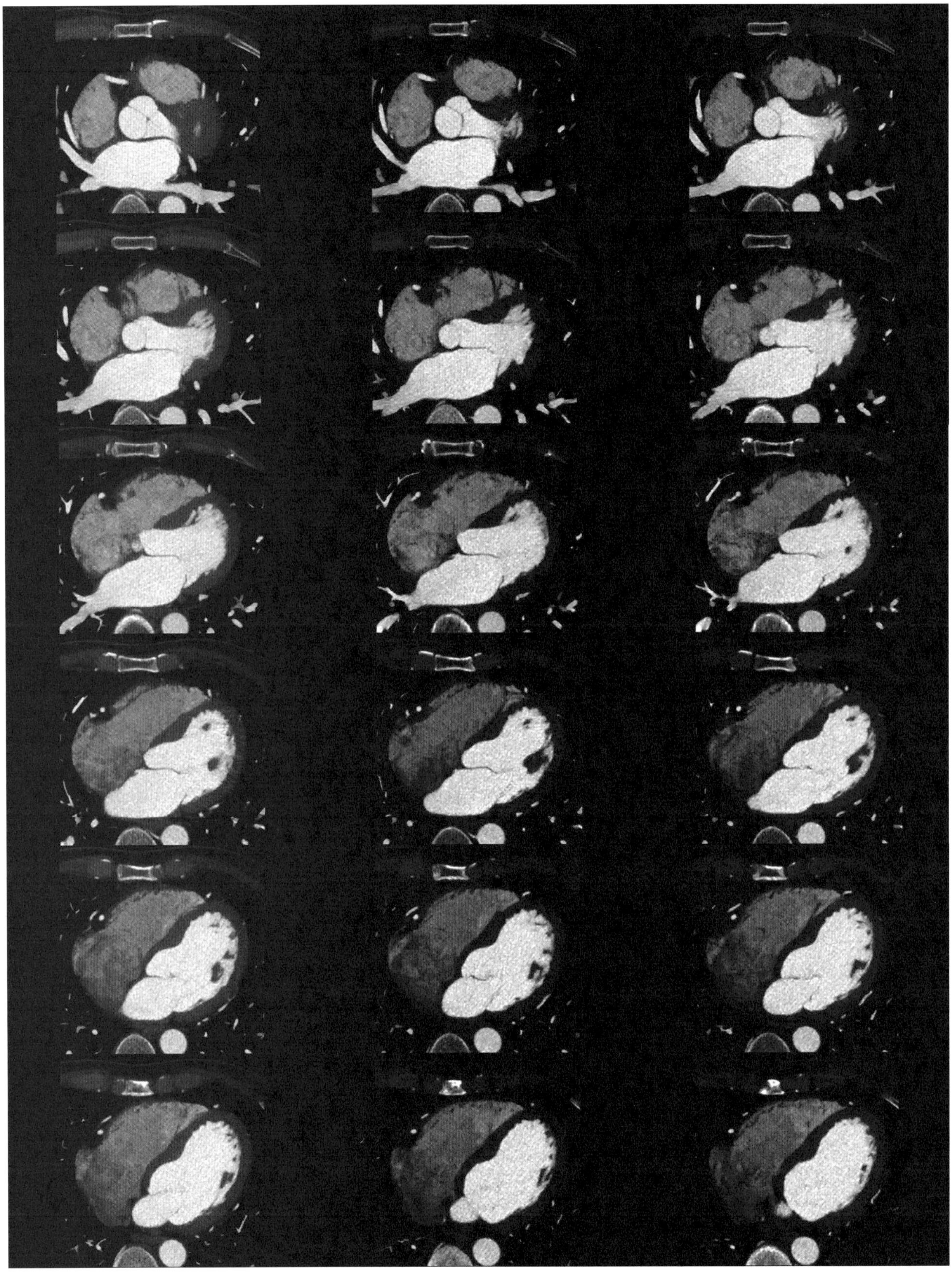

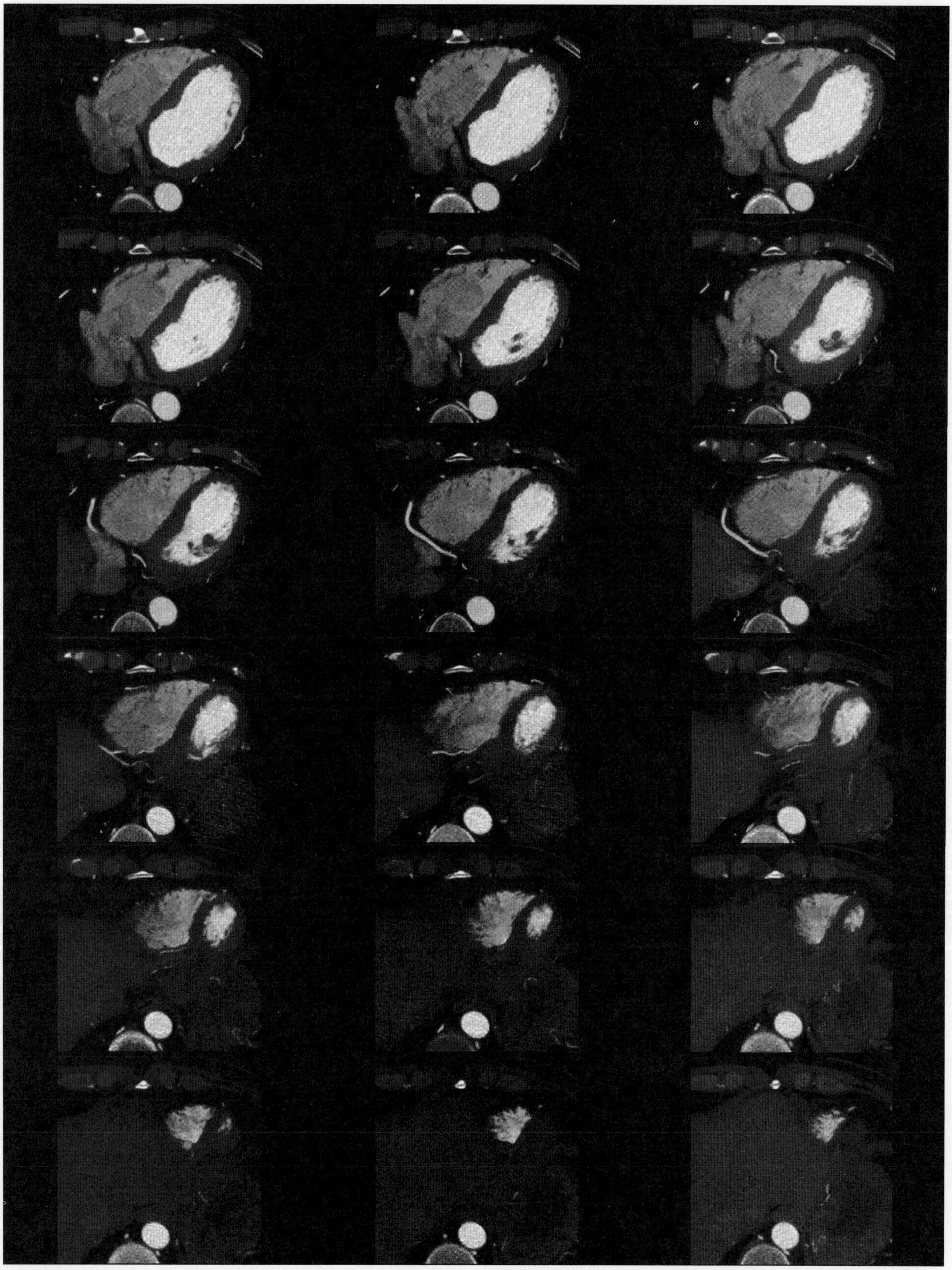

⑨ Cardiac CT 2 Chamber 영상

: Interventricular septum(심실내 중격)에 평행

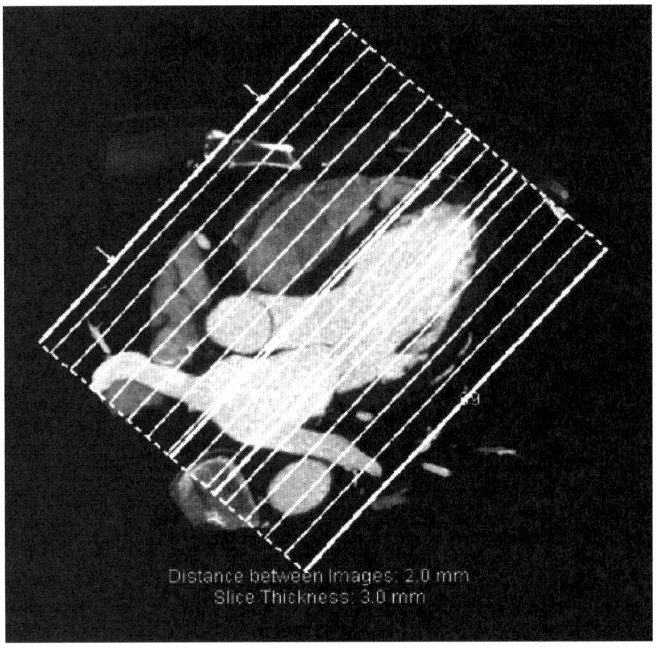

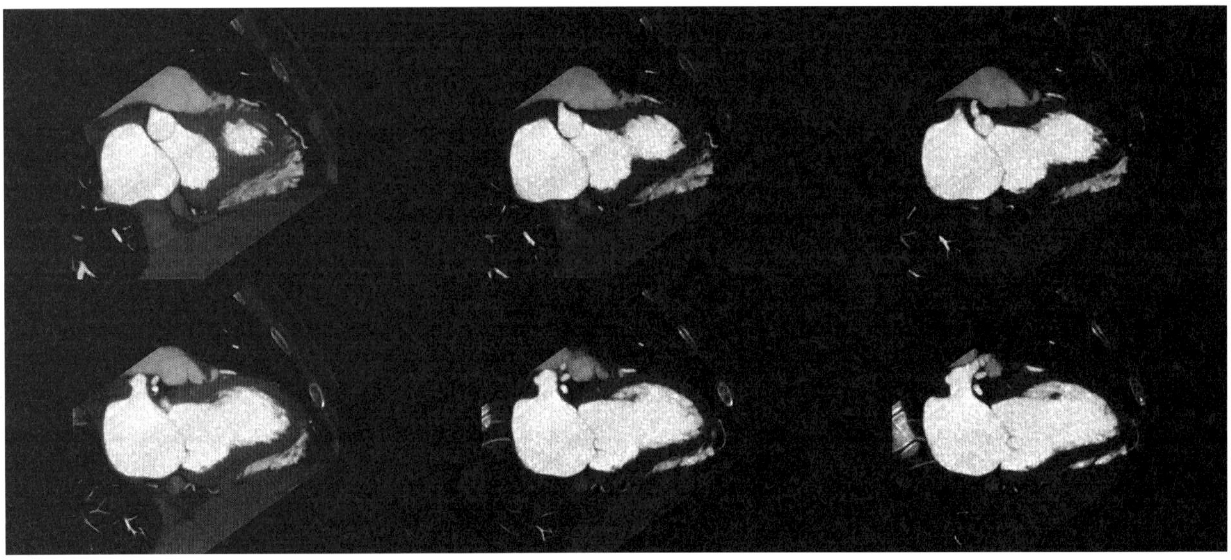

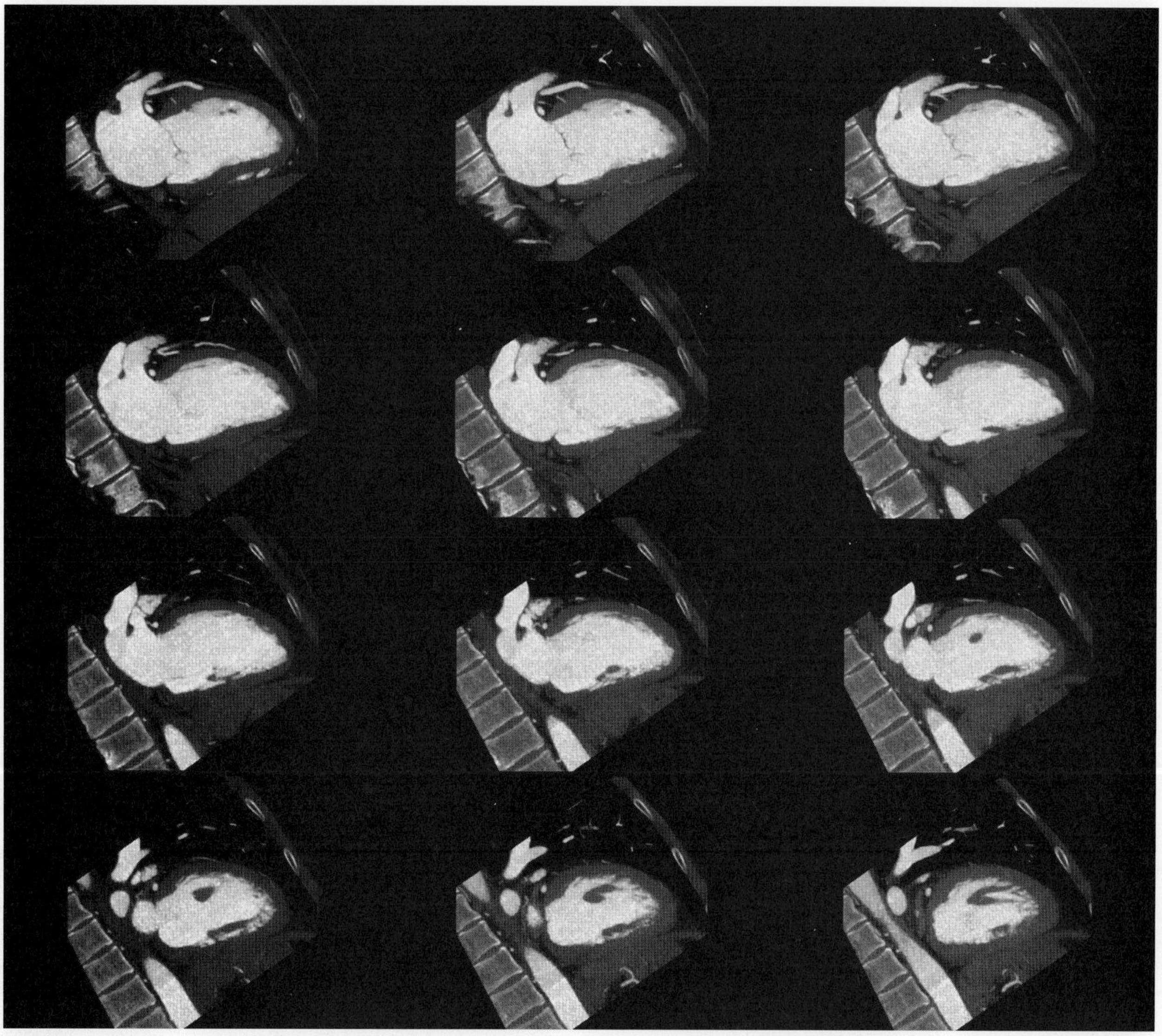

⑩ Cardiac CT 4 Chamber 영상

: Cardiac apex와 Mitral valve를 잇는 가상선에 평행

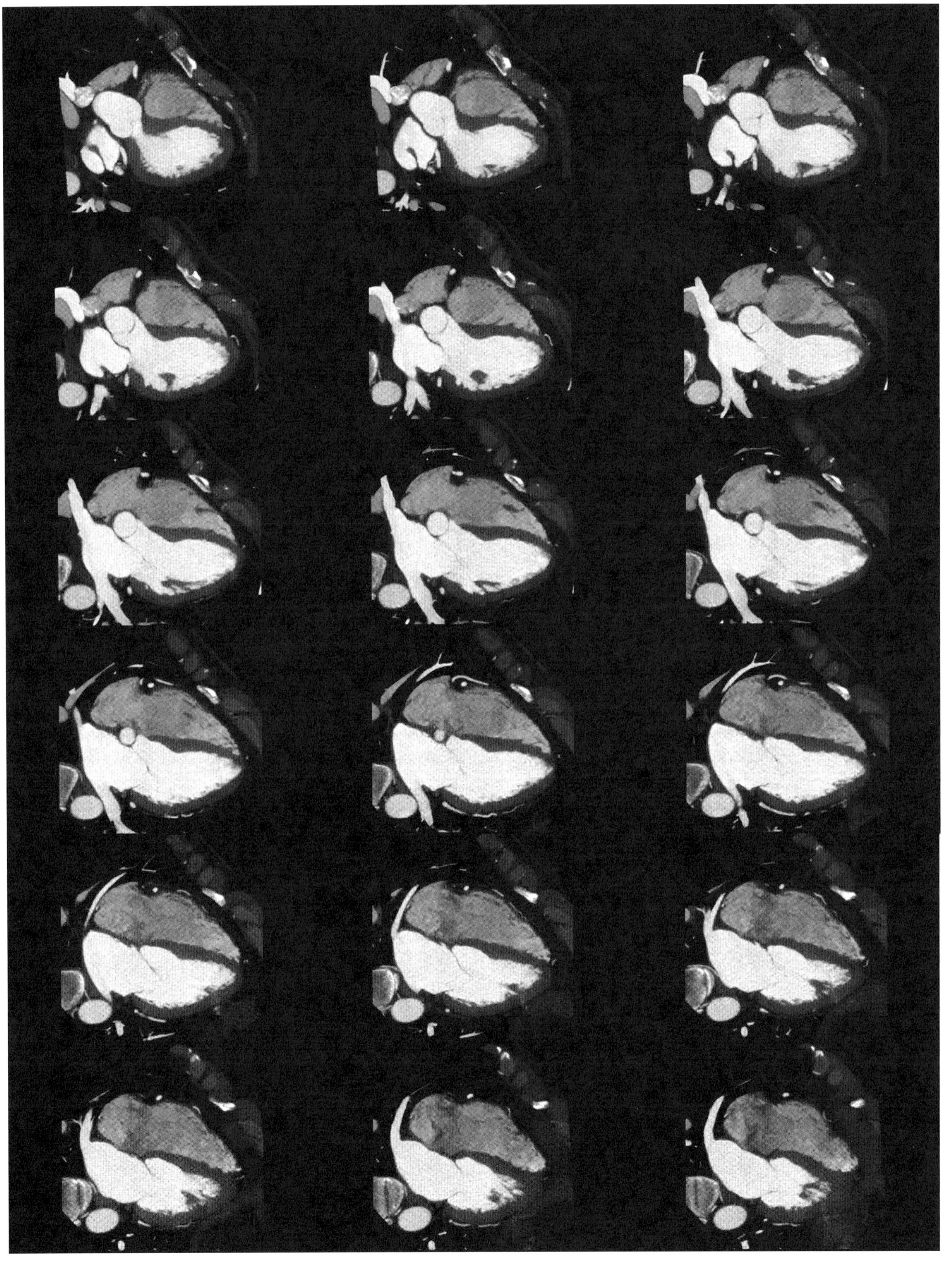

⑪ Cardiac CT Short Axis 영상

: AV groove(atrioventricular groove)에 RCA와 LCX를 잇는 가상선에 평행

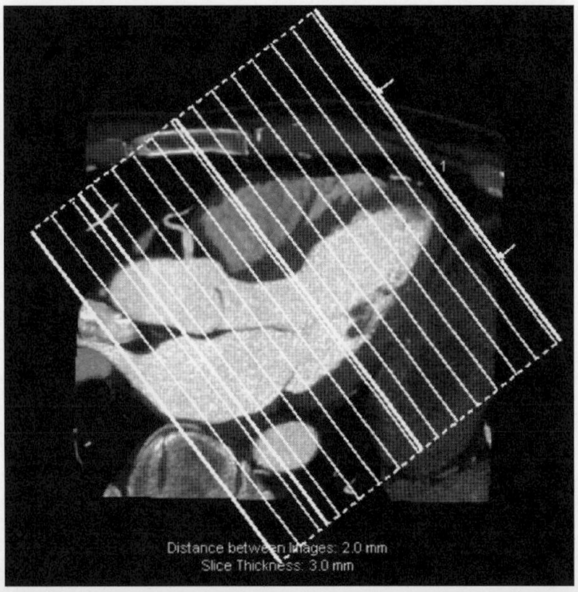

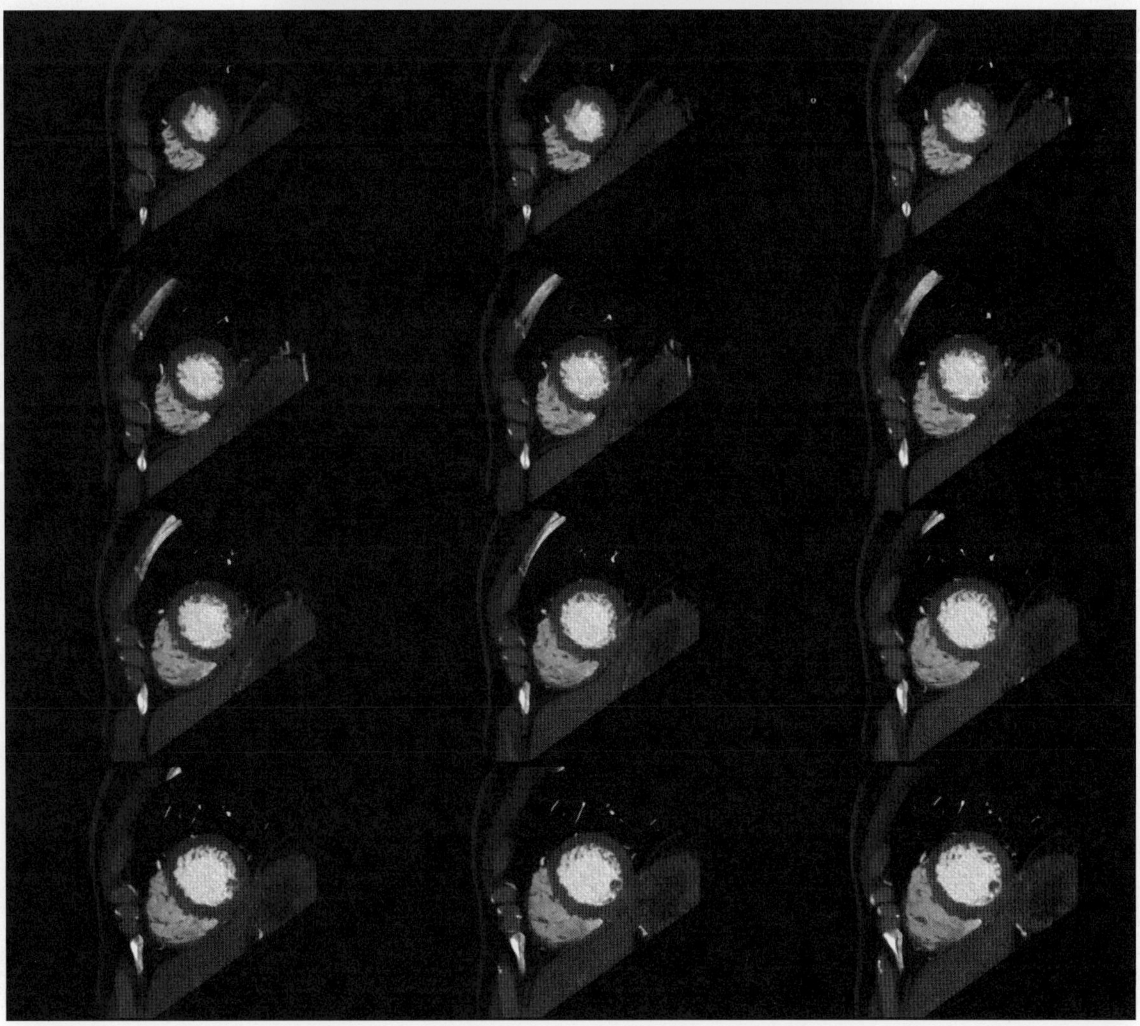

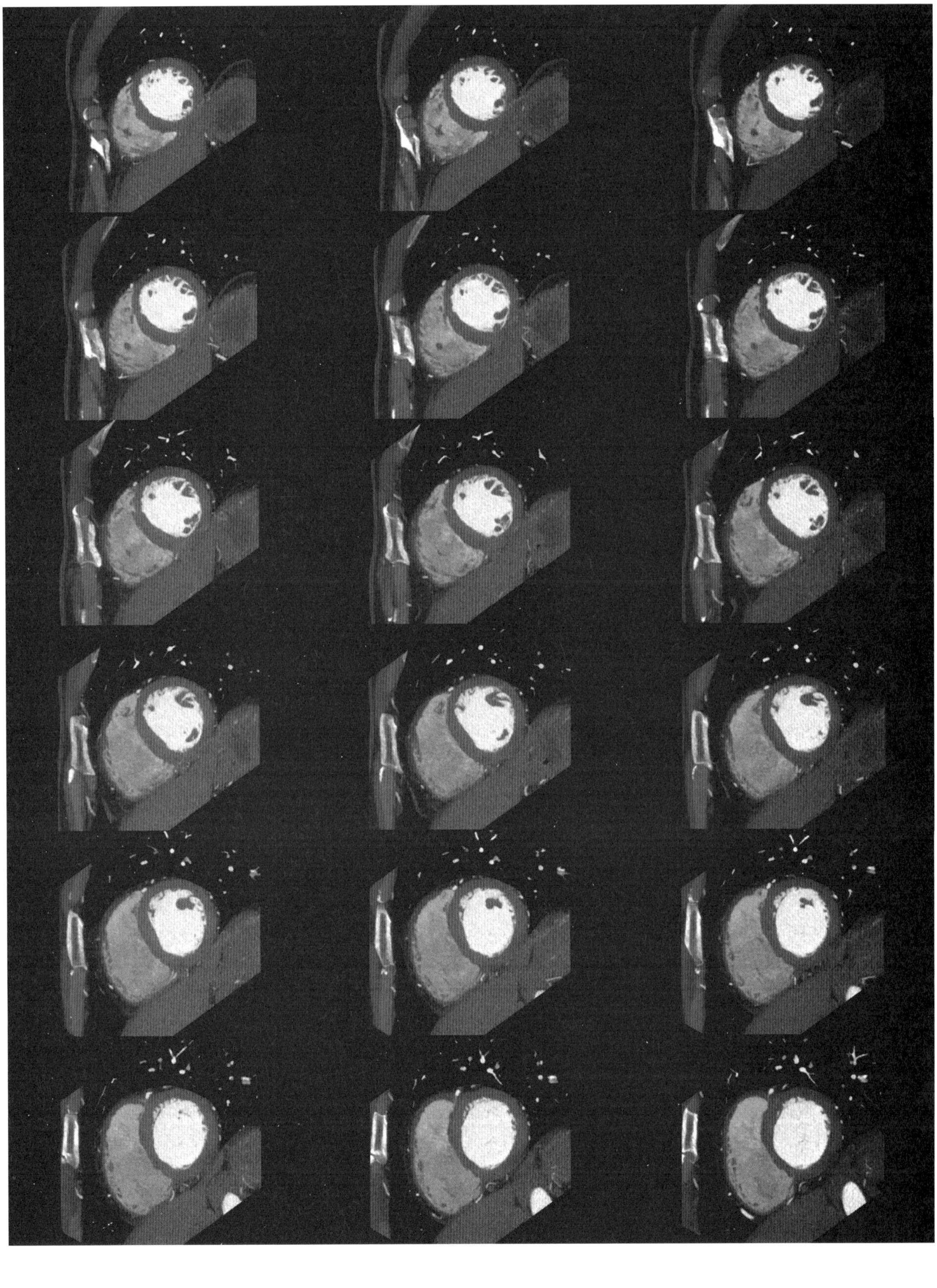

⑪ Cardiac CT Vessel 영상 : Curved MPR (RCA)

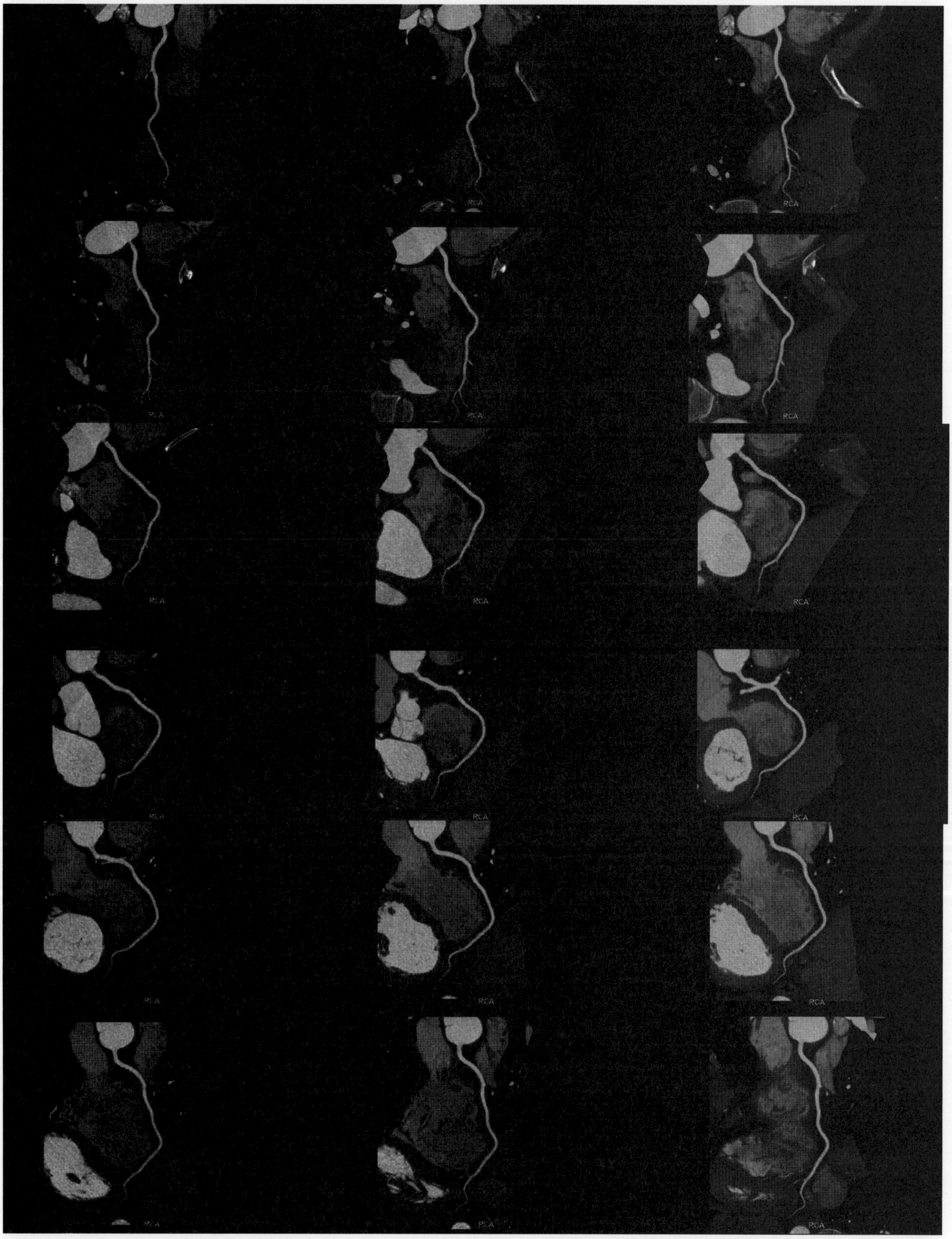

⑫ Cardiac CT Vessel 영상 : Curved MPR (LAD)

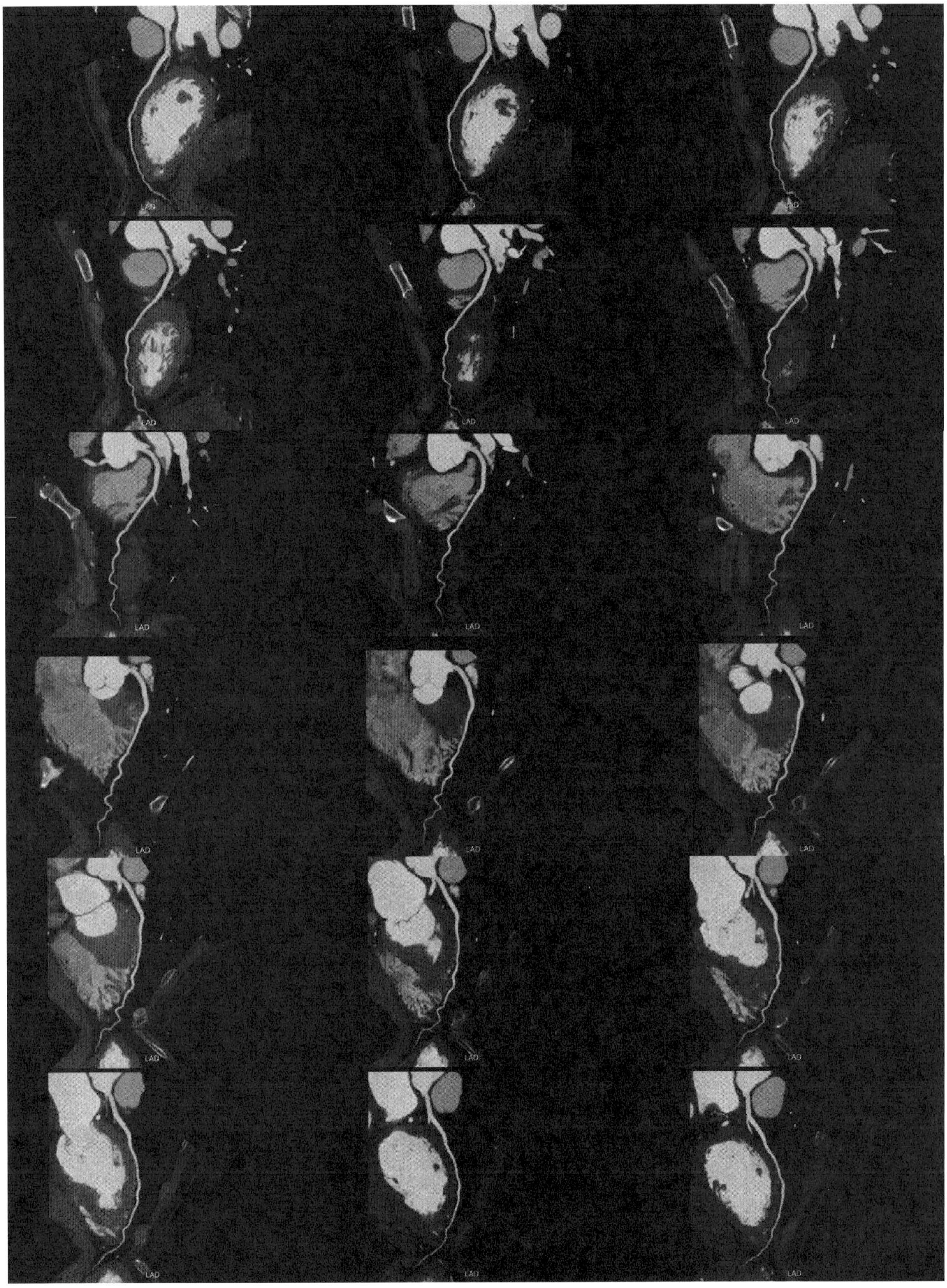

⑬ Cardiac CT Vessel 영상 : Curved MPR (LCX)

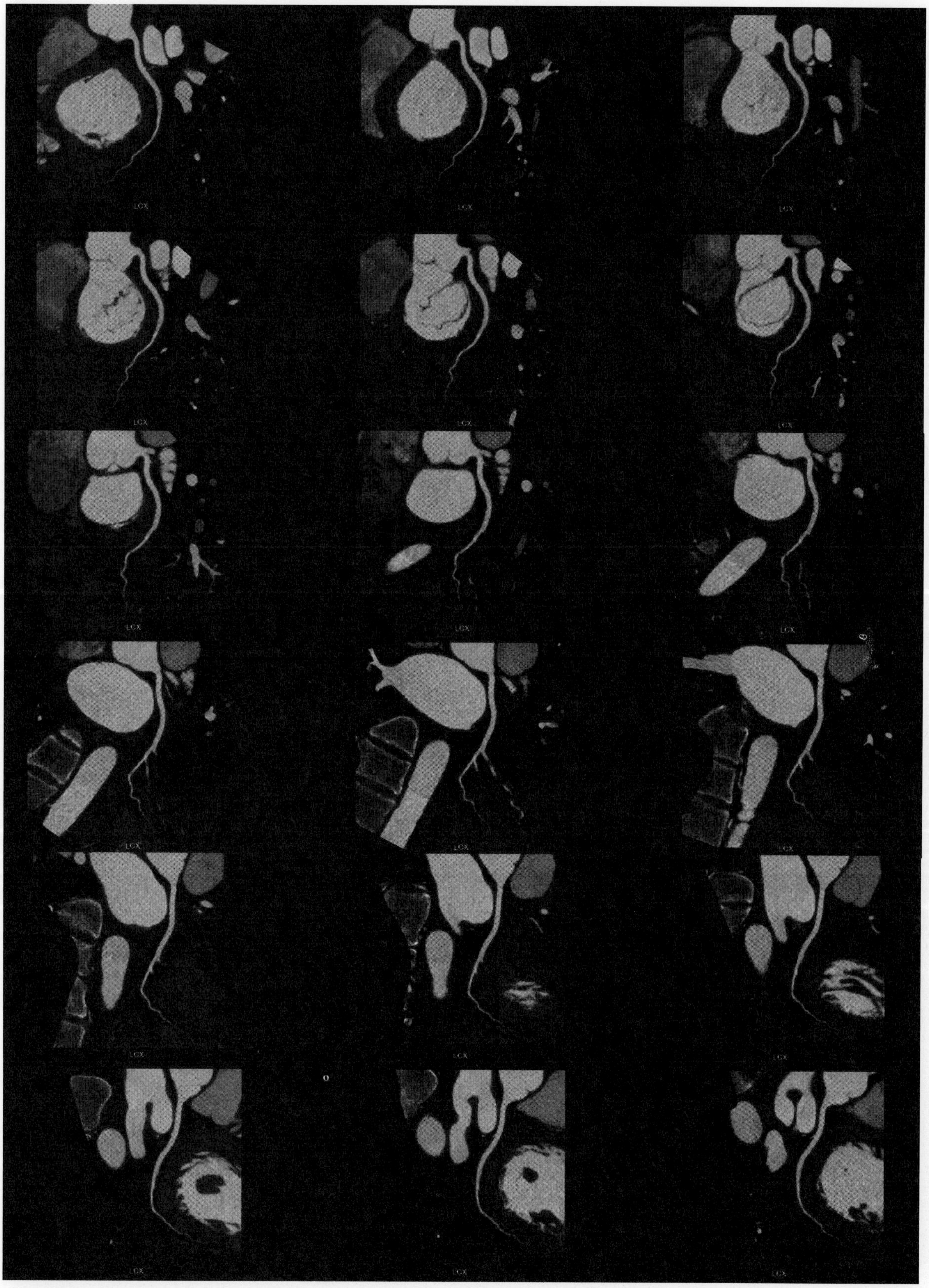

⑭ Cardiac CT VRT 영상

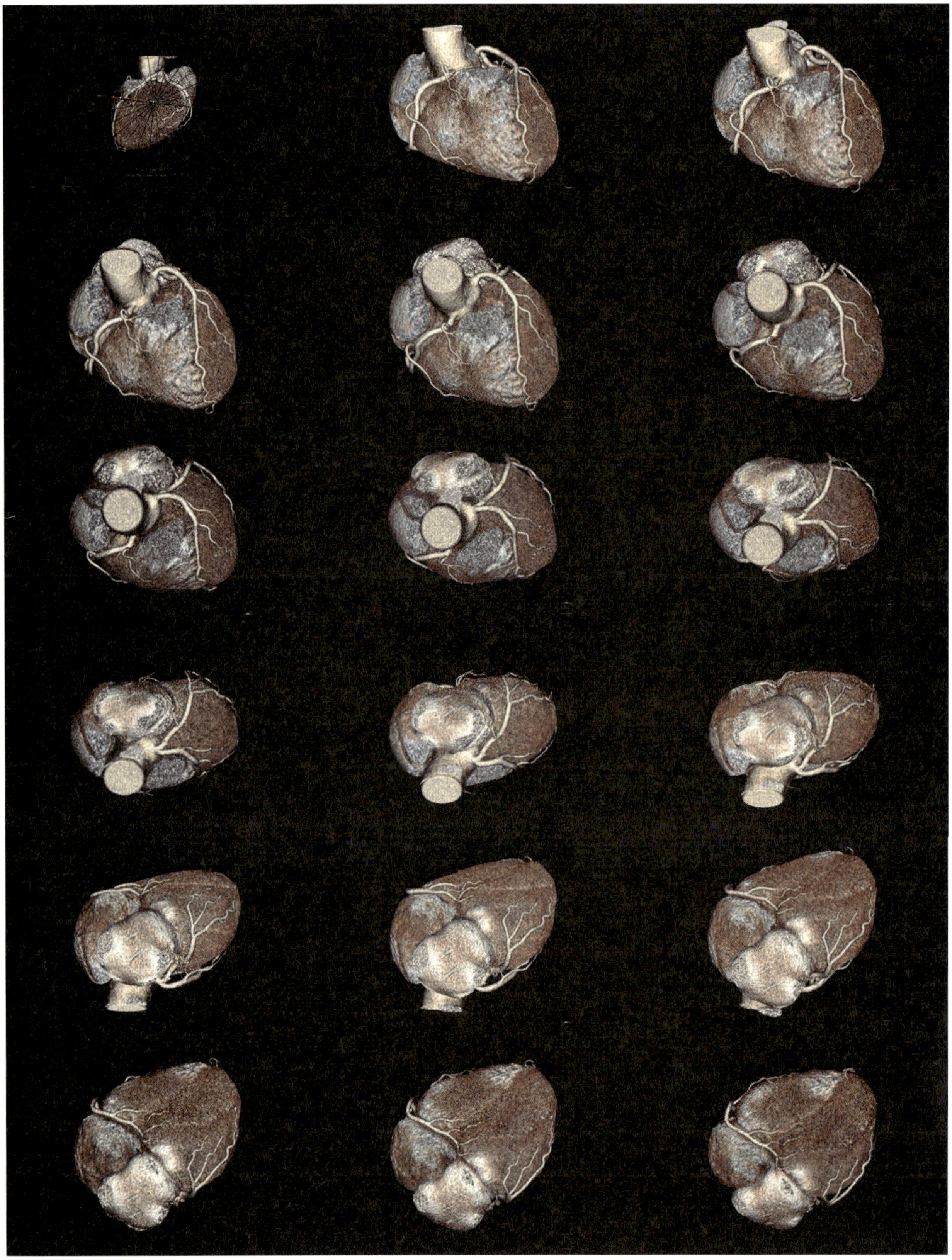

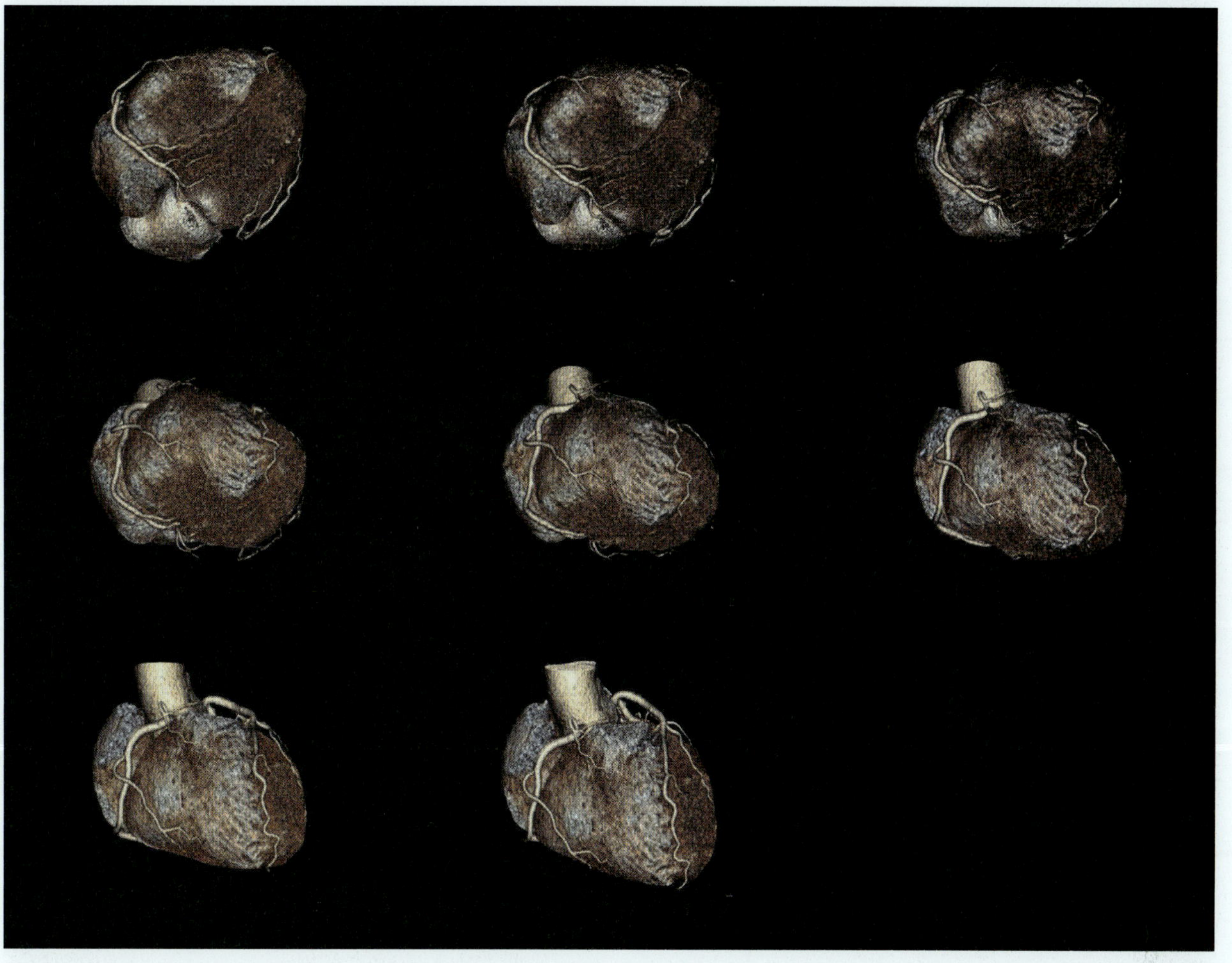

실습 Cardiac CT(Contrast) 검사 전 확인해야 할 사항에 대해 작성해 봅시다.

실습 Cardiac CT(Contrast) 검사방법에 대해 작성해 봅시다.

집필진

장현철(수성대학교)
권대철(신한대학교)
김현주(동남보건대학교)
박병래(백석문화대학교)
선종률(대전보건대학교)
여진동(서라벌대학교)
조평곤(대구가톨릭대학교)
강성진(안산대학교)
김기홍(춘해대학교)
김형균(극동대학교)
박영준(제주한라대학교)
신정섭(선린대학교)
우창우(경산중앙병원)
최관우(원광보건대학교)
강은보(동의과학대학교)
김낙상(송호대학교)
문일봉(광주보건대학교)
박종삼(대구보건대학교)
안병주(남부대학교)
유신영(동강대학교)
최석윤(부산가톨릭대학교)
곽영곤(원광보건대학교)
김성후(마산대학교)
박미정(SM영상의학과)
배석환(건양대학교)
양오남(목포과학대학교)
임재동(대원대학교)
홍성일(광양보건대학교)

컴퓨터단층영상학 실습

2022년 03월 05일 초판 인쇄
2022년 03월 10일 초판 발행

지은이 : 장현철 외
펴낸이 : 이상태
펴낸곳 : 청구문화사
주 소 : (03706) 서울특별시 서대문구 성산로11길 15
전 화 : 02) 332-0541(代) FAX : 02) 337-9577
등 록 : 1990년 11월 2일 제9-247호

정가 40,000원

ISBN 978-89-5616-880-7 93510